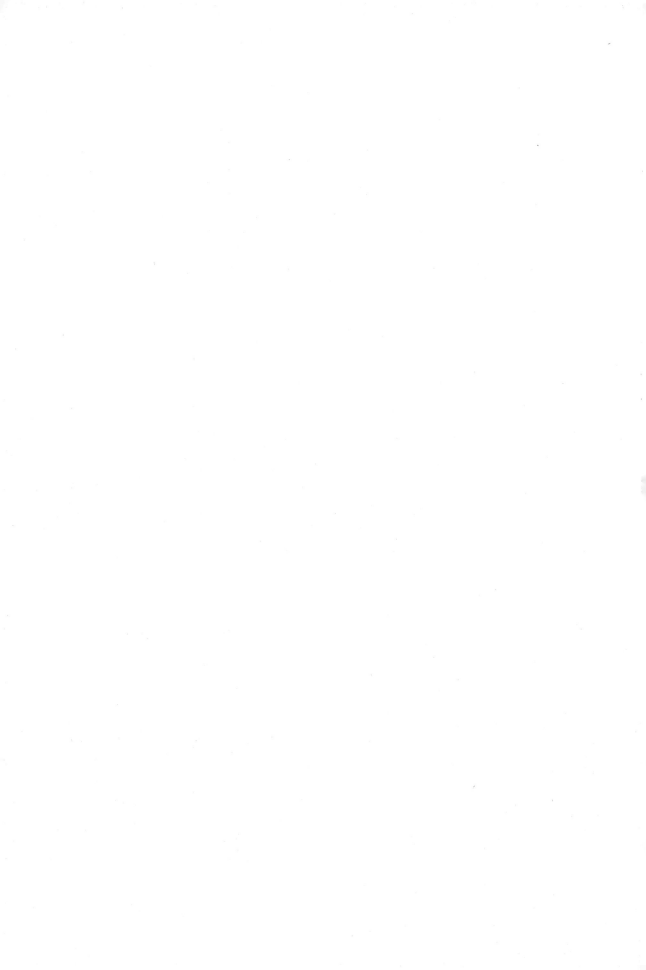

理学療法スキルアップ
Physical Therapy for Beginners

臨床現場でよくみる運動器疾患へのアプローチポイント

姿勢・動作・症状の解釈と治療戦略

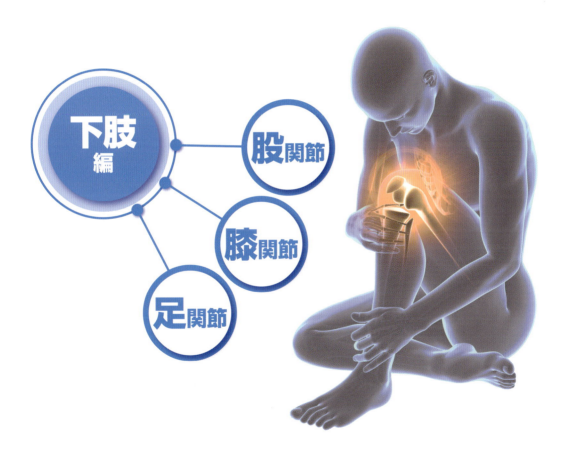

下肢編

股関節

膝関節

足関節

Body Pioneer 編

学芸みらい社

著者一覧

第1章　股関節疾患の症状と動作
1-1．変形性股関節症の症状と動作
　　吉田俊太郎　医療法人正明会山田記念病院　理学療法士
1-2．大腿骨頸部骨折の疫学と病態
　　諸澄　孝宜　北千葉整形外科リハビリテーション部　理学療法士
　　橋川　拓史　北千葉整形外科リハビリテーション部　部長　理学療法士
1-3．異常歩行
　　吉田　直紀　Total Body Make 理学療法士
　　唐澤　幹男　　　　　　　〃（同上）

第2章　膝関節疾患の症状と動作
2-1．変形性膝関節症の症状と動作
　　小倉　隆輔　久慈恵愛病院　理学療法士
2-2．膝靭帯損傷の症状と動作
　　開沼　　翔　東京関節外科センター昭島整形外科　理学療法士
　　八木　茂典　　　　　　　〃（同上）
2-3．半月板損傷の症状と動作
　　杉山　健治　至誠堂整形外科　課長　理学療法士
　　関　　信彦　至誠堂整形外科　理学療法士

第3章　足関節疾患の症状と動作
3-1．足関節背屈と底屈制限のリハビリ
　　河合　眞哉　Body Pionneer 株式会社　理学療法士
　　多和田真希　Body Pionneer 株式会社　機能回復リハセンター 南砂　理学療法士
3-2．距骨下関節に関する症状と動作
　　須藤　慶士　脇田整形外科　理学療法士
3-3．扁平足とアーチの症状と動作
　　河合　眞哉　Body Pionneer 株式会社　理学療法士
3-4．浮腫に対するアプローチ
　　日向　汰斗　Body Pionneer 株式会社　BPリハビリ訪問看護ステーション　理学療法士
3-5．下肢の痺れの症状と動作
　　永田　慎伍　Body Pionneer 株式会社　門前仲町リハビリデイセンター　理学療法士
3-6．外反母趾の症状と動作
　　濱島　一樹　医療法人喜光会　北里クリニック　理学療法士
　　工藤慎太郎　森ノ宮医療大学　保健医療学部　理学療法学科
3-7．足関節捻挫の症状と動作
　　内田　　雄　医療法人社団順雄会　ユウ整形外科　医師
　　石戸　裕亮　医療法人社団順雄会　ユウ整形外科　理学療法士
　　堂薗　斉子　医療法人社団順雄会　ユウ整形外科　理学療法士
　　近藤　洋平　医療法人社団順雄会　ユウ整形外科　理学療法士
　　北村　俊輔　医療法人社団順雄会　ユウ整形外科　理学療法士
　　大城　英之　医療法人社団順雄会　ユウ整形外科　理学療法士
　　迫田　恭広　医療法人社団順雄会　ユウ整形外科　理学療法士
　　西小野海斗　医療法人社団順雄会　ユウ整形外科　理学療法士
　　長野　泰樹　医療法人社団順雄会　ユウ整形外科　柔道整復師

はじめに

「何を勉強してよいかわからない！」
「自分の進んでいる道、進む方向が、正しいのか不安になる」
　私が主宰する Total-Approach 研究会のセミナーで若手理学療法士からよく聞く言葉です。
　理学療法士、作業療法士、言語聴覚士などリハビリテーション資格取得者の累積合計数は20万人を超え、年々増加しています。
　それに比例して様々な治療手技や治療概念が生まれてきました。これらの手技や治療概念の情報は、最近ではインターネットを通して情報取得が簡単になりました。
　しかし、この情報過多の時代にあっては、若手のセラピストは自分で情報を整理し、自分自身がやりたいことと照合して情報を選択、職場環境や自身のキャリアを考慮して決定していく必要があります。
　学校では、整備されたカリキュラムに時間と労力をかければ、一定のスキルを習得することができましたが、社会に出てからは自分自身で考えていかなければなりません。
　どれだけ情報にあふれ、新たな治療概念や治療手技が次々と出される時代でも、セラピストの前に立つ患者さんが治療対象者であり、患者さんのニーズや身体機能、生活レベルを変えられてこそ効果的な治療であることに変わりはありません。
　今回、私が尊敬する臨床家の方々にご協力いただき出版が実現しました。実際の臨床現場で頻回に経験する疾患、悩まされる症状や異常動作をどのように観察、評価、分析していくか、そして解剖学や運動学、生理学などを基にどのように治療へとつなげていくのかという「実際の臨床現場」を想定して内容を深めました。
　特に、写真や図を多数用いてわかりやすくまとめました。執筆者の先生方にはガイドラインや論文などの情報をまとめるのではなく、臨床現場で実際に行っている治療を、根拠に基づいて執筆していただきました。臨床家である執筆者の方々にとって、実際の臨床を文章化することは容易なことではないと思います。ですが、ご自身が悩まれてきたことを文章化、図示化することが、読者の皆様にとって、これからの臨床展開のヒントになると信じてカタチにしていただきました。
　臨床現場には、誰にでも当てはまる正解はありません。だからこそ、臨床手技ではなく臨床の解決能力を高めていく必要があります。
　本書が読者の皆様にとって、そのきっかけになれば幸甚です。

　本書は Total-Approach 研究会にとって初めての出版となりました。
　企画から出版まで3年以上の年月がかかりましたが、「臨床現場をそのまま本にしたい」という我々の思いに応えていただき、最後までご支援をくださいましたインプリメント（株）の木村博史社長、学芸みらい社の小島直人社長、マイン出版の稲葉眞理様、ご執筆いただきました臨床家の先生方に心より御礼申し上げます。

2019年1月　　　　　　　　　　　　　　　　　Body Pioneer 株式会社　河合眞哉

目 次

第1章　股関節疾患の症状と動作

1-1．変形性股関節症の症状と動作 …………10
　【1】変形性股関節症はなぜ痛い？　痛みの部位とその原因を紐解く ………10
　【2】変形性股関節症の痛みに対するアプローチ …………13
　【3】変形性股関節症に対する患者教育 …………18
　【4】変形性股関節症の手術 …………19
　【5】術後に知っておくべきこと …………24
　【6】変形性股関節症に対する関節可動域制限とアプローチ …………28

1-2．大腿骨頸部骨折の疫学と病態 …………40
　【1】大腿骨頸部骨折の受傷機転 …………40
　【2】大腿骨頸部骨折危険因子の有無 …………41
　【3】大腿骨頸部骨折の評価 …………42
　【4】大腿骨頸部骨折に対する整形外科的手術 …………44
　【5】リハビリテーションと客観的評価法 …………45
　【6】理学療法評価 …………48
　【7】治療プログラムの一例 …………52
　【8】再発予防にむけた取り組み（評価・治療アプローチ） …………55

1-3. 異常歩行 58
【1】トレンデレンブルグ歩行はなぜ起こる？ 中殿筋が原因？..................58
【2】デュシャンヌ歩行はなぜ起こる？..................61
【3】跛行へのアプローチを歩行周期と足部からアプローチする 66

第2章 膝関節疾患の症状と動作

2-1. 変形性膝関節症の症状と動作 72
【1】膝OAはなぜ痛い？ ～痛み部位別の解釈～ 72
【2】膝OAの痛みに対してセラピストとして何ができるか？ 77
【3】内反変形に対して何ができるか？ ～変形の意味と解釈～ 80
【4】変形性膝関節症の手術とは？ ～術式の違いと臨床展開～ 81
【5】術後のリスクを理解しているか？ 83
【6】膝関節屈曲制限に対するアプローチ 86
【7】膝関節伸展制限に対するアプローチ 91
【8】膝蓋骨の動きってどう出す？ 91
【9】スクリューホームムーブメントは大切？ 93

2-2. 膝靭帯損傷の症状と動作 96
【1】膝前十字靭帯とは 96
【2】膝前十字靭帯損傷とは 96
【3】膝前十字靭帯損傷に対する治療 98
【4】膝前十字靭帯再建術前後のリハビリテーション 98
エクササイズ表 106

2-3. 半月板損傷の症状と動作 ……… 117
【1】膝関節半月板は、どんな役割を果たしている？ ……… 117
【2】半月板の治療選択 ……… 120
【3】膝伸展機能障害はなぜ起こる？ ……… 125
【4】膝外反はなぜ起こる？ どう対処する？ ……… 129
【5】膝崩れはなぜ起こる？ どう対処する？ ……… 136
【6】ロッキングはなぜ起こる？ どう対処する？ ……… 141
【7】臨床家が押さえたい再発予防のテーピング ……… 143

第3章 足関節疾患の症状と動作

3-1. 足関節背屈と底屈制限のリハビリ ……… 148
【1】背屈制限の影響 ……… 148
【2】背屈制限に対する制限因子とアプローチの理論と技術 ……… 151
【3】底屈制限の影響 ……… 156
【4】底屈制限に対する制限因子とアプローチの理論と技術 ……… 157

3-2. 距骨下関節に関する症状と動作 ……… 160
【1】小さな可動域の距骨下関節がなぜ大事？ ……… 160
【2】距骨下関節の可動域制限はなぜ起こる？ ……… 163
【3】各制限因子に対してどんなアプローチができる？ ……… 164
【4】距骨下関節からの運動連鎖を臨床にどう活かせば良い？ ……… 166
【5】姿勢制御、運動制御（特に歩行）における距骨下関節の関係 ……… 168
【6】距骨下関節からのアプローチ紹介 ……… 169

3-3. 扁平足とアーチの症状と動作 ……………………………173
【1】アーチってなぜ大切？ ……………………………173
【2】扁平足に対するアプローチの理論と技術 ……………………………176
【3】楔状骨のパッド ……………………………179

3-4. 浮腫に対するアプローチ ……………………………181
【1】浮腫の理解に必要な基礎知識 ……………………………181

3-5. 下肢の痺れの症状と動作 ……………………………188
【1】痺れのいろいろ ……………………………188

3-6. 外反母趾の症状と動作 ……………………………196
【1】外反母趾の病態と保存療法 ……………………………196
【2】外反母趾の評価 ……………………………198
【3】外反母趾の治療とその効果 ……………………………201

3-7. 足関節捻挫の症状と動作 ……………………………205
【1】足関節はなぜ捻挫しやすいのか？ ……………………………205
【2】捻挫したらどうしたらいい？ ……………………………208
【3】捻挫の後遺症とアプローチ方法 ……………………………212
【4】足関節捻挫の予防に対する着眼点とトレーニング ……………………………217

第 1 章
股関節疾患の症状と動作

1-1 変形性股関節症の症状と動作

1．変形性股関節症はなぜ痛い？ 痛みの部位とその原因を紐解く

1 変形性股関節症の前兆・痛みのはじまりは？

　変形性股関節症の痛みは、高齢になってから出現する印象があるかもしれませんが、実は若いときから徴候が現れています。若い頃は激しい運動などの際に出現する程度でおさまっていますが、徐々に重いものを持ち上げたときなどに痛みが出現するようになります。

　中高年頃では歩行障害や跛行を呈するようになり受診する例が多くなります（図1-1-1a）。変形性股関節症は進行性で、進行度合いは関節変形の大きさで決定されます（図1-1-1b）。

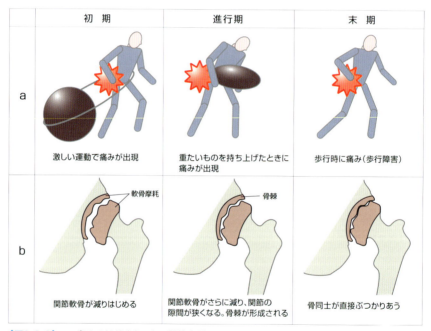

【図1-1-1】a：痛みのはじまり　b：関節変形

2 変形性股関節症の痛みの特徴は？

　変形性股関節症を含め、運動器疾患の痛みは、「動かすと痛い」ことが1つの特徴です。そのため、動かさない最も有力な方法として関節固定術が開発されたと考えられます（図1-1-2）。

　また、関節の変形を伴い、痛みも強いだろうと推測しながら問診を行っても、「昔は強い痛みを経験したけど、今は全く痛みません」との訴えを経験することがあります。臨床に出たばかりの頃は、「何も治療せず、痛みが消えることはあるのか？」と疑問を感じていました。しかし問診で同様の訴えをされる対象者を何名も経験するうちに、この現象が起こるのは、痛みにより、痛い方向に身体を動かさなくなり、その結果、痛みが出現する方向への関節可動域が極端に低下していることに

気が付きました。

　このことから、痛い方向に動かせなくなった結果、痛みが軽減しているということがわかりました。ただ、このような対象者は、痛みは軽減していても、実際には可動域制限は悪化していく傾向にあり、日常生活動作（activities of daily living：ADL）上の支障、不自由さは増加しています。このことはADLを評価する我々は忘れてはいけないと感じます（図1-1-3）。

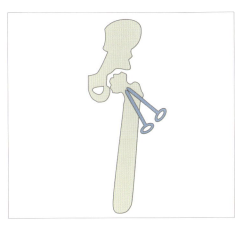

【図1-1-2】関節固定術

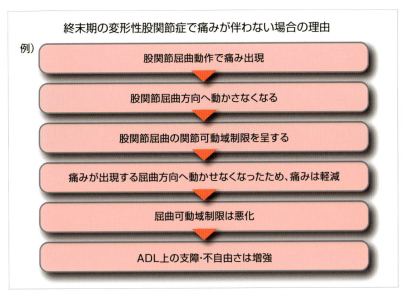

【図1-1-3】　日常生活動作（activities of daily living：ADL）の評価

3 変形性股関節症の痛みは軽視されがち？

　変形性股関節症の痛みは、動かさなければ痛みが治まること、その痛みが生命予後との直接的な関係がないことなどから、軽視されている傾向にあると感じます。しかし、実際に生活まで評価している我々は、その「動かしたときの痛み」によって外出ができない状態になり、社会問題となっている肥満や生活習慣病などの様々な問題を抱えている対象者を目にすることも多いのではないでしょうか。このような悪循環を断ち切るためにも我々の役割は大きいといえます（図1-1-4）。

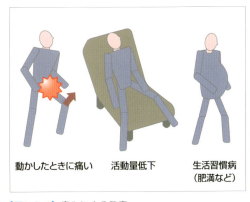

【図1-1-4】痛みによる弊害

4 変形性股関節症の痛みの原因は？　最近の知見は？

　股関節のような荷重関節の痛みは、荷重軸の異常により、ある一定の部位に荷重がかかり続けることで軟骨が摩耗し、痛みを生じることが原因といわれてきました（図1-1-5）。そのため、股関節周りの荷重軸に注目し、インソールなどで痛みの伴う部分に荷重がかからないように治療します。

　終末期の変形性股関節症でも、痛みがない場合の経験もあるのではないでしょうか。変形性股関節症の痛みは明確になっていない部分も多いのです。

　しかし最近では、痛みの謎も少しずつ解明されてきています。関節可動域制限によって痛い方向へ動かせなくなっていることが1つ、2つ目は構造上の特徴で、痛みの伝達に携わるC線維が、関節軟骨の存在する関節内ではわずかにしか存在しないこと[1,2]。そのことが終末期の変形性股関節症で痛みが伴わないことがある原因ではないかと推測されています。

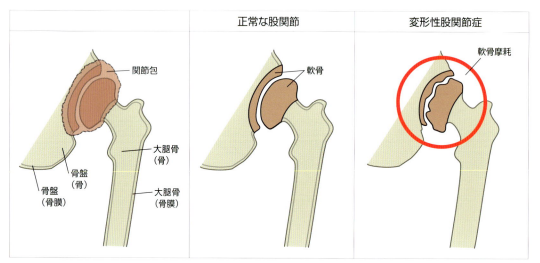

【図1-1-5】正常な股関節と変形性股関節症

5 変形性股関節症の痛みを訴える領域は？

　股関節周囲に限局せず、大腿部や下腿部にまで痛みを訴える症例を経験します。

　変形性股関節症の自記式の主訴を調査した結果では、股関節以外の部位に痛みを訴える例が31％にも及ぶことが報告されています[2]。

　そのため最近では、軟骨の摩耗よりも関節周囲組織からの痛みであるという見方も出てきています[3]。

6 変形性股関節症の痛みの原因となる組織は？

　股関節を構成する関節周囲組織には、「筋・筋膜」「靭帯・腱」「関節包」「骨・骨膜」「軟骨」があります（図1-1-5）。この中で痛みを伝達する神経終末をもたないのが「軟骨」のみであることから、他の4つの組織からの痛みが原因であるということになります。

　軟骨がすり減り始めることで、わずかに関節荷重部の偏位が生じ、その偏位を「関節包」や「骨・骨膜」などの感覚受容器が感知し、痛みとして認知されます。

　実際、リハビリテーションで荷重部の偏位が修正されるだけで、痛みが即時的に緩和することも経験します。このことから、関節がゆるい対象者は関節の変形も生じやすく、痛みを助長する可能性が高いと考えられます。それを防止するために、対象者は関節可動域制限や拘縮を無理に呈するようになると考えられます。

2．変形性股関節症の痛みに対するアプローチ

1 アプローチのキーポイントは「運動療法」と「患者教育」

　変形性股関節症の痛みの保存的療法には、薬物療法と非薬物療法があります。薬物療法は対症療法であること、また、副作用や費用の観点からも非薬物療法が優先されるべきだと感じています。

　非薬物療法の中心にリハビリテーションがあり、リハビリテーションには「運動療法」と「患者教育」があります（図1-1-6）。しかし、リハビリテーションも漠然と行っているだけでは根本的な解決はできず、対症療法となってしまいます。ここでは、根本的に解決するためにはどうしたらよいのかを含め、「運動療法」と「患者教育」のポイントについて述べます。

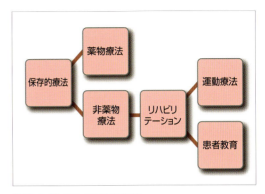
【図1-1-6】痛みの保存的療法

2 変形性股関節症に対する運動療法

1）「運動療法」は「メカニカルストレス」から考える

　　変形性股関節症の患者は運動習慣がない場合も少なくありません。そのため、高い負荷での運動は疼痛増強などのリスクが高くなることを、念頭においてください。

　　変形性股関節症をはじめ運動器疾患の痛みは「動いたときの痛み」が主です。動いたときの痛みのキーポイントが、「メカニカルストレス」です。メカニカルストレスには圧縮ストレス、伸張ストレス、剪断ストレスなどがあります（図1-1-7）。

　　デュシャンヌ歩行を呈し、患側の立脚相で痛みを訴える例で考えてみましょう。デュシャンヌ歩行は患側に体幹を側屈します。その時に患側の股関節の外側に痛みを訴えれば圧縮ストレスによる痛み、股関節の内側に痛みを訴えれば伸張ストレスによる痛みということになります（図1-1-8）。

　　人がメカニカルストレスによる痛みを受けやすいのは、直立姿勢をとるようになったことが原因です。直立姿勢をとったことで抗重力位に十分に適応できず、異常なメカニカルストレスが身体にかかった結果、変形性股関節症を発症する可能性が高いと考えられます。

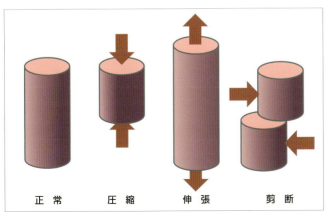
【図1-1-7】メカニカルストレスの種類

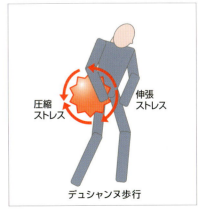
【図1-1-8】デュシャンヌ歩行

2）メカニカルストレスによる痛みの評価方法

　具体的な治療内容を述べる前に評価について少し触れたいと思います。変形性股関節症の対象者を担当するときに、骨の状態をX線画像で確認します。X線画像上での評価ももちろん大切ですが、X線画像の撮影は静止した状態で行われますので、変形性股関節症の痛みの特徴である「動いたときの痛み」を、X線画像での評価だけでなく、動作で痛みの原因を追究する必要があると思います。そういう意味でも動作を診る専門家として、我々の役割は重要だと考えています。

　では、どうやって「動いたときの痛み」を診ていくとよいのか、そこで重要なのが、運動療法のポイントでも挙がったメカニカルストレスです。

　まず問診が大切です。「どこが」「どういう動きで痛くなり、どういう動きで痛みが軽減する、または消失するのか」、問診で、痛みを訴えた部位と痛みの原因となる動き（メカニカルストレス）を正確に評価できます。その問診によって問題部位と推測した組織を、さらに解剖学的な知識のもとで触診することで、より一層正確な痛みの機能評価ができるようになります（図1-1-9）。この正確な評価ができるかどうかで、治療効果に大きな差が生じると日々の臨床で感じます。

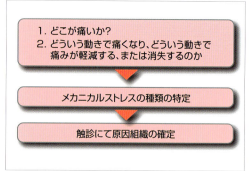
【図1-1-9】痛みの評価の流れ

3）メカニカルストレスの痛みは「侵害受容性疼痛」

　痛みは主に、①侵害受容性疼痛、②神経障害性疼痛、③心因性疼痛と一般的に3つに分類されています。理学療法の適応となるのは「侵害受容性疼痛」です。この「侵害受容性疼痛」がメカニカルストレスの痛みの原因です。そのストレスを繰り返し受けることで骨棘などの骨異常や関節の変形につながる場合が多いのです。

　また、変形性股関節症には、リウマチなどのメカニカルストレスとは関係のない原因で痛みが生じている場合があります。そのような場合には、注射、内服、安静などが治療対象となります。

4）メカニカルストレスが原因の痛みから生じる機能障害は？

　我々は痛みによって生じる機能障害も考えなければなりません。メカニカルストレスによる痛みで、変形性股関節症の機能障害の「筋力低下」と「関節可動域低下」が起こります。「筋力低下」と「関節可動域低下」が起こると、さらに痛みが増強するという悪循環が引き起こされる傾向にあります。この悪循環を断ち切ることを常に考えながら治療する必要があると考えます（図1-1-10）。

　メカニカルストレスが原因の痛みの場合は、運動療法を行うことで、痛みの軽減、筋力の増強、関節拘縮の改善が期待できます。

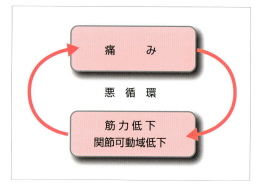
【図1-1-10】痛みの悪循環

5）変形性股関節症は筋力低下を呈する？

多くの文献で、変形性股関節症では、筋力低下を呈していることが報告されています[5,6]。筋力訓練は理学療法プログラムの中核となります。理学療法士はそのメカニズムを十分に熟知した上で、対象者の状態にあった筋力増強方法を選択する必要があります。

変形性股関節症イコール中殿筋強化というイメージはないでしょうか？ それは、臨床的、文献的に間違いでしょうか。まずそこから考えてみたいと思います。

文献的に、病期が進行する症例は、進行しない症例に比べて外転筋力が弱いという報告があります[7]。その事実から、外転筋力を維持できるよう治療プログラムを立案しなければならないのは明白です。

ただ、筋力強化を行う上で大切なことは、なぜ筋力低下を生じているかを評価し考察することだと思います。

例えば変形性股関節症のX線画像をみると、関節軟骨が擦り減るため、大腿骨頭の上方化を観察することができます。大腿骨頭の上方化は中殿筋の起始と停止の位置を近づけて、筋張力の関係から筋力低下を起こすことは想像しやすいのではないでしょうか（図1-1-11）。ほかにも筋力低下の原因は多岐にわたりますが、なぜ、そうなったのか？ その過程を経ることが臨床力向上につながると感じます。

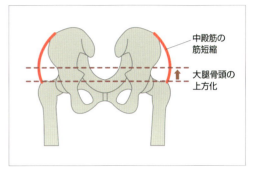
【図1-1-11】大腿骨頭の上方化

6）変形性股関節症の筋力低下の原因

変形性股関節症の筋力低下には「加齢による筋萎縮が引き起こす筋力低下」「不動や活動制限による廃用性筋萎縮が引き起こす筋力低下」の2つが存在します（図1-1-12）。

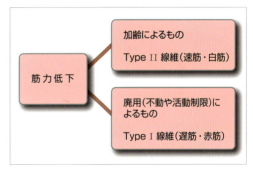
【図1-1-12】変形性股関節症の筋力低下の原因

7）加齢による筋萎縮が引き起こす筋力低下

変形性股関節の症状が動作に影響を及ぼし始めるのは、中高年以降で多くなります。その意味で加齢による筋力低下を考慮する必要があります。

加齢による筋量の減少は、筋断面積の減少と筋線維数の減少によるとされ、60歳を境にして運動単位数が減少し、特にtypeⅡ（速筋/白筋）線維が萎縮することが報告されています[8,9]。typeⅡ（速筋/白筋）線維は、筋線維は太く、また筋の収縮速度は速い線維で短距離やジャンプなどの瞬発的な運動に主に作用する筋線維になります（図1-1-13）。

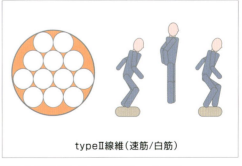
【図1-1-13】速い動きを司るTypeⅡ線維

8）不動や活動制限による廃用性筋萎縮が引き起こす筋力低下

　変形性股関節症では、疼痛、筋力低下、関節拘縮などが生じます。その結果、活動量が低下し、廃用性筋力低下を起こしていると考えられます。活動制限による廃用性筋萎縮はtypeI線維（遅筋/赤筋）の萎縮が大きいです。typeI線維（遅筋/赤筋）は、筋線維は細く、また筋の収縮速度は遅いです。長距離などの持久力が必要な運動に向いています（図1-1-14）。

　姿勢保持や体重支持などの日常生活レベルではtypeI線維がメインに働くため、その事実も大変重要であると考えています。

　では、typeI線維とtypeII線維どちらの筋線維の訓練を優先するのが良いのでしょうか？

　加齢からの筋力低下では、typeII線維の筋萎縮が、不活動による廃用性の筋力低下はtypeI線維の筋萎縮があり、両者は混在しています。どちらを優先させるかは、個々の対象者によって異なります。例えば、術後の不動による廃用で姿勢保持に問題がある場合には、typeI線維を意識した訓練を選択します。

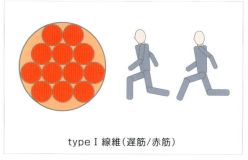

【図1-1-14】遅い動きを司るTypeⅠ線維

9）変形性股関節症の筋出力低下の原因

　筋出力の低下には、筋スパズム※が関与しています。

　長期的に変形性股関節症の痛みを呈している対象者では、患部の周囲筋が筋スパズムを起こしていることも多く、筋スパズムを軽減させるだけで「足が軽くなった、痛みが減って楽に歩ける」などの動作の改善がみられることがあります。筋スパズムの軽減が筋出力にも影響して、立ち上がり動作や歩行速度の向上につながることはよく経験します。

　関節の腫脹や水腫を認めると、筋出力が抑制的に働いてしまいます[10]。その場合には安静やアイシング、圧迫挙上などにより炎症を取り除くことを優先します。

　※筋スパズム：痛みなどに起因する局所的で持続的な筋緊張の亢進状態のことをいいます。

10）筋力訓練方法

　筋力訓練の方法を、対象者は、全力で力を入れることだと思っていることが多いものです。しかし、その意識では代償動作が入ってしまい、目的の筋を効率良く訓練できていない症例をよく目にします。筋力訓練中は、訓練したい部位に手を当てることを意識してもらうと、目的の筋の訓練を効率良く行いやすくなります。

11）変形性股関節症で特に大切な関節可動域は？

　関節可動域（range of motion：ROM）は、一般的に病期が進行すると、軟骨が磨耗し安静時や運動時に関節内圧が上昇し、圧迫感による痛みが生じます。それを緩和するために、対象者は、股関節の内圧が最も軽減する屈曲・外転・外旋、肢位をとりやすくなります[11,12]。変形が著明な末期まで進行すると、反対方向（伸展・内転・内旋）にもROM制限が生じ、股関節は全方向に制限を生じて固定されてしまいます。

ROMを可能な限り獲得しておくことは動作を行う上で重要ですが、末期は十分なROMを獲得できないことが多いので、ROM運動を無理に行うことは疼痛の憎悪を引き起こす可能性があるため注意が必要です[13]。

ROMが確保されると関節内圧が軽減し、除痛効果が期待できます[14]。また、ROM運動は疼痛軽減と股関節機能の維持、向上の点でも有効だったという報告があります[15,16]。ROMを持続させることができるならば、将来にわたって病期進行防止にも有効な可能性があります。

では、日常生活で必要な関節可動域はどのくらいでしょうか？ Kettelkamp等（1975）は股関節屈曲120°以上、内外転20°、外旋30°、内旋20°程度とし[17]、日本人の和式生活では、古川等（1982）や佐々木等（2004）らが、正座で屈曲65°、内転5°、和式トイレで屈曲113°、外転10°、靴下の着脱で屈曲97°、外転13°が必要と報告しています[18]。

12）運動療法の総括

変形性股関節症は1回の外力による外傷ではなく、長年の慢性進行性のものであるため、股関節以外の他の関節でも問題となっていることが多いことも忘れてはなりません。

安定した運動を行うためには「痛み」「筋力」「ROM」の3要素が重要で、相互関係にあることを念頭において治療プログラムの立案をしていただきたいと思います（図1-1-15）。

また、治療で大切なことは、対象者に効果を感じてもらうことです。そのためには、すぐに治療を開始するのではなく、最初に評価を行い、治療後に対象者と一緒に治療効果を検証します。そのことも常に意識していただきたいと思います。

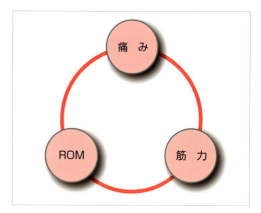

【図1-1-15】安定した運動の3要素

3．変形性股関節症に対する患者教育

1）「患者教育」は荷重量から考える
　　股関節は過酷な環境下におかれている？

　日常生活で最も体重負荷による影響が大きいのが歩行です。歩行時には、股関節には体重以上の荷重がかかることが研究で示されています。

　Pauwels（1980）は、歩行時に体重の約3倍の荷重が股関節にはかかると指摘しました[19]。

　日常生活を行うにあたり、股関節には常に体重を超える荷重が加わっているということになり、股関節は過酷な環境におかれた関節であることがわかります。

　しかし、人は歩行の際に体重の3倍もの圧を感じながら歩いているのでしょうか？皆感じていないと答えると思います。それは、股関節を支える主な荷重部分には感覚受容器がなく、体重を感じない構造となっているためです。そのため、進行を食い止められず慢性化していく傾向にあります。

　また、Yoshimura（2000）等は、股関節症の発症原因として、日常生活での重量物の運搬といった力学的ストレスが影響すると報告しています[20]。このことは患者の生活管理も無視することはできないことを意味しています[20]。

2）　歩行時痛を食い止める
　　荷重量を抑えるには？

　進行を食い止めるには、荷重を軽減し関節への負荷を減少させることが重要だといわれます。そのため歩行補助具がしばしば用いられます。

　また、生活指導も重要です。階段昇降や速い歩行速度では、股関節への負担が増えるため、なるべくゆっくり歩くと負担は少なくなります。荷物の持ち方でも、テコの原理により痛みのある側に持ったほうが負担は少なくなり、リュックやショルダーバッグ、カート付きのバッグ、シルバーカーなどを利用するとより股関節への荷重量を抑えることができます（図1-1-16）。

　では、「運動療法」と「患者教育」、どちらを優先するのが良いのでしょうか？

　最近の研究では、1日臥床をすると骨格筋容量は約1～2％萎縮し、萎縮筋は酸素系代謝から無酸素系へと傾き、抗重力筋としての機能を失った持久力のない筋に変化するという報告があります[21]。

　また、長期臥床により、骨密度も低下し、大腿骨は他の骨に比べて回復が遅いとの報告もあります[22]。なので、抗重力訓練を行うことが重要となりますが、メカニカルストレスや荷重量に注意が必要です。関節への負担のみを考えた場合、杖の使用が推奨されますが、杖を使用することで、筋萎縮・骨密度低下につながることを念頭におく必要があります。

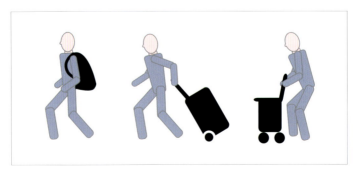

【図1-1-16】股関節への荷重量を抑える患者教育方法

4．変形性股関節症の手術

変形性股関節症の代表的な手術に人工股関節全置換術（total hip joint arthroplasty：THA）があります（図1-1-17a）。

ここでは変形性股関節症の悪化でTHAを施行した場合のリハビリテーションについて述べます。THAは変形性股関節症患者以外にも、先天性・発育障害の「脱臼性股関節症」や炎症性疾患「関節リウマチ」など股関節疾患で適応されます。そのためTHAの理解は股関節疾患を診る上で非常に重要です。

変形性股関節症の悪化でTHAを施行した対象者は、THAを施行されるまで長い経過をたどっているためADLは徐々に制限をきたし、様々な部位で代償動作を生じさせながら生活するようになっています。その対象者がTHAを施行した場合、股関節のみの評価・治療では不十分で、全身の評価・治療が必要です。また臨床では、身体機能の評価だけでなく退院後の生活も考え、その対象者の生活スタイルにも気を配らなければなりません。それらを明確に評価・解釈し治療につなげるには、①それぞれの評価の意義を理解できること、②評価結果と解剖学・運動学の結びつけができること、③THAの特徴を理解していることが非常に重要になります。本書では時系列を重視し、「術前に知っておくべきこと」「術中に知っておくべきこと」「術後に知っておくべきこと」で分類し述べていきます。

なお、人工股関節全置換術は股関節すべてをインプラントに置換する手術方法で、骨盤側（カップ）と大腿骨側（ソケット）をインプラントに変更します。末期の変形性股関節症の人のように骨盤側と大腿骨側両方に問題があるときに用いられます（図1-1-17a）。

人工骨頭置換術は大腿骨頭だけをインプラントに置換する手術方法で、大腿骨側（ソケット）のみをインプラントに変更します。大腿骨頚部骨折など、大腿骨側だけに問題があるときに用いられます（図1-1-17b）。

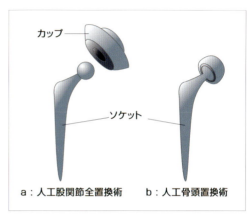

【図1-1-17】変形性股関節症の代表的な手術手技

1 術前に知っておくべきこと

1）変形性股関節症の種類と進行度合いから考えるTHA

変形性股関節症の種類には一次性変形性関節症と二次性変形性関節症があります。

一次性変形性関節症は、年齢や肥満等で原因疾患がはっきりとはわからないもので、頻度は20％以下と考えられています。

二次性変形性関節症は原因が明確で、Jingushiらの報告から、臼蓋形成不全（acetabular dysplasia：AD）に起因するものが80％を超えていて、ADが高度であればあるほど発症年齢が低くなることが報告されています。またADは両側罹患例が全体の約半数（56％）を占めます[23]。このことは

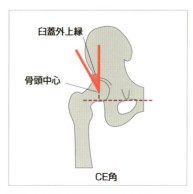

【図1-1-18】病期の進行度合いの測定方法1

両側に股関節の機能障害が存在している症例が多く、非手術側が健側でない可能性があることも考慮する必要があります。

病期の進行度合いは、center edge（CE）角（図1-1-18）とSharp角（図1-1-19）が参考になります。CE角とは臼蓋形成不全の指標で、日本人の正常値はおおよそ20〜50°（平均35°）で、10°以下の場合には股関節症への進行は避けられないといわれています[24]。CE角と年齢から変形性股関節症の関係を研究した報告では、CE角が10°未満で50歳以上の症例でOAの進行が早いとの報告があります[25]。股関節OAは慢性進行性疾患のため進行過程を知ることは非常に重要で、これらのことはリハビリの予後予測の参考になります。

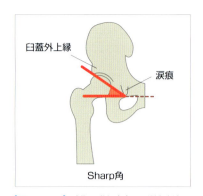

【図1-1-19】病期の進行度合いの測定方法2

Sharp角は左右の涙痕を結ぶ線と、臼蓋外上縁と同側の涙痕を結ぶ線の角度で、正常値は男性35〜42°、女性38〜45°で、異常は男性45°以上、女性48°以上の場合には臼蓋形成不全股とされています[26]。

なお、CE角とSharp角はともに臼蓋形成不全を評価する指標として取り上げられます[27]。では、なぜ両者を評価する必要があるのでしょうか。

CE角の基準点は大腿骨頭に、計測点は臼蓋側にあり、その意義は大腿骨頭に対する臼蓋の被覆度の指標で、それに対しSharp角の基準点、計測点はともに臼蓋に位置していて、その意義は臼蓋形態の評価指標です[28]。

変形性股関節症の原因には、臼蓋形態の評価が必要な臼蓋形成不全のほかに骨頭の評価が必要な先天性股関節脱臼があります。そのためSharp角からは臼蓋形成不全の指標、CE角からは先天性股関節脱臼の指標として大腿骨頭の亜脱臼の状態を把握することもできるため、両者を確認する必要があります。

2）THA適応年齢と決断の理由

一昔前は再置換術を避けるため、THAはある程度の年齢になってから行うのが主流でした。しかし最近では一番活動性の高いときに生活の質（quality of life：QOL）の充実した人生を手に入れたいという考え方もあり、若いうちにTHAを施行される対象者も増えています。手術の技術も進歩しTHAの耐久年数は延びていますが、50歳未満でTHAを受けた場合は再置換術が必要となる例が多くなります。そのため、利点と欠点を説明した上で、対象者の人生設計の選択が重要となります。

では対象者が手術を決意する最大の理由はなんでしょうか？　それは「痛み」です。THAは痛みを激減できるため、手術をすれば痛みのない生活を送れる人も、年齢が若いことを理由に手術を後回しにすると、気が付いた頃には活動量が低下し寝たきりとなってしまうケースもあります。そのような対象者に会うと、手術を早めにしていたら今頃快適な生活を送っていたのではないかと感じてしまいます。また、寝たきりとまではいかなくても、症状が進行してからの手術では、ROM制限が強固になってしまい、THA施行後、痛くはないのに、爪が切れない、靴がはけないなど、可動域制限の残存からくる不満の声が聞かれることもあり、痛くないのにQOLが上がらないという現象が生じます。しかし対象者の大部分は、手術により痛みが軽減または消失すればROMも回復し、爪を切る動作や靴をはく動作ができるようになると思っています。なので、ROM制限が進行する前に手術を行うのも選択の1つであり、そのことは術前にリハビリテーションを担当する我々も担当医師と相談しながら対象者と関わるべきです。

3）術前に何を評価し、術後にどう活かすか？

術前評価の意義は「術後の改善度合いの予測」「術後に生じる可能性のある問題」等の予後予測に利用できることです。

まずは術前画像から対象者の長期にわたる姿勢の特徴や疼痛逃避の姿勢を判断します。観察するポイントはCE角、Sharp角、頸体角（図1-1-20）で、そこから、これまでの経過や変形度合いを評価できます。画像評価は臥位では明らかでなくても、抗重力位である立位姿勢での撮影で明らかになることがあるので、撮影姿勢も確認が必要です。

術前評価の意義である「術後の改善度合いの予測」と「術後に生じる可能性のある問題」を臨床でどう行っているかについて、筋力評価と下肢長の術前評価の例を表1-1-1に示しました。術前評価のポイントは1つの評価を行うと、さらに追加で必要な評価が出てくることです。

次は私が術前に必ず行っている評価です。

1つ目は、患側下肢以外の筋力評価です。術後は杖など補助具の使用もあるため、上肢の筋力を含め患側下肢以外の筋力の評価を実施しています。

2つ目は杖の使い方や車椅子の使い方、移乗動作、脱臼予防の動作などは術前に評価し、うまくできないときには術前に練習を行うようにしています。

THAのクリティカルパスがある場合には、術前にクリティカルパスを練習しておく必要もあります。対象者は術後についていろいろな不安をもっています。術前に術後のリハビリ内容を丁寧に説明し、実際に訓練していると術後の訓練がスムーズに進められ、術後の不安を軽減させることもできます。

なお、画像をみるポイントに頸体角があります。頸体角の正常角度は125〜130°です。それに対して130°以上のものを外反股、125°以下のものは内反股と定義されています。幼少期の頸体角は135°程度で外反股傾向にあり、高齢者は内反股の傾向となりやすいです。外反股と内反股の問題点については、頸体角の役割を知ると明確になります。頸体角の役割は大腿骨頸部への負担を軽減し、関節面への一点集中をさけることといわれています。外反股の場合は荷重が関節面の一点に集中しやすく、内反股の場合は大腿骨頸部への負担が強くなってしまいます。高齢者が大腿骨頸部骨折を呈しやすいのは骨強度の問題もありますが、この頸体角も影響しています。

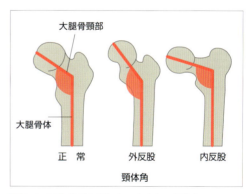

【図1-1-20】術前に評価しておきたい頸体角

	術後の改善度合いの予測	術後に生じる可能性のある問題	追加の評価項目
筋力評価	下肢の筋力低下があるが、手術後は、痛みがなくなれば麻痺もないし筋力強化が期待できそうだ。	術後初期は創部痛から、より患側下肢には力が入りにくくなるから、下肢筋の筋力が必要な立ち上がりや歩行時に転倒リスクが高そうだ。	転倒リスク
下肢長	術前は脚長差が患側が3cm長くなり脚長差は消失するだろう。	患側下肢が3cm長くなることで、患側下肢の筋が伸長されて、筋に伸張痛が出そうだ。下肢の柔軟性テストと痛みの評価も確認が必要だ。	柔軟性テスト 痛みの評価

【表1-1-1】筋力評価と下肢長の術前評価の例

2 術中に知っておくべきこと

1）人工関節を構成する素材

人工関節の素材は、①金属、②セラミック、③ポリエチレンで、部位によってはいろいろな組み合わせで構成されています[29]。臼蓋側はカップとライナーで構成されていて、カップはライナーを支えるために臼蓋に埋め込まれ、主に金属からなり、ライナーは主にポリエチレンからなります。大腿骨頭の役割を果たすのはヘッドとステムで、ヘッドは金属やセラミックで構成されます（図1-1-21）。以前は骨頭径が22mmの大きさが主流でしたが、今は32mm径くらいのものを選ぶことが多くなっています。ヘッドが大きくなることでステムの頸部と臼蓋のライナーが衝突するまでの距離を広くとれる許容可動域範囲（オシレーション角：oscillation）（図1-1-22）が大きくなり、可動域も広がり脱臼しにくくなる利点があります[30]。ステムは股関節にかかる大きな力に耐え、ヘッドを支えるために土台として大腿骨に埋め込まれます。臼蓋側のカップとライナーを合わせて臼蓋コンポーネント、大腿骨側のヘッドとステムを合わせて大腿コンポーネントといいます。

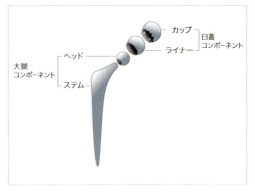

【図1-1-21】人工関節の素材

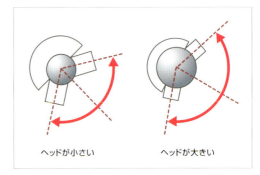

【図1-1-22】オシレーション角

2）人工関節の固定方法

a. セメントレス固定：直接固定法

セメントを使用しない手術方法です。長期成績が良好である半面、しっかり固定されるまで時間がかかり、ゆるみのリスクがあります。生存率10～15年で92～100％[31]、20年以上でも95％となっています[32]（図1-1-23a）。

b. セメント固定：間接固定法

セメントを使用する手術方法です。固定が即座に得られる利点があり、当日や翌日から全荷重許可も安心して行うことができます。しかし若年者で活動性の高い対象者では長期成績が不良で、ステムの沈み込みも問題になることがあるため、60歳以下では使用しないことが多くなっています（図1-1-23b）。生存率は10～15年で95％、20年以上でも93％で、セメントの

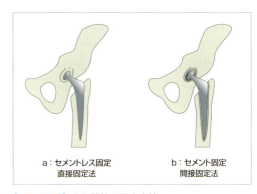

【図1-1-23】人工関節の固定方法

使用、非使用にかかわらずTHAの成績は良好です[33]。

　なお、セメントによる固定方法には3種類あります。臼蓋側・大腿骨側ともにセメントを用いるオールセメント固定、大腿骨のみセメントを用いるハイブリッド固定、臼蓋側のみセメント固定を用いる逆ハイブリッド固定です。

3）手術アプローチ方法の違い

　ここでは、3つのアプローチ方法（前方、側方、後方）について述べます。臨床で前側方・後側方も耳にすると思いますが、これは中間のアプローチ方法を表していて、前側方は前方と側方の中間、後側方は側方と後方の中間ということです（図1-1-24）。これらのアプローチ方法の違いは執刀する医師により異なります。アプローチ方法によって、損傷される軟部組織は異なり、術後の疼痛、筋力の回復程度が異なることが予測されます。必ず執刀医にアプローチ方法と損傷される組織を確認することを大前提として以下に3つの進入路について述べます。

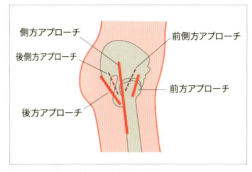

【図1-1-24】アプローチ方法の種類

A. 前方アプローチ

　手術体位は背臥位で、皮膚切開は上前腸骨棘の遠位外側に6〜10cm、浅層は大腿筋膜張筋、縫工筋間を確認します。その際に外側大腿皮神経を損傷しないように注意を要します。深層は大腿直筋・中殿筋間を鈍角に分けて進入し、大腿直筋の反転頭を切離し、大腿直筋の直頭と恥骨筋、腸骨筋を内側に反転し人工股関節を設置するアプローチ方法です。切離する筋は大腿直筋の反転頭のみなので術後の早期歩行の獲得、脱臼リスクの低下などがその長所です[34]。

　なお、大腿直筋は2つの筋頭からなり、1つ目が直頭、2つ目が反転頭です。どのように2つの筋頭に分けているかというと、2つの筋頭は起始が異なっています。直頭の起始は下前腸骨棘、反転頭の起始は寛骨臼上縁に位置しています（図1-1-25）。

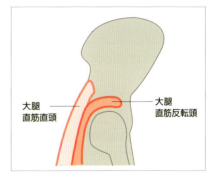

【図1-1-25】大腿直筋の2つの筋頭

B. 側方アプローチ

　術式体位は側臥位で、大転子基部から数cm延長した外側縦切開をし、大殿筋、大腿筋膜張筋、腸脛靭帯をY字上に切開します。中殿筋と外側広筋を連続させたまま、小殿筋を大転子付着部で切離し、関節包を切除、大腿骨頭を前方へ脱臼させ置換します[35]。

C. 後方アプローチ

　術式体位は側臥位で、大転子近位端を中心に10〜12cm程度縦切開を行います。大腿骨付着部で関節包、梨状筋、双子筋、内閉鎖筋をまとめて切開し、下肢を内旋して後方へ脱臼させ置換します[35]。

5．術後に知っておくべきこと

　THA後はこれまで不良だった臼蓋と大腿骨頭の適合性の問題が解消し、重度な下肢関節障害から生じる疼痛を劇的に改善できます。しかし、その後の理学療法では、疼痛の程度、長年の疼痛回避の姿勢や誤った運動パターンの継続など個人差が大きくなります。術後の結果を出すためには、リハビリテーションの腕がためされるところです。

　THA後の入院期間は、日本では2〜4週間程度が平均ですが、欧米やアジアでも、韓国、台湾などは4日程度の入院です。しかし早い退院は再入院を招くことがあります。再入院の原因の多くは術後感染と肺塞栓です。最近は術後、退院までが短いことが、手術がうまいといった風潮にあるように感じますが、それを一番に考えてしまうと感染症や塞栓症のリスクが高くなります。入院期間の短縮が実際の対象者の満足度や術後成績に必ず良い結果としてつながっているとはいえません。以下に術後のリスク管理について述べます。

1 リスク管理

１）脱臼

　THA後の脱臼率は文献ごとに異なりますが2〜10％と報告されています[36]。また前方もしくは前側方アプローチでは1％との報告もあります[37]。認知症などで脱臼リスクが高い場合は、可能な限り脱臼率の低い前方または前側方アプローチが推奨されています[38]。脱臼を呈しやすい時期は術後6〜8週が特に多くなります[39]。脱臼が生じた場合は、疼痛、運動制限、患肢の短縮などの症状が生じます。以下に進入方法の違いによる脱臼方向と気を付けるべき動作を述べます。

　前方アプローチは前方部分の筋や関節包を切離するため、前方の関節の支持機能は不安定になり前方に脱臼しやすい状態となります。脱臼方向は股関節の伸展、内転、外旋位で（図1-1-26）、危険動作は、ベッド上での差し込み便器の使用や歩行時に対象者を後ろから呼び止めたとき、上体のみを術側と反対側にひねることで前方脱臼を誘発する危険性があります（図1-1-27）。

　側方アプローチでの脱臼方向は、股関節の伸展、外旋位または軽度屈曲、内転、外旋位で（図1-1-28）、靴や靴下をはく動作やうつ伏せから仰向けに寝返るときなどに危険性があります（図1-1-29）。

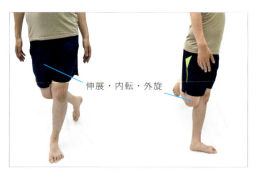
【図1-1-26】脱臼方向（前方アプローチ）

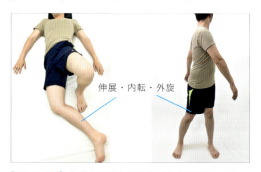
【図1-1-27】危険な日常生活動作（前方アプローチ）

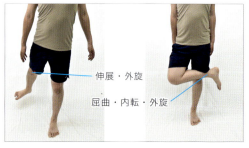
【図1-1-28】脱臼方向（側方アプローチ）

後方アプローチは後方部分の筋や関節包を切離するため、後方の関節の支持機能が不安定になり、後方に脱臼しやすい状態となります。脱臼方向は股関節の屈曲、内転、外旋位で（図1-1-30）、座位姿勢（車椅子など）の外旋姿勢や車椅子上でのフットレストの上げ下げで、頭を下げて行うと過度な屈曲が起こりやすいため注意が必要です（図1-1-31）。

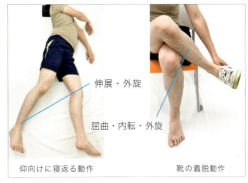

【図1-1-29】危険な日常生活動作（側方アプローチ）

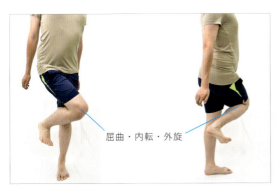

【図1-1-30】脱臼方向（後方アプローチ）

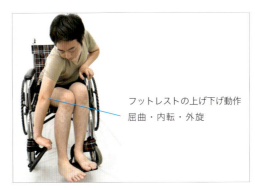

【図1-1-31】危険な日常生活動作（後方アプローチ）

2）静脈血栓塞栓症

近年、手術日からリハビリを介入することもあり、術後早期からの積極的な介入が推奨されています。しかし、現在でも疼痛や悪心などで早期の離床が進まない対象者には、特に血液循環をうながす援助が必要であり、このような人のリハビリでは静脈血栓塞栓症（venous thromboembolism：VTE）のリスク管理が非常に重要です。VTEは近年、肺血栓塞栓症（pulmonary thromboembolism：PTE）と深部静脈血栓症（deep vein thrombosis：DVT）をまとめて1つの連続した病態との考えから、これらを合わせてVTEと称されます。

VTEの予防法には、「理学的予防法」と「抗凝固療法」があります。

理学的予防法には「足関節底背屈運動」「フットポンプ」「弾性ストッキング」の処方があります（図1-1-32）。

「足関節底背屈運動」は筋肉の収縮を促し、安静時と比較して大腿動脈の血液量が50％程度増加する効果があるとの報告があります。「フットポンプ」は下肢を圧迫し、静脈血を押し上げる効果がありますが、DVTの既往のある患者には肺塞栓症を誘発する危険性があり禁忌とされているので、注意が必要です[40]。「弾性ストッキング」は、浅層の静脈を圧迫することで深部静脈血流量を増加させる効果があり、起立や歩行

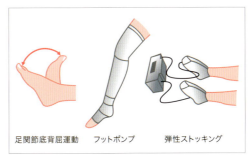

【図1-1-32】VTEの理学的予防法

訓練で患肢の腫脹が増加する恐れがあるため、適切なサイズを選択し、皮膚の異常観察を怠らずに血栓のできやすい術後2ヵ月間の着用が勧められます。抗凝固療法は出血による弊害も問題となっているため、リハビリ中に擦り傷など出血することがないよう細心の注意が必要です。予防とともに重要なことはVTEの評価です。

　術後リハビリ介入前に、「下肢の色調変化」「浮腫」「腫脹」「腓腹筋部の把握時痛」「下肢周径の経時的変化」などを評価します。

3）高齢

　若いうちにTHAを施行される対象者が増えている半面、高齢化に伴い、THAを受ける高齢者の数も増えています。50歳代以降の対象者にはTHAが第一選択と考えられていますが、高齢者の場合には特に全身状態に問題がある場合があり、負荷の大きすぎる運動を無理に行えば、関節痛を引き起こしたり、循環器系に過剰な負担をかけてしまったりすることがあり、時間をかけて運動を行うように説明します。ここでは高齢者に多い2つの注意点について述べます。

　1つ目は骨粗鬆症です。骨粗鬆症は人工関節置換術の術後成績に影響を及ぼすことが知られています。そのような観点から、術後に骨粗鬆症の治療を積極的に行っている医師が増えています。骨粗鬆症の予防薬であるビスホスホネート製剤の治療を行うと、20年後の再置換率は約半分になるというデータもあります。そのため対象者の骨の状態の把握も重要です。

　2つ目に認知症の問題があります。認知症をもつ対象者は現状を把握する力が乏しく、手術を受けたことを認識できていない場合が少なくありません。また認知症がなくても、高齢者はストレスにより、せん妄状態をきたすことがあり、術後はドレーンやバルーンカテーテル、点滴などの大切なルート類に対する理解が得られないことがあるため、看護サイドと協力して転落防止のためのベッド柵やルート抜去に気を配ることも必要です。また、THAを施行するためには必ず病院に入院する必要がありますが、自宅から病院という急な環境の変化への適応が難しいことも念頭に入れておく必要があります。

2　術後評価

1）形態測定

　下肢長はメジャーを用いて左右差を確認します。周径は炎症による腫脹と循環障害による浮腫の違いを理解して測定し、筋の萎縮と肥大の状態を把握するために経過をもって測定します。

　なお、脚長差には「構造的な脚長差」と「みた目上の脚長差」があります。構造上の脚長差とは、大腿骨や下腿骨が実際に短縮していることによる脚長差で、みた目上の脚長差とは大腿骨や下腿骨の短縮がなく、骨盤の傾きなどにより、脚長差があるようにみえるものです。

　臨床の中で立位姿勢では明らかに脚長差があるようにみえても、背臥位や長座位になると脚長差が認められない場合があります。これがみた目上の脚長差がある場合の現象です。

　また背臥位と長座位の間で脚長差が出現する例も経験します。背臥位では骨盤が前傾し、大腿骨は尾側に偏位するため下肢が長くみえます。それに対し、長座位では骨盤が後傾し、大腿骨は頭側に偏位するため下肢が短くみえます。術後に術側の骨盤を後傾しているような症例では、立位姿勢では術側がみた目上短くなっているようにみみえますが、背臥位になると骨盤が前傾するためみた目上の脚長差は減少します。

2）疼痛評価

　　THA 後は、瀬川ら[41]によると、術後の発熱期間は 5.2 日で、C 反応性蛋白（C-reactive protein：CRP）は 3 日目以降で低下し、3 週で正常化するとの報告もあります。発熱期間が長い場合や術後 3 日目以降で CRP 値が再上昇する場合は、感染の疑いを含め、疼痛検査とともに発赤や腫脹についても必ず確認する必要があります。

　　また、THA 後で前方アプローチの場合は大腿直筋がうまく使えず、縫工筋、大腿筋膜張筋の起始部に負担がかかり、股関節の前面が痛む症例や縫工筋の停止部の鵞足部に痛みを訴える症例などもあります。側方アプローチや後方アプローチで中殿筋を切開しうまく使えない場合は、腸脛靱帯に負担がかかり大腿外側に痛みを訴える症例などがあります。

3）筋力評価

　　術後早期は、遠位からの抵抗は負荷が強くなり創部に痛みを誘発しやすいため、抵抗をかける部位を近位部で行うように注意します。また術前からいえることですが、股関節の内外転筋は解剖学的に筋が扇形に走行しているため、側臥位で屈曲位、中間位、伸展位でそれぞれ評価し歩行時の立脚相を想定した筋力の状態を評価します。

　　なお、股関節の内転筋は、股関節の角度変化により、作用が逆転する現象が生じます。内転筋群は股関節伸展位では屈曲作用として働き、股関節屈曲位では伸展作用として働くとされています。小栢等によると内転筋群（短内転筋、長内転筋、大内転筋、恥骨筋、薄筋）の発揮トルクを関節角度を変えて測定しています。その結果、各筋とも股関節伸展 20°で屈曲トルクを有しますが、股関節屈曲角度が増すにつれて屈曲トルクは減少し、大内転筋後部は屈曲 0°、大内転筋前部は屈曲 20°、薄筋は屈曲 30°、短内転筋および長内転筋は屈曲 70°で伸展筋に変化したと述べられています[42]。

4）ROM評価

　　ROM 訓練は愛護的に行い脱臼のリスクに注意が必要です。はじめに侵入方向・術中の最大可動域を執刀医に確認します。股関節は前捻角（図 1-1-40）の関係から、臼蓋と骨頭が最も接触面を保つためには、屈曲時は外転・外旋、伸展時は外転・内旋を誘導する必要があります。そのため、真逆の動きである、屈曲時の内転・内旋はカップ前縁とネックがインピンジメントを起こし、伸展時の内転・外旋はカップ後縁とネックがインピンジメントを起こし脱臼リスクが高くなるため注意します。

6. 変形性股関節症に対する関節可動域制限とアプローチ

まず、股関節の関節可動域制限は、股関節に限らず日常生活動作を妨げる原因の1つです。股関節のような下肢のROM制限は、転倒リスクを高め[43]、様々な異常歩行の原因となり[44]立位バランスの不良を招くこと[45]が報告されています。

股関節は、3方向に動く自由度の高い臼状関節です（図1-1-33）。臼蓋と大腿骨頭の骨同士の連結があり、限界はありますが、あらゆる方向に大きな幅をもって自由に動くことができます。

3方向のうち、1方向目は股関節の屈曲・伸展、2方向目は股関節の内転・外転、3方向目は股関節の内旋・外旋です（図1-1-34）。

また、股関節は、骨盤と大腿骨で構成され、体幹と下肢をつなぐ部分でもあります。骨盤大腿リズムという言葉があるように、大腿骨の動きには必ず骨盤の動きが伴います。そのため、股関節の動きに関係する骨盤の動きについても触れていきます。

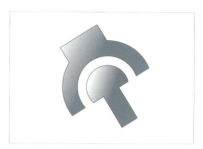

【図1-1-33】臼状関節

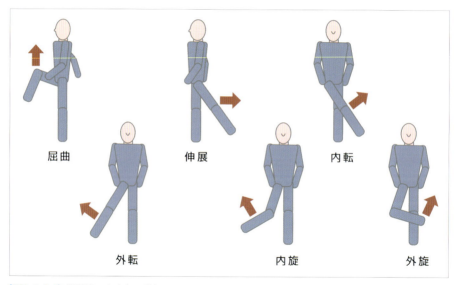

【図1-1-34】股関節の3方向の動き

1 股関節屈曲ROM制限とADL制限

股関節屈曲ROM制限を呈すると、我が国のような和式生活では問題になることが多くなります。川崎等（2001）によると、低い椅子からの立ち上がり、しゃがみ込み、靴下の着脱、足の爪切りなどで股関節の屈曲可動域が大きく要求されるとしています[46]。

1）股関節屈曲ROM角度は何度を目標にしたらよいのか？

　　Johnston RC 等（1970）によると、一側の股関節臼蓋形成術後患者では、股関節屈曲角度120°以下では、靴紐結び、立ち座り、床からのものを拾う動作が困難な者が増加し、70°以下では通常の洋式での動作が困難となることが報告されています[47]。そのため和式生活を送る場合は、

可能な限り屈曲角度は120°以上、洋式生活は70°以上を目標にしたいところです。これはアプローチの目標設定時の参考にしていただきたいと思います。ただ、我々は椅子からの立ち上がり動作を指導する際や介助するときに、股関節屈曲が制限され、介助に苦労することがあります。そういう意味でも、日常生活を診る我々は、ある一定以上の股関節屈曲角度の獲得を目指し治療する必要があるのではないでしょうか。

2）股関節屈曲ROM制限の原因は？

中村（2003）によると、股関節の屈曲は軟部組織の接近感あるいは伸張感によって制限されると報告しています[48]。確かに、臨床で股関節屈曲ROMの評価を行うと、股関節前面側（腹部側）に接近感（突っ張り感）を訴える対象者と、股関節の後方側（殿部側）に伸張感を訴える対象者に分かれます（図1-1-35）。担当した変形性股関節症の対象者が股関節屈曲ROM制限を呈していた場合、以下の2つの原因（筋が原因の場合、関節が原因の場合）について評価してほしいと思います。

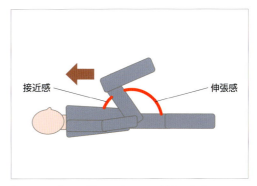

【図1-1-35】股関節の屈曲・ROM制限の原因

A. 筋が原因となる場合

佐藤等（2008）は、股関節の外旋筋の短縮が原因であると報告しています[49]。股関節外旋筋の中で梨状筋と内閉鎖筋（図1-1-36）が、他の股関節外旋筋に比べ股関節屈曲ROM角度が顕著に増加したと述べています。これは、股関節外旋筋のうち、梨状筋と内閉鎖筋が特に股関節屈曲ROMを制限している可能性が高いことを示唆する興味深い結果です。そのため外旋筋の短縮の有無も確認する必要があり、股関節内旋ROMの評価を行うことが大切です。

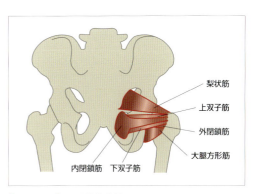

【図1-1-36】深層外旋六筋

B. 関節が原因となる場合

股関節屈曲動作の際に、大腿骨頭は後方に滑ります。そのため骨頭が後方に滑らない場合は、屈曲ROM制限を呈するようになります。また、股関節内旋運動でも、骨頭が後方に滑るため（図1-1-37）、股関節屈曲ROM制限を呈している対象者は股関節内旋制限も同時に呈していることが多いのです。そのため、股関節屈曲ROM制限の原因が筋

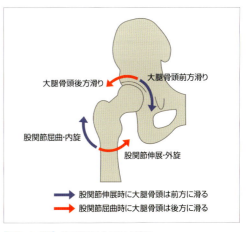

【図1-1-37】股関節屈曲ROM制限

の場合や関節の場合も股関節の内旋角度を考慮にいれる必要があります。

　なお、股関節屈曲可動域の制限の理由として、股関節伸展筋の中で最もボリュームの大きい大殿筋の柔軟性低下を最初に考える人が多いのではないでしょうか？

　佐藤等（2008）の研究で興味深い結果が出ています。それによると、献体の股関節で大殿筋を切離すると股関節屈曲角度はわずか約3°の増加が認められました。このことから、大殿筋は股関節屈曲ROMの制限因子としての影響は少なかったと述べています[49]。

2 股関節伸展ROM制限とADL制限

　股関節伸展ROM制限は、歩行で問題点として挙がることが多いため、歩行につながるように股関節伸展ROMを考える必要があります。

1）股関節伸展ROMは何度を目標にしたらよいのか？

　歩行時に必要な股関節伸展ROMは最大で立脚後期に20°です[50]（図1-1-38）。これはアプローチの目標設定時の参考にしていただきたいと思います。

2）股関節伸展ROM制限の原因は？

　対馬（2014）によると、股関節伸展ROM制限の原因は腸骨大腿靭帯（図1-1-39）を主としたすべての靭帯または股関節屈筋群の緊張であるとしています[51]。

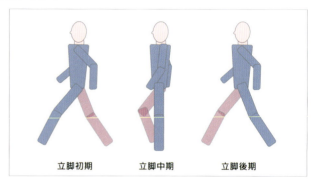

【図1-1-38】股関節伸展ROM・最大で立脚後期に20°

A. 骨の形状により筋が原因となる場合

　変形性股関節症は股関節の屈曲拘縮を呈しやすくなります。その原因は、大腿骨頭は臼蓋に対して、30〜40°ほど前側方を向いているため（前捻角といいます）（図1-1-40）で、股関節伸展で骨頭のはまり込みが浅くなり、骨頭が前方に滑ってしまい、股関節が脱臼しやすい状態に

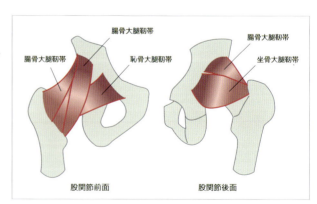

【図1-1-39】股関節周囲の靭帯

るためです。股関節は股関節屈曲位で安定する構造であることを意味しています。そのため、股関節は屈曲位を呈しやすく、その状態が継続すると股関節前面の腸腰筋が短縮して、より一層、股関節伸展可動域制限を呈するようになってしまいます
（図1-1-41）。

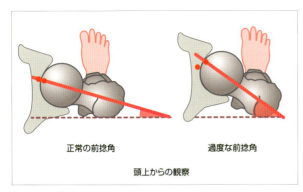

【図1-1-40】前捻角

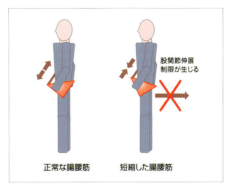

【図1-1-41】股関節伸展ROM制限（腸腰筋短縮）

B. 関節が原因となる場合

　　股関節屈曲運動と同様に、関節（関節包）内での運動（副運動）を考える必要があります。股関節伸展では、臼蓋に対して大腿骨頭は前方へ滑ります（図1-1-37）。したがって、骨頭が前方に滑らない場合、股関節伸展 ROM 制限を呈するようになります。また、股関節外旋運動でも骨頭が前方に滑るため、股関節伸展 ROM 制限を呈している対象者は股関節外旋制限も同時に呈していることが多いのです。

3 股関節内転・外転制限とADL制限

　股関節内転・外転制限は、座位姿勢で問題点として挙がることが多いので、座位姿勢につながるように股関節内転・外転のROMを考える必要があります。特に和式生活の場合、床上での座位（正座、あぐら）など座位姿勢にも様々なバリエーションがあることを念頭においていただきたいと思います。

1）股関節内転と外転角度は何度を目標にしたらよいのか？

　　津村によると、端座位の獲得には外転 20°、内転 0°程度の可動域を目指すとよいと述べています[52]。また、和式生活で必要になる正座では内転 5°、あぐらでは外転 40〜45°が必要であると述べています。これはアプローチの目標設定時の参考にしてください。

2）股関節内転と外転可動域制限の原因は？

　　対馬（2014）によると、股関節内転制限の因子は腸骨大腿靭帯、坐骨大腿靭帯（股関節屈曲位のとき）（図1-1-39）、外転筋群の緊張であるとしています[51]。

　　それに対して、股関節外転制限の因子は恥骨大腿靭帯、坐骨大腿靭帯、内転筋群の緊張であると述べています[51]。

A. 外転筋群が緊張する原因（内転制限を呈する）

　　臼蓋と大腿骨頭が狭小化し外転筋群が短縮するため。

B. 内転筋群が緊張する原因（外転制限を呈する）

　　変形性股関節症は、立位姿勢において股関節外転筋（中殿筋）による骨盤支持が難しくなるため、股関節内転筋群の収縮により骨盤を支持するようになります。その状態が継続すると内転筋群は過剰な収縮を必要とし、緊張（短縮）するためです。

なお、股関節運動時の骨盤の動きは、

① 股関節屈曲　⇄　骨盤後傾

　　Murray等（2014）は立位時の股関節屈曲角度に対する骨盤後傾の割合は約18％存在すると報告しています[53]。

② 股関節伸展　⇄　骨盤前傾

　　股関節伸展は、骨盤前傾によって代償されて制限を呈していることが多くなります。

③ 股関節内転・外転　⇄　側方移動

　　片脚立位を行った場合、立脚側に骨盤は側方移動します。立脚側の股関節は内転位となります（図Ⅱ-1-42a）。しかし変形性股関節症の場合は股関節が内転位になると、大腿骨頭の被覆率（骨頭が臼蓋に覆われている面積率）が減少するため、立脚側のほうに体幹を側屈（股関節外転位）します（図1-1-42b）。

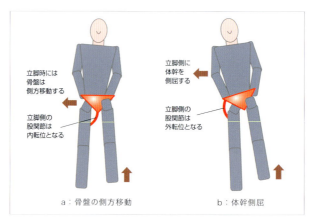

【図1-1-42】股関節運動時の骨盤の動き

4　変形性股関節症のROM制限に対する治療

　ROM運動の効果については、鉄永等（2009）によると、二次性股関節症に対する平均3年間の保存的治療を行った結果では、どの病期においても可動域が改善または維持できた症例で、痛みが軽減する傾向にありました。人工股関節全置換術に至った症例の多くは、可動域が低下し痛みが増悪した症例であったと報告されています[53]。以上の研究報告のように、関節可動域制限によって痛みが軽減することもありますが、我々が日々の臨床で最も多く経験するのは、痛みによって関節可動域制限を呈しているケースであると感じています。関節可動域制限のみでリハビリテーションの対象となったケースはほとんど経験したことがありません。痛みが第一にあって、痛みの影響で関節可動域制限を呈していることが多いのです。ここではそれらを踏まえ、痛みに対するアプローチと、様々なリラクゼーションとROM運動の方法について述べます。

1）痛みに対するアプローチ

　　　痛みに対してアプローチができることが我々の仕事の醍醐味であると思います。痛みの伝導路を遮断するゲートコントロールセオリーを利用し、触圧覚刺激を用いることが、とても有効であ

ることが多いでしょう。触圧覚刺激を加える部位については対象者によって異なりますが、痛みを訴える部位の近くに軽く徒手や機器で触圧覚刺激を入れると、即時的に痛みが軽減、消失するケースが多くあります。最も痛みが軽くなる部位を正確に評価でき、正しい強さで触圧覚刺激を入れられるかが、我々のスキルが問われるところです。

さらに治療効果を高めるには、触圧覚刺激を加えながら自動運動を行うことが有効です。痛みは循環障害が影響するためであり、自動運動を行うことで血流が改善し、痛みの軽減につながるためです。触圧覚刺激を用いて疼痛を軽減、消失させた後に、リラクゼーション、ROM運動を行っていただきたいと思います。また、リラクゼーション、ROM運動を行いながら、痛みが出現した場合には、その運動の中で徒手にて触圧覚刺激を加えながら行ってください。

2）リラクゼーション

ROM運動の前にリラクゼーション（温熱療法・器具を用いた方法・徒手療法等）を行ったほうがより効果が高くなります。これは、リラクゼーションによって痛みや過剰な筋緊張を抑制することが期待できるためです。対象者により、リラクゼーション肢位や方法が異なるため、対象者がリラクゼーションを自覚することができる環境を評価し設定します。

A. 温熱療法

温熱療法は運動前処置として有用で、医療機関ではホットパック、自宅では入浴が推奨されます。

B. 器具を用いる方法

① スリング

スリングは両下腿につけ、上方の滑車を通して紐で左右を連結した状態から、股関節の屈伸運動を行います。健側下肢によるスムーズな免荷での自動介助運動のため痛みが生じにくく、末期の症例でも推奨されます（図1-1-43）。

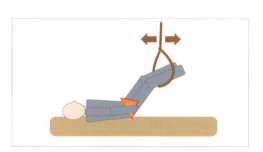

【図1-1-43】スリング

② ロール

ロールは両下肢を用いてベッド上で転がすことにより、股関節・膝関節の屈伸運動を行うものです。痛みに応じて屈伸角度を調節することが可能で、健側下肢による自動介助運動のため痛みは生じにくいです（図1-1-44）。

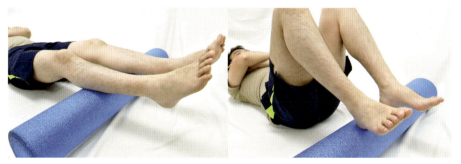

【図1-1-44】ロール

③ エアロバイク

エアロバイクもスリングやロールと同様に健側下肢による自動介助運動が可能であり末期の症例でも推奨されます（図1-1-45）。

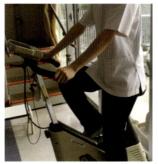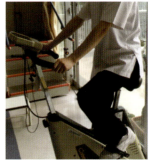

【図1-1-45】エアロバイク

C.徒手療法

① 関節牽引

対象者は背臥位にて股関節を30°屈曲位、膝関節伸展または軽度屈曲させ、大腿骨長軸方向へ牽引します。進行期・末期股関節症および著明なROM制限や痛みが生じている場合に特に有効です（図1-1-46）。

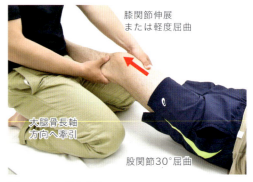

【図1-1-46】関節牽引

② マッサージ

緊張の高い筋（硬くなっている筋）に対して行います。股関節周囲筋の中で特に腸腰筋、大腿直筋、内転筋群、中殿筋、梨状筋、内閉鎖筋の緊張が高いことが多いので徒手にて左右差を確認します。

ア．軽摩擦法

緊張の高い部位を中心に、治療者の手掌で包み込むように把持して、前後左右へ圧迫を加えながら引き延ばすようにします（図1-1-47）。

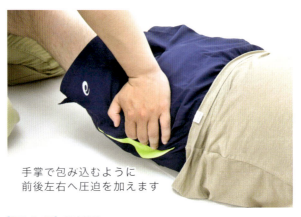

【図1-1-47】軽摩擦法

イ. 圧迫法

　　緊張の高い筋の起始から停止までを、筋の走行に直行するようにして10〜30秒圧迫を加えます（図1-1-48）。

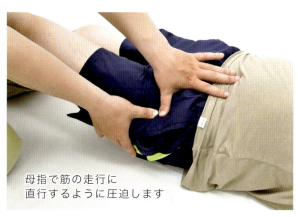

母指で筋の走行に
直行するように圧迫します

【図1-1-48】圧迫法

5 変形性股関節症に対するROM運動

ROM運動は関節に痛みを生じない範囲で、できるだけ可動域全域にわたってゆっくりと動かします。各方向（股関節なら屈曲、伸展、外転、内転、外旋、内旋の6方向）への運動で5〜10回程度を1セットとし、1日に2〜3セット実施します[55]。他動的なROM運動の場合、副運動を考慮に入れて行います。リラクゼーションと異なり手術後の脱臼などリスクが伴うことに注意が必要です。

なお、ROM運動時に意識したいところは、以下のとおりです。

①徒手でROM運動を行う場合には、下肢を上からつかんで持ち上げると痛みや不快感を対象者は感じるため、下方から手掌全体で支えます。

②ROM運動時の痛みに対する恐怖を除くため、自動運動から始め、次に自動介助運動、他動運動へと進めたほうがスムーズな介入が期待できます。

③股関節の運動は骨盤の代償運動が入りやすいので、骨盤を固定して実施するなどの注意が必要な場合があります。

④ROMの拡大には、ホールド・リラックスを用いると効果的です。全力での等尺性収縮により痛みが出現する場合には、抵抗力を減らし治療します。抵抗力を減らしても最大収縮時と同様の効果を得られると報告されています[56]。この結果は臨床上とても参考になると思います。そのため最大随意収縮の20〜70％の範囲で調整しながら進めることで効果が期待できます[57]。

1）屈曲ROM運動の方法
　　A. 梨状筋と内閉鎖筋のダイレクトストレッチ
　　　梨状筋・内閉鎖筋からアプローチを開始する理由は、
　　　　①前述した佐藤等（2008）の報告を参考に、股関節屈曲動作時の後方のつっぱり感の原因は梨状筋・内閉鎖筋の柔軟性低下が原因であるため。
　　　　②股関節屈曲動作時には、骨頭が後方に滑るため後方に位置している梨状筋や内閉鎖筋の柔軟性が必要であるため。

　　B. 背臥位あるいは座位にて下肢を抱え込むようにして股・膝関節の屈曲運動（図1-1-49）。

　　C. 骨盤の前後傾運動を利用した運動、座位での股関節屈曲を意識させ、骨盤の前傾運動を行います（図1-1-50）。

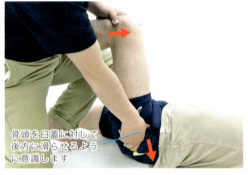
【図1-1-49】股関節屈曲運動

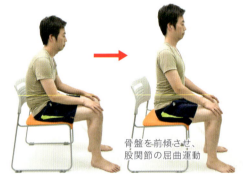
【図1-1-50】股関節屈曲運動（座位）

2）伸展ROM運動の方法
　　A. 健側下肢をトーマス肢位のように屈曲位にしておき、患側下肢を最大屈曲位から伸展方向へ自動介助運動を開始し、最終域で軽い伸張運動を行います（図1-1-51）。

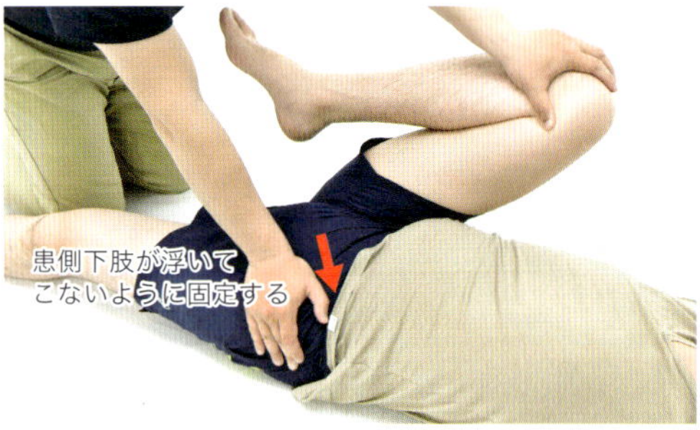

【図1-1-51】股関節伸展運動（背臥位）

　　B. 腹臥位にて自動介助で股関節の伸展を行います。この時に副運動も意識し大腿骨頭を臼蓋に押し込むように行います。最終域で股関節屈曲方向への等尺性収縮を行わせ（ホールド・リラックス）、その後、再度ゆっくりと股関節伸展方向へ伸張します（図1-1-52）。

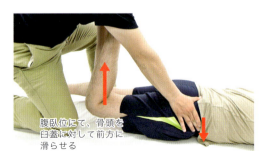
【図1-1-52】股関節伸展運動（腹臥位）

C. 足部を固定した閉運動連鎖(closed kinetic chain：CKC)での股関節伸（図1-1-53）、片膝立ちでの荷重位での股関節伸展（図1-1-54）、最後は歩行で股関節伸展を行います（図1-1-55）[58]。

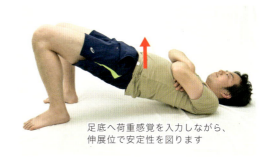

足底へ荷重感覚を入力しながら、伸展位で安定性を図ります

【図1-1-53】CKCでの股関節伸展運動

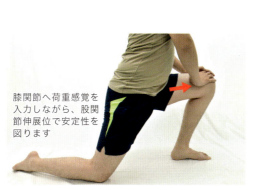

膝関節へ荷重感覚を入力しながら、股関節伸展位で安定性を図ります

【図1-1-54】股関節伸展運動（片膝立ち）

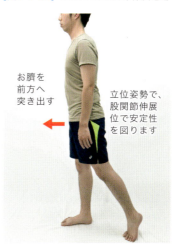

お臍を前方へ突き出す

立位姿勢で、股関節伸展位で安定性を図ります

【図1-1-55】股関節伸展運動（歩行）

3）内転・外転ROM運動

A. 内転運動では、座位にて下肢を抱え込むようにして股・膝関節を屈曲しながら内転方向へ伸張運動を行います。内転可動域は正座で5°程度であり、無理な可動域運動は避けます。

B. 外転運動では背臥位にて股関節を外転方向に伸張します。最終域付近で腱・筋膜・筋への直接的な圧迫を行います（図1-1-56）。

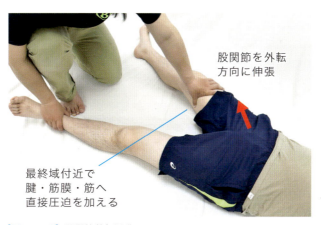

股関節を外転方向に伸張

最終域付近で腱・筋膜・筋へ直接圧迫を加える

【図1-1-56】股関節外転運動

4）ジグリング（貧乏ゆすり体操）によるROM運動

　　広松、井上等（2005）は、ホームエクササイズとしてジグリング（貧乏ゆすり体操）を推奨しています。方法は、リラックスした状態で、つま先をつけたまま、かかとを左右交互に上下させる「縦揺れ」（図1-1-57）、足底をつけたまま股関節を開閉させる「横揺れ」（図1-1-58）の2種類があります。どちらも1秒間に2〜3回のペースで行います。1日2時間程度行えたら理想的とのことです[59]。

　　その効果は、末期股関節症に対して本方法を指導し6ヵ月後には37％で関節裂隙が開大したと報告しています[60]。三谷等（2014）は若年者で追試したところ、臨床的には70％、X線学的には76％で成績が維持されていて、有用な方法と考えています[61]。

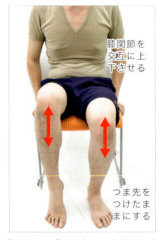 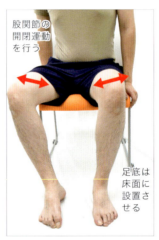

【図1-1-57】ジグリング（縦揺れ）　　【図1-1-58】ジグリング（横揺れ）

6　手術後のアプローチ

1）ROM制限の原因

　　術後良好なROMを獲得するために術前のROM運動は欠かせません[62]。THA後の患者は、ROMが制限されることで、靴下の着脱や足趾の爪切り動作などのADL制限を呈するようになります[63]。THA後のROMの改善は理学療法の重要な課題の1つです。THA術後のROMに影響を及ぼす原因は、術中の原因と術前の原因があります。術中の原因としては、人工股関節のオシレーションアングル※、カップの設置角度、設置位置などで、術前の原因としては、術側ROMや反対側股関節ROMなどが報告されています[64]。

※オシレーションアングル＝人工股関節のカップ内縁とネックのインピンジメント（衝突）が生じるまでの可動域のこと。

2）ROM運動の注意点

　　術後のROM運動は自動運動が原則です。他動運動は筋収縮で縫合部が離開する恐れがある場合と徒手筋力検査法（manual muscle testing：MMT）3以下の筋力低下で自動運動が不可能な場合に限られます[65]。ROM獲得が不十分であれば自動介助運動を行います。強い痛みを我慢させるような強制的な他動運動は行うべきではありません。

3）リスク管理

　　脱臼予防のため術中可動域を必ず確認することが大切です。禁忌肢位と禁忌角度を明確化し、病態を正確に把握した上で、治療方針を決めることが重要です。術後早期は愛護的ROM運動から開始します。術後炎症期には、リラクゼーションを用いて、筋の緊張を低下させてから、正常運動を促進するとよいでしょう。特に、脚延長した場合、内転筋の伸張感や痛みを訴える場合が多く、それらの筋のストレッチも重要です。

4）具体的方法

　　屈曲・外転・外旋の複合自動・自動介助運動、爪切り動作や靴下着脱動作などを獲得するためには、屈曲・外転・外旋の複合運動が必要となります。

a. 背臥位での開排肢位による運動（図1-1-59）
b. 座位でひもを使用した複合運動（図1-1-60）
c. 腹臥位での複合運動（図1-1-61）

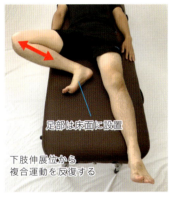

【図1-1-59】 屈曲・外転・外旋の複合運動（背臥位）

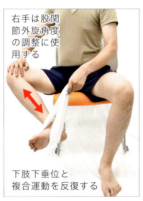

【図1-1-60】 屈曲・外転・外旋の複合運動（座位）

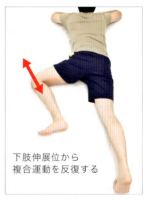

【図1-1-61】 屈曲・外転・外旋の複合運動（腹臥位）

1-2 大腿骨頸部骨折の疫学と病態

　高齢者の10〜40％は1年間に転倒を経験し、骨折は最も頻繁に生じ、約5％の転倒が骨折に結び付きます[1]。大腿骨頸部骨折は70歳以上の高齢者（女性）に多く、40歳から加齢とともに増加し、年間約15万人（2007年）が受傷しています[2]。既存骨折患者は再骨折リスクが高く、骨折後1年の死亡率も高いことが報告されています[3〜5]。骨折患者の死亡率増加因子として高齢、長期入院、受傷前歩行能力、認知症、男性、心疾患などが挙げられ、受傷後（術後）早期からのリハビリテーションが重要となります。

1．大腿骨頸部骨折の受傷機転

　高齢者の大腿骨頸部骨折は転倒により受傷することが多いため、受傷時の状況を把握しておくことで、受傷前の歩行能力を推察し、理学療法における目標設定の一助とします。過去の転倒歴は生命予後の予測因子ともなり得るので、再受傷予防のために注意すべき事項となります（表1-2-1）。

問　診　内　容	確認(推察)する項目
躓いたのか？ 振り向いたのか？ 疲労は？	受傷前歩行能力
屋内での転倒か？	屋内環境
以前にも転倒したことがあるか？	転倒歴
めまい・低血糖・起立性低血圧の既往は？	整形疾患以外のリスク

【表1-2-1】問診内容からの推察

1 慢性疾患と服薬状況[6]

　高齢者における起立姿勢保持の障害には、起立性低血圧などの循環器疾患、めまいなどの前庭機能障害に加え、処方薬の関与も考慮し、事前に把握しておくことが大切です。

2 環境要因

　自宅の状況（階段の手すり、蹴上高、浴槽、寝具、家屋内外の段差）、外出時の介護者の有無などを確認しておきます。高齢者の転倒事故は、家庭内のあらゆる場所で発生する可能性が指摘されています。その背景として、住環境は長期にわたって固定化されているのに対し、人の身体諸機能は老化に伴い狭小化傾向を示し、物的環境と身体機能の不適合が拡大することが報告されています[7]。
　また、理学療法の目標設定では、患者のneeds・hope（生活していくために必要な能力や環境、希望など）だけでなく、介護者や家族のneeds・hopeも確認しておくことが大切です。

2. 大腿骨頸部骨折危険因子の有無[8]

臨床的な骨折危険因子として既往歴や甲状腺機能、性腺機能や骨密度（骨粗鬆症の有無）、運動習慣、家族歴、喫煙習慣、飲酒習慣などを確認します（表1-2-2）。高齢者の転倒による大腿骨頸部骨折患者の約半数は、骨粗鬆症を併存しているとされています。高齢者全体の約1/3に相当する骨粗鬆症患者は骨折予備軍といえます[1]。甲状腺機能亢進症、前立腺がんに対する内分泌療法では、骨吸収と骨形成の骨代謝バランスが崩れ、骨密度の減少が認められます[9]。

大腿骨頸部骨折の危険因子
1. 親の大腿骨近位部骨折の既往
2. 既往症（脆弱骨折、胃切除術）
3. 甲状腺機能亢進症、性腺機能低下症
4. 骨代謝マーカーの異常、骨密度低下
5. 加齢、低体重、喫煙、視力低下

【表1-2-2】大腿骨頸部骨折の危険因子

1 骨粗鬆症[10]

骨粗鬆症とは「骨強度の低下を特徴とし、骨折の危険が増大しやすくなる骨格疾患」と定義され、骨強度は骨密度と骨質の2つの要因から成っています。骨密度は加齢や閉経（エストロゲンの減少）が原因とされる破骨細胞の骨吸収が骨芽細胞の骨形成を上回ることで低下します。骨質は骨の素材としての質と骨の構造特性の劣化によって低下します。

骨密度（bone mineral density：BMD）の測定では二重エネルギーX線吸収測定法（dual-energy X-ray absorptiometry：DEXA）が最も広く使用されています[11]。DEXAは2種類の異なるX線を照射し、骨と軟部組織の吸収率の差から骨密度（g/cm^2）を測定する方法です。若年成人との比較（骨密度若年成人平均値=young adult mean：YAM）では、20～44歳の健康な成人の骨密度を100％としたときの比較を示しています（図1-2-1）。YAM値の70％未満では骨粗鬆症と診断されています。大腿骨頸部BMDの1SD低下で大腿骨頸部骨折の相対リスクは2.6倍程度になります。骨密度評価のDEXAでは、腰椎は薬物療法での治療や閉経、脊柱の加齢変化の影響を強く受け、低BMI（痩せ）は腰椎より大腿骨頸部で関連性が大きいことが報告されています[12]。

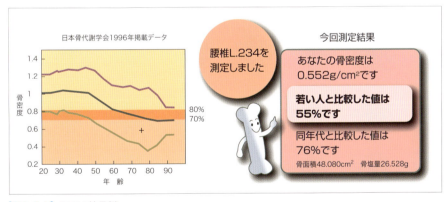

【図1-2-1】DEXA結果例

2 大腿骨内側の構造的脆弱性[13]

　大腿骨頸部は頚体角により荷重方向への剪断力が働きますが、骨梁と呼ばれる骨構造により補われています。骨構造の構築は「骨に加わる外力に対して最も効率的にそれを支持するような形態や構築をとる」というWolffの法則に規定されます。しかし、Wardの三角と呼ばれる部分は各骨梁線に囲まれた疎な部分であり、大腿骨頸部骨折の好発部位となります。X線を用いたSingh分類[14]では、大腿骨頸部の骨梁の消失度を評価します。GradeⅠ・Ⅱでは高度の骨萎縮を示し、主圧縮骨梁だけが残っている状態を示しています。GradeⅣ以下では骨梁はほとんど消失し、下肢を捻るだけでも容易に骨折するリスクがあります（図1-2-2）。

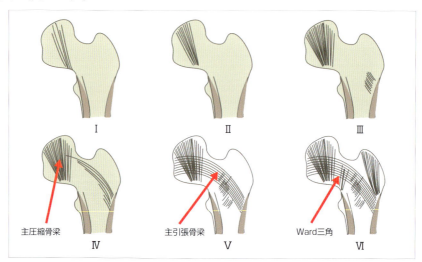

【図1-2-2】Singh分類と骨梁線

3. 大腿骨頸部骨折の評価

　大腿骨近位部の骨折について、関節包付着部より内側の骨折を大腿骨頸部内側骨折（関節包内骨折）、外側の骨折を大腿骨外側骨折（関節包外骨折）と分類します（図1-2-3）。近年では欧米にならい、大腿骨頸部内側骨折を狭義の大腿骨頸部骨折（femoral neck fracture）と呼びます。大腿骨内側骨折では関節内骨折であることや血行障害、剪断力や骨再生能力低下などの問題から癒合が得られにくいことが多くなります（表1-2-3）。

　臨床的な大腿骨頸部骨折の分類では、骨頭骨片の転位を基準にした分類（Garden分類）やX線（前後像）で水平線に対する骨折線の傾斜角度から骨折部の安定性を評価する分類（Pauwels分類）が用いられます。Garden分類は、術式の選択や予後予測の指標の1つとなります。StageⅢでは大腿骨頭頸部内側後方にある強靭な皮膜であるWeitbrecht支帯の連続性が保たれているため、大腿骨頭が引っ張られて回旋転位します（図1-2-4）。Pauwels分類において、骨折線の傾斜が小さければ、荷重の大半は骨折面に圧迫力として作用し、安定が得られ、骨癒合も良好です（図1-2-5）。

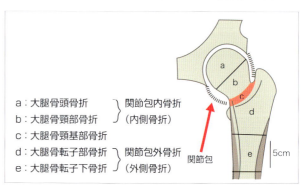

【図1-2-3】大腿骨頸部骨折の分類

高齢者大腿骨頸部内側の病態	
1. 関節内骨折	外骨膜がないため、骨膜性仮骨が形成されない 関節液が骨折部に流入する
2. 大腿骨頭部への血行障害	大腿骨頸部骨折では上支帯動脈（SRA）と下支帯動脈（IRA）が損傷することで大腿骨頭への血流が障害されるGarden分類においてStageⅠ・ⅡとStageⅢ・Ⅳの間で大腿骨頭の血行に差を認める
3. 骨片間に剪断力が作用する	
4. 骨再生能力が低下している	

【表1-2-3】大腿骨頸部内側骨折の病態

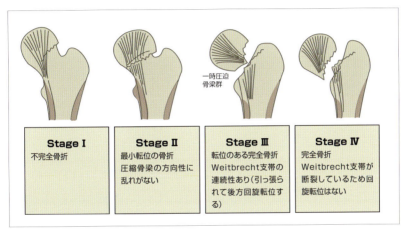

【図1-2-4】Garden分類

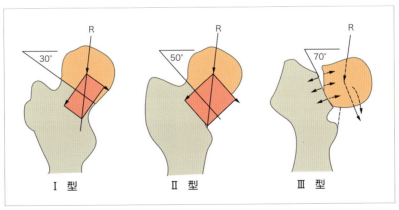

【図1-2-5】Pauwels分類

4. 大腿骨頸部骨折に対する整形外科的手術[15]

『大腿骨頸部／転子部骨折診療ガイドライン 改訂第2版』では非転位型（Garden stage Ⅰ・Ⅱ）は骨接合術、高齢者の転位型（Garden stage Ⅲ・Ⅳ）は人工物置換術を推奨しています。ただし、対象疾患の全身状態、年齢を考慮して、手術法を選択すべきであるとされています。非転位型骨折に対する保存的治療では「偽関節率が高いので、全身状態が手術に耐えうる症例であれば保存療法は行わないほうがよい」とされています。

人工骨頭置換術では合併症のリスクとして脱臼、感染、緩みや摩耗などが挙げられますが、強固な固定が得られれば、早期離床が可能となり、廃用症候群や認知機能の低下を予防することができます。人工骨頭置換術では、一般的に側臥位で後側方より進入し、外旋筋群、関節包が切り離されるため、脱臼の危険肢位は股関節屈曲・内転・内旋位となります（執刀医への確認が必要です）。人工骨頭置換術は人工股関節全置換術に比べて脱臼頻度は低く、3ヵ月以降は起こりにくくなります。手術法や関節包や筋の回復状況によって危険性は変化しますが、常に頭に入れておく必要があります（図1-2-6）。

術式	内固定（骨接合術）			人工骨頭置換術
	ハンソン Hanssonピン	cannulated cancellous screw（CCS）	sliding hip screw（SHS）	
概要	ピンの先端より鉤爪が出るため骨頭の回旋を予防できます 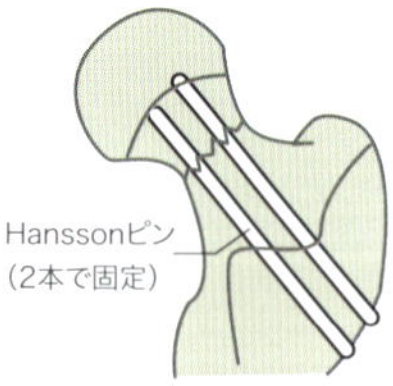	ガイドワイヤーに中空のスクリューを通して挿入 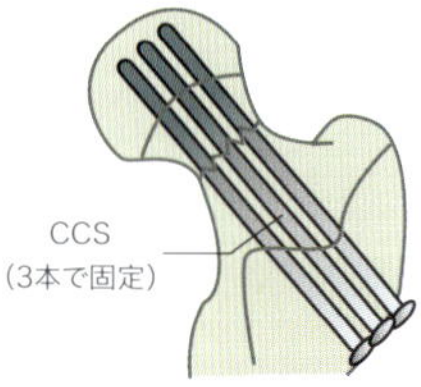	大転子外側よりラグスクリューを挿入した後、骨表面にサイドプレートを打ち込み固定 角度安定性が比較的高い 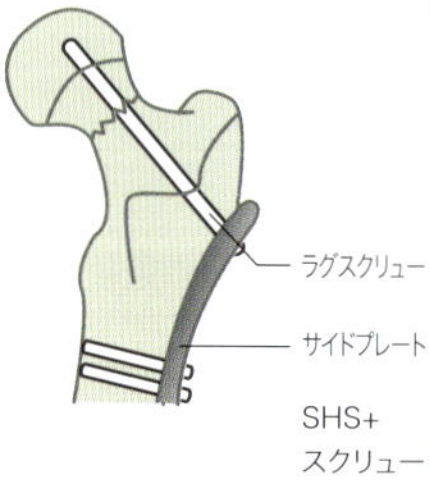	大腿骨骨頭を人工材料で置換し、寛骨臼と人工骨頭で関節面を形成 現在では双極型人工骨頭が主に用いられます 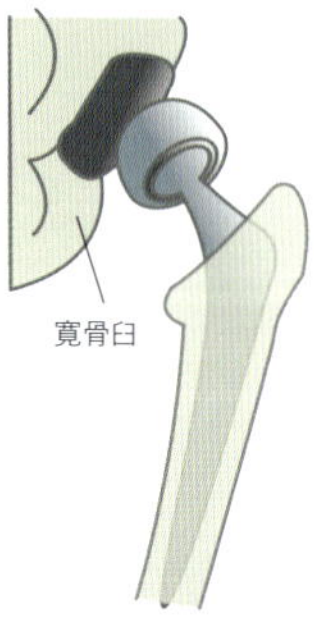

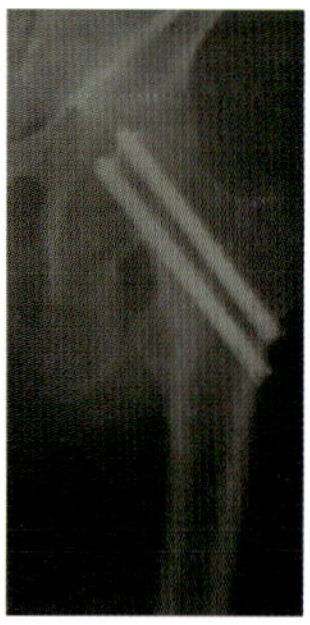

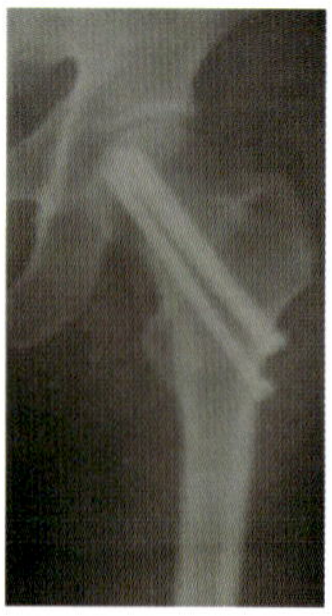

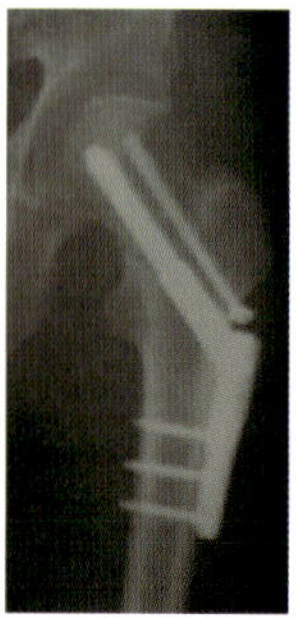

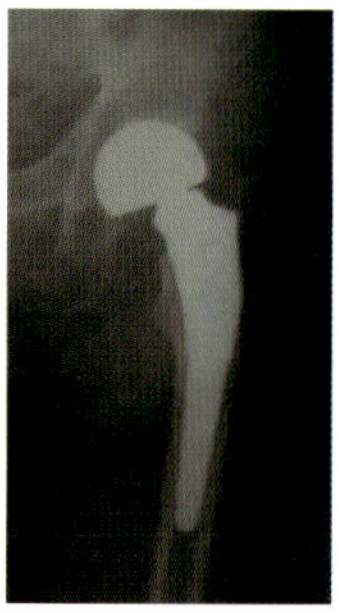

【図1-2-6】大腿骨頸部骨折に対する手術療法

5. リハビリテーションと客観的評価法

術後のリハビリテーションは執刀医からの術中所見、術後プロトコール（治療計画）を確認の上、理学療法介入をします。エアロバイクや自転車乗車の開始時期や浴槽の使用、公共入浴施設の利用などの時期も医師によって見解が多少異なることもありますので、必ず確認することが望ましいです。

また、術後理学療法の効果判定・定期評価として、一般的な理学療法所見（可動域や筋力）だけでなく、認知機能や運動機能などについて、客観的評価項目を用いて医師と現状を共有することが重要です。

運動器疾患に限らず、機能評価では先行研究を参照したり、術後経過の比較検討をしたりする場合などを念頭において、信頼性と妥当性のある評価法を用いることが望ましいでしょう。下記に示すJOAもJHEQも一般的には変形性股関節症患者の定期評価に用いられることが多いです。大腿骨頸部骨折に特異的な評価法は確立されてはいませんが、股関節に関わる身体機能や日常生活機能など、統合的に評価できる指標として定期評価することも有用です。また、術後は受傷前の日常生活レベルまでの回復が大きな目標になるため、なるべく術後早期に、正確な受傷前の移動、歩行レベルの情報を得ることが重要です。

1 認知機能

改訂長谷川式簡易知能評価スケール（HDS-R）[16]：簡易スクリーニング検査で、重症度評価ではありません。9項目30点満点で20点以下の場合は、認知症の疑いありと評価します（表1-2-4）。

	設問		点数
1	お歳はいくつですか？（2年までの誤差は正解）		0 1
2	今日は何年の何月何日ですか？何曜日ですか？（年月日、曜日が正解でそれぞれ1点ずつ）	年	0 1
		月	0 1
		日	0 1
		曜日	0 1
3	私たちが今いるところはどこですか？（自発的に出れば2点、5秒おいて、家ですか？病院ですか？施設ですか？の中から正しい選択をすれば1点）		0 1 2
4	これから言う3つの言葉を言ってみてください。あとでまた聞きますのでよく覚えておいてください。（以下の系列のいずれか1つで、採用した系列に○印をつけておきます）1:a) 桜 b) 猫 c) 電車 2:a) 梅 b) 犬 c) 自動車		0 1 0 1 0 1
5	100から7を順番に引いてください。（100-7は？それからまた7を引くと？と質問します。最初の答えが不正解の場合、打ち切ります）	93	0 1
		86	0 1
6	私がこれから言う数字を逆から言ってください。6-8-2、3-5-2-9を逆に言ってもらいます。（3桁逆唱に失敗したら、打ち切ります）	2-8-6	0 1
		9-2-5-3	0 1
7	先ほど覚えてもらった言葉をもう一度言ってみてください。（自発的に回答があれば各2点、もし回答がない場合、以下のヒントを与えて正解であれば1点）a) 植物 b) 動物 c) 乗り物		a : 0 1 2 b : 0 1 2 c : 0 1 2
8	これから5つの品物を見せます。それを隠しますので何があったか言ってください。（時計、鍵、タバコ、ペン、硬貨など必ず相互に無関係なもの）		0 1 2 3 4 5
9	知っている野菜の名前をできるだけ多く言ってください。（答えた野菜の名前を右欄に記入します。途中で詰まり、約10秒間待っても答えない場合にはそこで打ち切ります）0～5=0点、6=1点、7=2点、8=3点、9=4点、10=5点		0 1 2 3 4 5

【表1-2-4】改訂長谷川式簡易知能評価スケール（HDS-R）

2 臨床評価基準

日本整形外科学会股関節機能判定基準（JOA Hip Score）[17]：疼痛（40点）、可動域（20点）、歩行能力（20点）、日常生活動作（20点）の4項目から構成されています（表1-2-5）。

日本整形外科学会股関節疾患評価質問票（JHEQ）[18]：多面的かつ科学的に評価可能で、日本人の日常生活動作を盛り込んだ患者立脚型の股関節疾患特異的尺度です。近年では、疾病を治療するだけでなく、患者が満足して日常生活を送ることが治療評価の重要項目となってきています（表1-2-6）。JHEQの得点は次の通りです。①痛みのVASは左右別々に20mm以下：4点、20〜40mm以下：3点、40〜60mm以下：2点、60〜80mm以下：1点、80mm〜：0点として加算します。②各質問項目は、とてもそう思う、そう思う、どちらともいえない、そう思わない、全くそう思わない、の順に0、1、2、3、4点として換算します。③各項目は痛み（VAS・質問1〜6）、動作（質問7〜13）、メンタル（質問14〜20）に分類され、因子ごとの点数（0〜28点）を合計します（0〜84点）。

なお、日本整形外科学会股関節疾患評価質問票Japanese Orthopaedic Association Hip-Disease Evaluation Questionnaire（JHEQ）は日本股関節学会ホームページ（http://hip-society.jp/jheq/）よりダウンロードしてどなたでも使用することができますので、詳細はそちらを参照してください。しかし、これを改変して使用することは禁じられています。

疼　　痛	点数
股関節に関する愁訴が全くない	40点
不安定愁訴（違和感、疲労感）があるが、痛みはない	35点
歩行時痛みはない（ただし、歩行開始時あるいは長距離歩行後疼痛を伴うことがある）	30点
自発痛はない。歩行時痛があるが、短時間の休憩で消退する	20点
自発痛は時々ある。歩行時疼痛はあるが、休息により軽快する	10点
持続的に自発痛または夜間痛がある	0点

可　動　域
屈曲：関節角度を10度刻みとし10度ごとに1点。ただし120度以上はすべて12点とする（屈曲拘縮のある場合はこれを引き、可動域で評価する）
外転：関節角度を10度刻みとし、10度ごとに2点。ただし30度以上はすべて8点とする

歩　行　能　力	
長距離歩行、速歩が可能。歩容は正常	20点
長距離歩行、速歩は可能であるが、軽度の跛行を伴うことがある	18点
杖なしで、約30分または2km歩行可能である。跛行がある。日常の屋外活動にはほとんど支障がない	15点
杖なしで、10〜15分程度、あるいは500m歩行可能である。それ以上の場合1本杖が必要である。跛行がある	10点
屋内歩行活動はできるが、屋外歩行活動は困難である。屋外では2本杖を必要とする	5点
ほとんど歩行不能	0点

日常生活動作	容易	困難	不可
腰掛け	4点	2点	0点
立ち仕事（家事を含む）持続時間30分。休憩を必要とする場合は困難とする。5分くらいしかできない場合は不可とする	4点	2点	0点
しゃがみこみ・立ち上がり（支持が必要な場合は困難とする）	4点	2点	0点
階段の昇り降り（手すりを要する場合は困難とする）	4点	2点	0点
車、バスなどの乗り降り	4点	2点	0点

【表1-2-5】日本整形外科学会股関節機能判定基準（JOA Hip Score）

はじめに、股関節の状態について教えてください	
1 股関節の状態に不満がありますか？ 全く不満である状態を右端、完全に満足している状態を左端としたとき、どこにあたりますか 下の直線上に×をつけてご回答ください 　　　　完全に満足している ――――――――――――――――――― 全く不満である	
2 股関節の痛みの強さはどの程度ですか？ 想像可能な最大の痛みを右端、痛みなしを左端としたとき、どこにあたりますか 右側の股関節と左側の股関節それぞれについて、下の直線上に×をつけてご回答ください 　＜右側の股関節について＞ 全く痛みなし ――――――――――――――――― 最大の痛み 　＜左側の股関節について＞ 全く痛みなし ――――――――――――――――― 最大の痛み	

1.安静にしていても股関節が痛くて苦痛である	11.浴槽の出入りが困難である
2.椅子に座っているときに股関節に痛みがある	12.足の爪きりが困難である
3.動き出すときに股関節に痛みがある	13.靴下をはくことが困難である
4.痛みがあるため股関節が動かしづらいことがある	14.股関節の病気のために、イライラしたり、神経質になることがある
5.股関節の痛みのため力が入りにくいことがある	15.股関節の病気のために、気分がふさいで外出を控えるようになった
6.股関節の痛みのためよく眠れない日がある	16.股関節の病気のために、生活に不安を感じることがある
7.階段を上り下りすることが困難である	17.股関節の病気のために、健康に不満がある
8.床や畳から立ち上がることが困難である	18.自分の健康状態に股関節は深く関与していると感じる
9.しゃがむことが困難である	19.股関節の病気のために、いろいろなことに意欲的に取り組むことが困難である
10.和式トイレの使用が困難である	20.股関節の病気のために、地域の行事や近所づきあいがうまくいかないことがある

【表1-2-6】日本整形外科学会股関節疾患評価質問票（JHEQ）

6. 理学療法評価

1 視診・触診

　環境にもよりますが、創部周囲の腫脹・発赤・熱感、創部の肥厚などを直接視診できることが望ましいです。創部に荷重ストレスのかかる側臥位の開始時期などは主治医への確認が必要です。側臥位は、急性期を過ぎた術後2〜3週間程度で疼痛に応じた範囲内で許可されることが多いですが、外来リハビリに通院する症例でも、側臥位・腹臥位に対して不安を感じる症例も多いです。また外来理学療法時に、創部の柔軟性が低下している症例も多く経験します。そのような患者からは、「怖くて、シャワーを浴びても創部は触っていない」という人も多くいるため、「自分自身で触ることで不安感の軽減に努めることも必要」と説明を行うことも患者指導と考えます。不安を訴える患者の多くは、患側への荷重が不十分であったり、活動量が低下していたりすることが多いので、下肢・足部の浮腫に対する視診・触診も必要です。

2 姿勢

　臥位姿勢は、抗重力の立位姿勢よりも、自然の関節可動性の特徴を観察することができます。患者の自然な姿勢と、骨盤・下肢等のアライメント（形態）を修正した姿勢でも評価します。例えば、臥位や座位では体幹は正中位なのに、立位では患側に側屈している症例では、側屈という代償動作によって、どのような機能を補償しているのかを考察することが重要になります。回旋可動性の低下や、股関節を求心位（関節至適位置）に保持できない症例では、腹臥位で足部のアライメントに左右差が生じることがあります。提示例で右側（患側）が左側に比べて外転位（背臥位）になり、底屈・回外制限（腹臥位）が認められています。腹臥位で下肢・足部のアライメントを修正すると、同側殿部の挙上（寛骨後方回旋）や踵の高さに差が生じます（図1-2-7）。また、背臥位でも、患側骨盤帯の後方回旋や腰部背筋群の過緊張などが観察されます。このような症例では、立位で足部の向きを揃えると、その立位姿勢を保持するという機能を補償するために、患側の骨盤後方回旋や股関節屈曲の代償動作が観察されます。姿勢評価をしようとすると、足部を揃える患者も多いため、日常的な自然立位を評価しておくことも必要になります。

　また、立位姿勢では荷重偏位や骨盤・肩甲骨アライメントも確認します。患側荷重からの逃避姿勢として対側に荷重偏位する症例や、筋力が低下している患側殿筋群の機能を補償するための代償動作として体幹を患側側屈する症例など、立位姿勢は個体差が大きくなります。受傷前からの姿勢の影響も考えられるため、患部だけにとらわれず、全身的に観察することが大切です。

　術後理学療法では、廃用性筋力低下の予防のため、荷重制限の範囲内で活動量を高めることが求められますが、それ以前に、臥位・座位・立位などの基本的姿勢における左右不均等を修正することが重要になります。

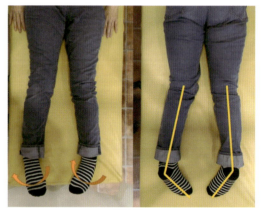

背臥位

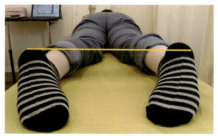

腹臥位

【図1-2-7】腹臥位足部評価

3 形態測定

下肢長の測定には棘果長（上前腸骨棘～内果：SMD）や転子果長（大転子～外果：TMD）、臍果長（臍～内果）があります。下肢長の左右差には構造的脚長差、機能的脚長差があり、構造的脚長差は正面X線画像を用いて、涙痕と小転子間の距離を測ります（図1-2-8）。機能的脚長差は骨盤の側方傾斜や股関節の内外転可動域に起因するとされ、臍果長にて確認します。下肢長の左右差が修正可能な機能的な問題なのか、構造的な問題なのかを事前に把握しておくことが大切です。歩行などの動作分析をする際に、構造的な脚長差を補償するために必要な代償動作なのか、筋力や可動域などの機能低下を補償するための代償動作（今後改善が必要）なのかを判断する際に有用な情報となります。

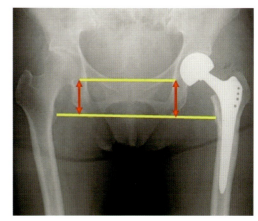

【図1-2-8】構造的脚長差

4 関節可動域（range of motion：ROM）

上部体幹の立ち直り反応や側屈による機能的脚長差などが観察される症例も多いため、可能な限り、股関節だけでなく、脊柱・膝関節・足関節も評価します。隣接関節や対側（健側）との比較をすることで、歩行などの動作観察をする際の有用情報となります。股関節の内転可動域は、人工股関節置換術後、患者の歩行動揺性や満足度とも関連すると報告されています[19]。術後早期から股関節屈曲・内転・内旋位は脱臼の危険肢位でもあることを医師・理学療法士・作業療法士などから指導され、外転枕を使用するにもかかわらず、股関節周囲筋の同時収縮により股関節軽度内旋位（疼痛回避姿勢）となり、外旋可動域が制限されている症例が多くみられます。また、内旋可動域について積極的なROM練習は実施されませんが、座位や立位での患側荷重時に内旋機能が要求されるため、後述するpelvic-tilt（図1-2-16）やサイドリーチ（図1-2-14）など動的可動性の評価も確認することで、歩行分析の着眼点となります。

1）Ely test

本来、他動的に膝関節を屈曲した際の殿部の浮き上がりの有無により大腿直筋の短縮の有無を検査するテストですが、自動で膝を屈曲させたときの骨盤帯の挙上や回旋動作の有無を評価します。膝関節屈曲時に股関節を固定できずに、ハムストリングスの収縮による骨盤後傾を制御できない症例が多くみられます。また、股関節を中間位に保持できず内旋位での屈曲となる症例も多く経験します（図1-2-9）。

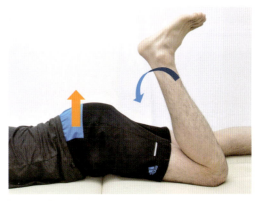

【図1-2-9】Ely test

2）Weight bearing lunge test：WBLT[20]

　立位荷重位での足関節の背屈可動域の評価としてWBLTを用いることも有用です。測定方法は、踵部と母趾を直線状に並べ、膝が壁に接触するように足部の位置を調整します。母趾壁距離をテープメジャーで測定します（0.5cm単位）。平均値は12.0±3.0cmですが、健患差や動作時の股関節屈曲、重心を前方に荷重できているか、腰部の過剰な伸展の有無などをあわせて観察します（図1-2-10）。

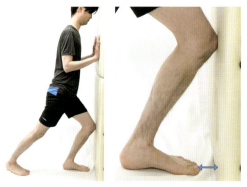

【図1-2-10】WBLT

5　歩行評価

　提示症例では歩行全相を通じて、体幹右側屈位が認められます。本症例では立位姿勢においても同様の特徴が認められました。人工骨頭置換術後症例の特徴としては、トレンデレンブルグ歩行やデュシャンヌ歩行などが観察され、患側の外転筋力低下や患側への荷重制限、可動域制限などによる代償歩行であることが多いですが、各症例における統合と解釈による治療プログラムの立案が必要不可欠です。歩行観察では流動性・リズムがあるか、足に荷重できているかなど、患部に限らず全身的な観察を心掛けます。代償動作が認められたとき、その代償動作により、どんな動作（機能）を補償しているのかを考えることが大切です（図1-2-11）。

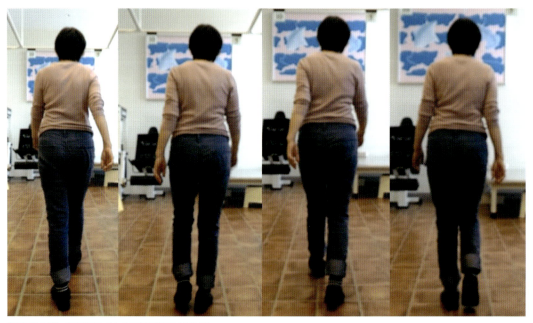

【図1-2-11】歩行評価（右人工骨頭置換術症例）

6 筋力

　徒手筋力検査（MMT）で客観的に評価することも重要ですが、膝伸展位での下肢挙上（active SLR）や立ち上がりテストの可否なども簡便な評価項目です。また、筋力の簡易的な指標として、体重当たりの膝関節伸展筋力（膝伸展筋力/体重）の体重支持指数（weight bearing index：WBI）を用いることも有用です。正常歩行にはWBI 0.4以上、ジョギング程度の運動でWBI 0.6以上が必要です。立ち上がりテストでは立ち座りや階段の昇り降りに十分な筋力として片脚で40cm台からの立ち上がり可能であることが目安となります[21]（表1-2-7）。立ち上がりテストでは、できるだけ体幹の反動を用いないよう、腕を組み、体幹を軽度前傾させた位置を開始肢位とします。終了肢位でバランスを崩さずに3秒程度保持できた場合を（可）と判定します。台の高さを徐々に下げていき、立ち上がることが可能であった最も低い台の高さを測定値とします（図1-2-12）。片脚（SLS）で立てない場合、両脚（BLS）で立ち上がれる高さを測定します。

立ち上がりテストと体重支持指数（WBI）の関係		
台の高さ(cm)	片脚立ち上がり(SLS)	両脚立ち上がり(BLS)
10	1.00	0.50
20	0.90	0.45
30	0.70	0.35
40	0.60	0.30

【表1-2-7】WBIと立ち上がりテスト

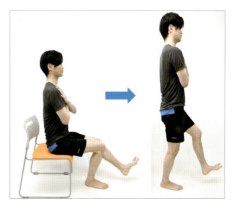

【図1-2-12】立ち上がりテスト（SLS）

7 動的評価

1）Rocking back

　四つ這い位で股関節を屈曲させながら、殿部を後方に動かします。その際、殿部や両肩のラインが水平を維持し、体幹の側屈、脊柱の過度の屈曲が起こらないかを確認します。股関節の屈曲制限や骨盤の前傾保持、脊柱の可動性が低下している症例では、回避姿勢から代償動作が観察されることが多くなります（図1-2-13）。代償動作が観察された場合、どのような機能を補償するための動作なのかを考察することが必要になります。また、手の位置を変えたり、足部・股関節の向きを変えたりすることで、代償動作に違いがあるかなど、条件を変えたサブテストを評価することで治療アプローチを考える一助になります。

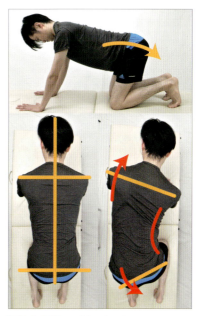

【図1-2-13】rocking back

2) サイドリーチ

　端座位で側方へのリーチを行わせ、動作時の股関節可動性を確認します。患側へのリーチ動作において上部体幹を側屈する代償動作の有無を評価します。臥位姿勢でみられたように、内旋可動性が低下している症例が多く、同側骨盤への荷重が不十分であることが観察されます。急性期において、内旋は脱臼のリスク肢位であることを術直後から指導され、リハビリにおいても内旋可動性に対するアプローチが不十分な症例が多いことが推察されます。内旋の関節可動域ではなく、動作時に必要な内旋機能の獲得は必須であると考えます。提示例では、右方へのリーチにおいて、対側骨盤の引き上げではなく、骨盤の右方傾斜、右股関節外旋が観察されます（図1-2-14）。

【図1-2-14】サイドリーチ（患側右）

7. 治療プログラムの一例

　大腿骨頸部骨折後のリハビリテーションにおいて、治療プログラムを立案するときに、患側の機能（筋力や可動域）、歩行やバランス機能だけでなく、一般的な高齢者が直面する可能性の高い種々の問題に対する予防という側面にも配慮する必要があります。

　若年者では歩行時に骨盤と体幹の側屈と回旋を巧みに用いながら体幹重心の位置を調整し、なおかつ矢状面では骨盤と体幹を機能的に連結しています。一方で、高齢者は前額面・水平面で体幹を1つの固まりとして、それを動かさないことで体幹重心の位置を制御しています[22]。つまり、若年者は運動の3平面を用いた動作をしていますが、高齢者は、単一平面内での運動に制限されています。そのため、治療プログラムでは、運動面を複合させることを心掛けています。

1 側臥位側腹挙上運動

　側臥位（股関節・膝関節45°屈曲位）をとることで、ベッド側の股関節に対して重力を利用した求心位とし、同側腹部を挙上させます。対側（上側）肩の挙上や、骨盤下制による代償が起こらないように注意します。日常的に股関節求心位を保持できずに代償動作が生じている症例では、健側に比べて挙上が困難となります。

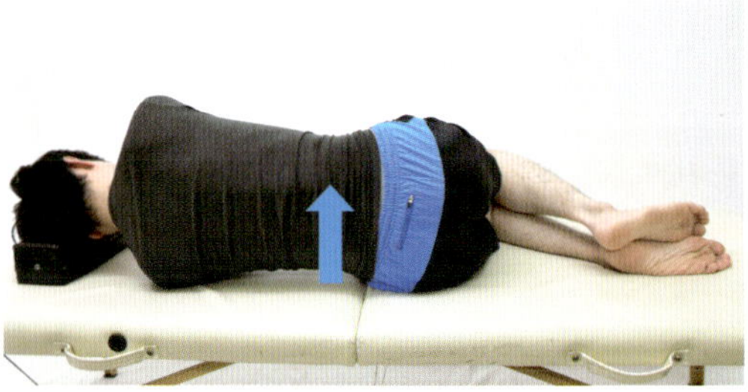

　深層外旋六筋は大腿骨頭を求心位へ保持する

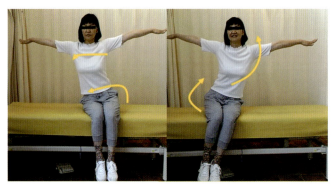

【図1-2-15】側臥位側腹挙上運動

ために重要な役割を担っています[23]。この運動では求心位を保持しやすい肢位において外旋筋を求心位保持筋として作用させることを目的とします。側腹を挙上することで股関節外転筋の等尺性収縮を促通することになります（図1-2-15）。

2 Pelvic-tilt（左右）

端座位で骨盤を左右に動かしweight shiftを練習します。足底を接地しておくことで、偏位側股関節は相対的に内旋位となります。立位での荷重練習前に、早期から介入可能です。内旋機能が低下している側では、同側股関節外旋、同側骨盤・肩下制、対側肩挙上が観察されます（図1-2-16）。

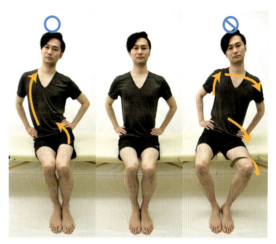

【図1-2-16】pelvic-tilt（左右）

3 Pelvic-tilt（前後傾）

股関節を軽度開排位にすることで、股関節を求心位に保ちやすくし、骨盤帯の前後傾運動をします。高齢者は、受傷前からの身体期特徴として骨盤帯や股関節の可動性が低下している症例が多いため、習熟には時間がかかります。そのため、術後早期から継続的に運動する必要があります。上記の運動と同様、寛骨に対する股関節の運動ではなく、大腿骨に対する骨盤帯の運動となります。股関節では水平面において外旋位を保ち、矢状面では屈曲運動となり、複合的な運動面での運動となります。また、股関節開排位を保持することで、屈曲・外転・外旋作用を有する梨状筋は短縮方向になり、収縮させやすくなると考えます（図1-2-17）。

一般的な側臥位での股関節開排運動では、深層外旋筋を主動作筋として用いることになります。外旋筋を用いて股関節求心位を保持し、かつ、主動作筋として機能させる運動は実施が難しく、外旋筋に対し過剰努力を要求することになります。機能低下が認められる筋は、遠位を固定し、近位を動かす運動（大腿骨に対する骨盤帯の運動）などを考えることが大切です。開排位（股関節外旋位）を保持することで、梨状筋をはじめとする股関節外旋筋は股関節求心位を保持するように働き、骨盤前傾に伴い、収縮を促通することになります（図1-2-18）。座位で股関節屈曲運動が難しい場合、四つ這いから殿部を後方に引くrocking backから始めることも有用です（図1-2-13）。

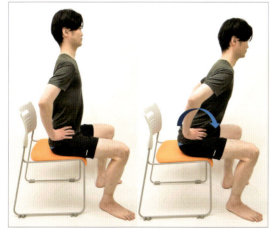

【図1-2-17】pelvic-tilt（前後傾）

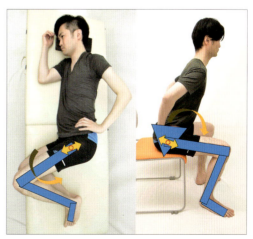

【図1-2-18】相対的な股関節運動

4 ハムストリングスの分離運動

　Pelvic-tiltや上記運動などにおける外旋筋による股関節を求心位に保持した状態での下肢・骨盤帯の前後・左右方向の運動に続き、腹臥位での膝関節屈曲運動で、ハムストリングスのトレーニングを行います。2関節筋であるハムストリングスは骨盤後傾に作用するため、運動では、左右の踵を押し合うようにして、股関節外旋筋の等尺性収縮を促した状態で膝関節を屈曲させます（図1-2-19）。

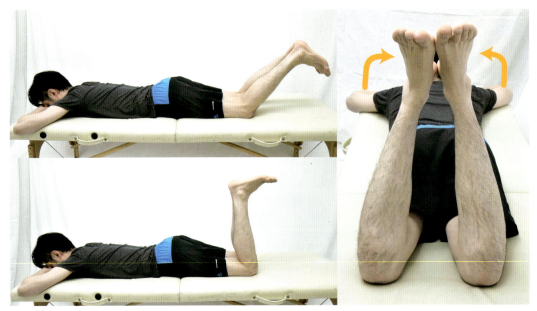

【図1-2-19】等尺性股関節外旋筋収縮下での膝関節の分離運動

5 立位側屈運動

　立位で側屈運動をします。上肢に棒を持たせることで、上肢のみの運動となってしまうのを予防します。側屈によって、同側股関節の外転・対側股関節の内転となりますが、関節運動が制限されていると、骨盤を過度に偏位させる動作が観察されます（図1-2-20）。

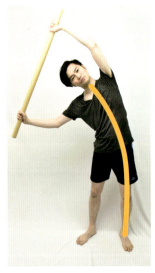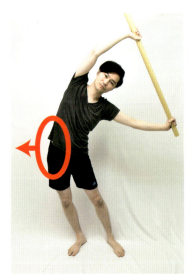

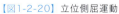

【図1-2-20】立位側屈運動

6 片脚立位運動

片脚立位では、下肢に対して骨盤を傾斜させることで相対的な股関節外転運動となります。支持側股関節外転筋群の筋力低下がある場合、対側骨盤下制が認められます（トレンデレンブルグ徴候）。外転筋群の作用方向は大腿骨に対する骨盤傾斜（逆作用）で、一般的な側臥位股関節外転運動における収縮方向とは異なります。筋力を強化する際には、動作に類似した運動方向、収縮様式についても考慮する必要があります。

股関節屈曲が制限されている症例では、対側下肢挙上に伴う骨盤後傾が出現します。そのため、立位練習の前に骨盤の前後傾制御や、股関節屈曲機能を正常化する必要があります。また、骨盤の側方偏位や体幹の同側側屈などの代償動作の有無もあわせて評価します（図1-2-21）。

なお、必要に応じて、平行棒などを掴んで、恐怖感の軽減、転倒予防に留意します。立位バランスが低下している症例では立位姿勢や歩行時に歩隔を拡げるなど、支持基底面を拡げる対応（代償動作）をとることが多くなります。しかし、転倒予防のためには狭い（変化する）支持基底面の中でいかにバランスをとるかが大事になるので、安全面への配慮をした上で、支持基底面を変えることも有用です。同様の運動を継足で行うことで支持基底面は縦に長く横に狭く、かつ股関節は内転・外旋位となり、よりバランス反応が求められる運動となります。

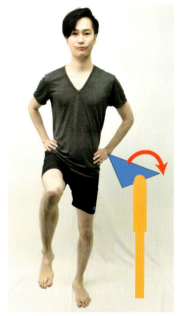

【図1-2-21】 片脚立位運動

8. 再発予防にむけた取り組み（評価・治療アプローチ）

受傷機転が転倒である高齢者のリハビリテーションにおいて、再転倒、ロコモティブシンドローム（運動機能低下）の予防が挙げられます。転倒者においては、転倒後の自信喪失や転倒への恐怖感から活動性が低下する転倒後症候群により、長期的には機能低下が起こり得ます。リスク管理として、定期的な姿勢・運動機能の評価が望ましいとされます。定期評価項目としては、Timed Up and Go test（TUG）や2ステップテスト（図1-2-22）[24]、壁・後頭部間距離（occiput-to-wall distance：OWD）（図1-2-23）[25]などが挙げられます。

大腿骨頸部骨折の危険因子としても挙げられている骨粗鬆症患者では、再転倒による大腿骨頸部骨折だけでなく椎体の圧迫骨折などのリスクも併存しています。椎体骨折も活動量低下につながる可能性があり、予防に向けた定期評価で、骨粗鬆症の治療に対しても一慮されることが望ましいとされます。骨折部では骨密度が異常値を示すことがあるため、健側の同部位や大腿骨頸部と腰椎の両方を評価し、経時的な変化に気づくこと（早期発見）が重要で、定期評価の実施が望ましいです（図1-2-24）。また、骨折リスクの評価ツールとしてWHOが開発したFRAX（fracture risk assessment tool）があります[26]。FRAXではWHOのサイトへアクセスし、12項目の質問に答えることで10年以内の大腿骨近部骨折・主な骨粗鬆症骨折の発生リスクが自動算出されます。

最後に、身体機能の維持には一定の身体活動量を確保することが重要であり、家庭内活動量も下肢機能と相関するため、家族の理解も重要になります[27]。医療機関における評価だけにとどまらず、家族や地域も含めた環境設定を早期から指導することが大切です。

1）TUG（Timed Up and Go test）

　椅子座位から立ち上がり3m先のコーンで折り返して再び椅子に座るまでの時間を計測します。日本整形外科学会によると11秒以上では運動器不安定症と診断されます。しかし、要介護発生リスクのカットオフ値は9秒以上であることも報告されています[28]。

2）2ステップテスト

　転倒リスクや日常生活自立度との関連も高く、2ステップ値（最大2歩幅／身長）の標準値は1.3であり、1.0以下では90％以上が転倒リスクを有しているとされています。

3）壁・後頭部間距離（occiput-to-wall distance：OWD）

　椎骨骨折の簡易的なスクリーニングとして用いられ、ロコモティブシンドロームの有無に関してOWDのカットオフ値は4cmと報告されています[29]。

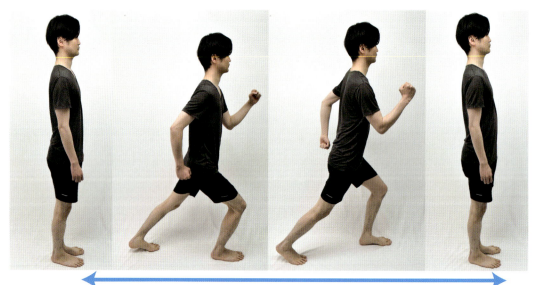

最大2歩幅（つま先間距離）

【図1-2-22】2ステップテスト

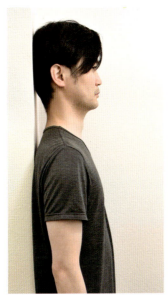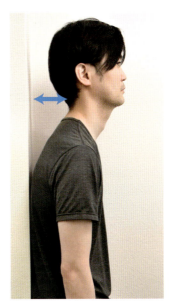

【図1-2-23】壁・後頭部間距離（OWD）

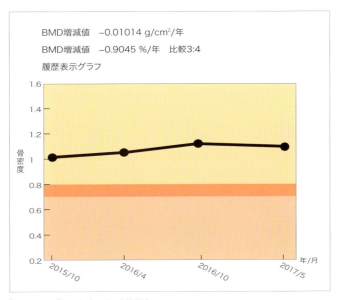

【図1-2-24】骨密度の経時的評価

まとめ

　大腿骨頸部骨折患者の多くは高齢者の転倒による受傷によるものとされています。リハビリテーションでは、受傷前ADLを取り戻すことが目標となります。そのためには、再転倒予防・活動量維持を見据えて、早期から段階的にアプローチすることが重要です。
　不慮の転倒で大腿骨頸部骨折を受傷した患者が、医療保険のみではなく、介護保険や行政・地域の活動などを利用することで受傷前同様または受傷前以上に活動的な生活を送れるようにアプローチし、かつ、十分な情報を提示できるように、地域で共有できる体制が望まれます。

1-3 異常歩行

1. トレンデレンブルグ歩行はなぜ起こる？ 中殿筋が原因？

　トレンデレンブルグ歩行とは遊脚側の骨盤が下制する現象です。トレンデレンブルグ歩行は前額面上だけの変化だけではなく、股関節の内転と外旋を含めた複合的な現象です。

　トレンデレンブルグ歩行の原因は、立脚側の股関節外転筋力低下（中殿筋の筋力低下）によって生じるといわれています。しかし、臨床上、股関節外転筋力が十分に発揮されているにもかかわらず、トレンデレンブルグ歩行が起こることを経験します。トレンデレンブルグ歩行の原因は、股関節外転筋である中殿筋弱化だけが原因といえるのでしょうか？　臨床においてトレンデレンブルグ歩行が起こる理由は、中殿筋の筋力低下1つだけではありません。様々な身体機能や構造的変化がトレンデレンブルグ歩行を起こす要因になり得ます。

　今回は大きく3つに分けてトレンデレンブルグ歩行を多角的にとらえていきます。

1 臼蓋と骨頭の機能解剖・骨盤のマルアライメント

　股関節は臼状関節で、自由度の高い関節です。大腿骨頭の2/3は関節窩に収まり、その周囲には関節唇が関節の安定性を高めています。臼蓋の後面は受けが深く骨性支持が高い一方、臼蓋前面は受けが浅く骨性支持が低くなります。つまり、臼蓋前面は後面よりも大腿骨との接触面積が少なく、立位での股関節の伸展や骨盤後傾という動作は股関節の骨性支持を低くします。

　臼蓋形成不全を有する変形性股関節症に骨盤前傾が多くみられるのは、臼蓋後面の支持を増やして骨性支持を高めたいためです。しかし臨床では骨盤前傾の姿勢パターンに固定されて修正できないことを経験します。骨盤前傾パターンに固定されると、骨盤後傾が制限され大腿骨盤リズムが破綻します。

　通常の大腿骨盤リズムでは股関節屈曲時には骨盤の後傾を伴い、股関節の屈曲角度が増加するにつれて骨盤の後傾角度も大きくなります。しかし、リズムが破綻すると、股関節屈曲が制限され、股関節後方にある殿筋群や外旋筋群が伸長されず短縮してしまいます。

　殿筋群や外旋筋群が短縮すると大腿骨頭は前方に変位して、適切な筋出力を発揮できなくなってしまいます。つまり、骨盤周囲筋の短縮が股関節の運動パターンを減少させ、結果的に殿筋群・外旋筋群の機能不全からトレンデレンブルグ歩行や跛行にもつながります。骨盤前傾・後傾どちらの方向にも自由に動き、制限がないことが股関節の機能を高めることにつながります。

　また、骨盤のアライメントによって股関節の筋出力バランスは変わります。そのため臨床上骨盤のアライメントは重要な評価ポイントになります。姫野ら[1]の研究によると、骨盤前傾角度が10°のとき大殿筋と中殿筋の出力の比率は約3対4となりますが、骨盤の前傾角度が20°になると比率が逆転し、約4対3になると報告しています。また骨盤傾斜角度と外転筋トルクの関係性は骨盤中間位でトルクが高く、前傾・後傾位ではトルクが低くなります[2]。

　つまり骨盤周囲の筋活動は骨盤の傾斜角度によって変わります。そのためトレンデレンブルグ歩行（＝中殿筋の弱化）だけでは不十分であり、骨盤傾斜角度評価も必要になります。臨床上、骨盤の傾斜角度に関して前傾・後傾の中間位を維持できるようにストレッチや筋力強化を行います。

　股関節機能をとらえる評価ポイントは、骨盤アライメントと自動運動での骨盤コントロールです。

　臨床における骨盤のアライメント評価は、立位・安静座位において上前腸骨棘（anterior superior iliac spine：ASIS）と上後腸骨棘（posterior superior iliac spine：PSIS）の角度を確認します。PSISがASISよりも指2～3横指高位である場合を骨盤中間位とします。3横指以上であれば骨盤前傾、2横指以下では骨盤後傾と評価します（図1-3-1）。

次にどれだけ自動運動で骨盤をコントロールできるかが骨頭被覆率にとって重要な評価になります。安静座位・立位で骨盤の前傾・後傾運動ができるかどうかを評価し、矢状面上で骨盤の動きに付随する腰椎の動きも評価します。骨盤の前傾制限にはハムストリングス、大殿筋の短縮、腸腰筋の筋力低下が関与し、後傾制限には腸腰筋、大腿直筋、大腿筋膜張筋、中殿筋の前部繊維の短縮などが挙げられます。1つひとつの筋肉の硬さや筋力を評価することが大切になります（図1-3-2）。

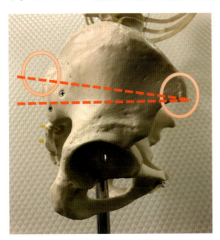

【図1-3-1】骨盤のアライメント指標
PSISがASISよりも指2〜3横指高位が正常
3横指以上で骨盤前傾、2横指以下で骨盤後傾

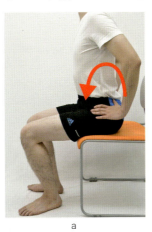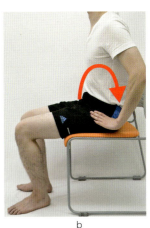

【図1-3-2】骨盤の前傾・後傾
ASISとPSISを触診したまま骨盤の前傾・後傾の動きを評価する
ASISとPSISを触知したまま自動運動を行う
腰椎の前弯・後弯の代償に注意

2 構造的・機能的脚長差とトレンデレンブルグ歩行について

　脚長差は大きく2種類に分けられます。インプラントの設置や股関節の変形によって生じる構造的脚長差と、腰椎の側弯や股関節周囲筋の短縮による骨盤側方傾斜によって生じる機能的脚長差に分けられます。

　構造的脚長差において一般的に3cm以内であれば著明な跛行を示さないとされています。3cm以上の脚長差は延長側の骨盤の引き上げ、短縮側の股関節の外転などの逸脱運動が生まれやすくなります。本多ら[3]は、健常者を対象にした研究から3cm以上の補高側では立脚初期に外転筋群が働き、反対側下肢を引き上げるため、立脚後期では内転筋群が働くと報告しています。また、森本ら[4]は、片側の変形性股関節症では3cm以上の脚長差で腰椎への負荷は一定方向になり、脚長差が腰椎の側弯に影響すると報告しています。つまり、3cm以上の脚長差では、股関節筋の不均衡に加えて、腰椎へのマルアライメントからトレンデレンブルグ歩行につながる可能性が高くなります。構造的な脚長差の評価は、棘果長（以下SMD）と転子果長（以下TMD）を計測する必要があります。長さの違いとしては2通り考えられます。

　1. SMDは左右差あり・TMD同じ→大転子〜ASISに問題があります
　2. SMD・TMDどちらも左右差あり→大転子〜内果に問題があります

　数値の違いだけでなくどの部分の長さの違いかを臨床推論することが大切になります。

　一方で、主観的な脚長差は構造的な脚長差と関連性が低く、機能的な脚長差と関連性が高いという報告があります[5]。機能的脚長差は、短縮側の股関節の内転可動域や骨盤下制、体幹側屈可動域を評価する必要があります。末梢においては距骨下関節の評価が機能的脚長に重要になります。岩永ら[6]は、距骨下関節の回内・回外によって安静立位時の機能的脚長差を最大1.27cm補正、歩行においては踵接

地～立脚中期までの機能的脚長差であれば補正ができると報告しています。筆者らはインソール作製を頻繁に行うため、距骨下関節回内・回外方向への誘導テーピングを使用し、即時的に歩行や動作が変化するかを評価します（図1-3-3、1-3-4）。

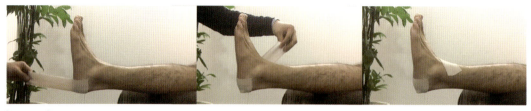

【図1-3-3】ST関節回外テーピング
ST関節回外テーピング。機能的脚長差が長くなる

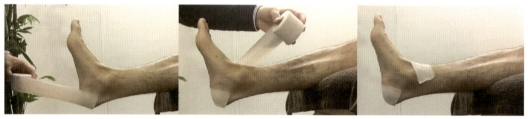

【図1-3-4】ST関節回内テーピング
ST関節回内テーピング。機能的脚長差が短くなる

3 股関節周囲筋バランス

　トレンデレンブルグ歩行における股関節周囲筋のバランスは崩れていることがほとんどです。トレンデレンブルグ徴候陽性群と陰性群には外転筋・内転筋のトルク値に差を認めず、トレンデレンブルグ徴候陽性群は股関節外転筋の立ち上がり時間が延長し、内転筋の立ち上がり時間が有意に短縮します[7]。中殿筋自体の速筋繊維の萎縮も認められています。また歩行中の中殿筋の収縮形態は求心性収縮が必要なため、求心性収縮を意識した中殿筋トレーニングと股関節伸展角度を増加させたステップ課題が重要です[8]。つまり、中殿筋の単純な筋力だけではなく、立ち上がり時間、収縮形態も踏まえて評価をする必要があります。

　中殿筋機能の評価方法については骨盤のアライメント、側臥位のポジショニングを適切に整える必要があります。臨床上よくみかける中殿筋トレーニングの代償としては、腰方形筋による腰椎の側屈や大腿筋膜張筋による外転運動があります。筆者らは従来のMMT肢位に加えて、骨盤の下制を維持したまま腰方形筋による腰椎の側屈を起こさないように中殿筋の筋力評価・トレーニングを行います（図1-3-5）。

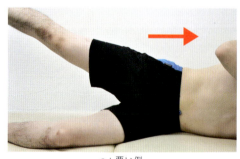 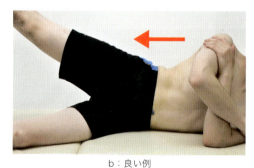

　　　　a：悪い例　　　　　　　　　　　　　　　b：良い例
　骨盤挙上と腰椎の側屈の代償　　　　骨盤下制して中殿筋を選択的に評価・トレーニング
【図1-3-5】中殿筋評価

変形性股関節症を有する症例の股関節周囲の筋に関しては、大殿筋、中殿筋、小殿筋、腹直筋に萎縮率が高いという報告[9]のほかに、腸腰筋の萎縮率が高いという報告[10]もあります。腸腰筋は、股関節の深層に位置して大腿骨頭を前方から支える股関節のインナーマッスルの役目をする大切な筋肉です。特に臼蓋形成不全のように前方に不安定性がある股関節にとっては腸腰筋の機能は重要になります。

骨盤後傾タイプで骨頭の被覆率が少ない症例は、腸腰筋を機能させて関節の安定化を図り、一種の擬似臼蓋としての機能を果たすことが大切です[11]。また、腸腰筋は歩行の立脚後期に著明な筋活動を示します。立脚後期の腸腰筋は、遠心性収縮により股関節の伸展・内旋運動をコントロールしていて、大腿骨頭を後内方の臼蓋方向へ押し込み、臼蓋と骨頭の接触面積を維持しています。そのため、腸腰筋のトレーニングでは単純な股関節の屈曲運動だけではなく、股関節の伸展運動をコントロールする遠心性収縮のトレーニングが重要になります（図1-3-6）。

腸腰筋と同じ股関節のインナーマッスルとして、深層外旋六筋も大腿骨頭の求心位を保持する役割をもちます。股関節前方では腸腰筋が、股関節後方では深層外旋六筋が大腿骨頭を寛骨臼へ求心位に保持する役割を果たしています。筆者らはトレーニングの順序として、深層にある腸腰筋・深層外旋六筋のトレーニングを行い、骨頭に対して臼蓋がしっかりと被覆率を高めた状態を維持させてから、その他の股関節周囲筋のトレーニングを行うようにしています。

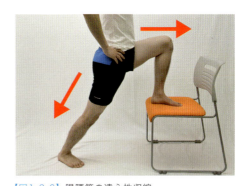

【図1-3-6】腸腰筋の遠心性収縮
ステップ台に足をおいて前後の重心移動を後方下肢の腸腰筋の遠心性収縮を用いて行う
骨盤の回旋や側屈などの代償が入らないように注意

これらの股関節筋の活動や萎縮、トルク値や反応時間の変化は股関節単体で考えるのではなく、骨盤や腰椎などの位置関係や姿勢、歩行様式も踏まえて評価する必要があります。

「トレンデレンブルグ歩行＝中殿筋弱化」という先入観を捨てて、姿勢や歩行、アライメント、他の関節や筋出力、反応などを分析して、相互に及ぼす影響を考えてトレンデレンブルグ歩行を分析することが必要になります。

2．デュシャンヌ歩行はなぜ起こる？　体幹筋の影響？

デュシャンヌ歩行は歩行の立脚期に体幹を立脚側へ側屈する現象です。では実際にはデュシャンヌ歩行とはどのような現象なのか？　解剖学的な視点やバイオメカニクスから考えてみます。

1 体幹機能とデュシャンヌ歩行の関係（図1-3-7）

デュシャンヌ歩行は体幹の側屈を伴う歩行です。ではデュシャンヌ歩行を有する症例は体幹機能にどのような特徴があるのでしょうか？

片側の末期股関節患者の体幹側屈ROMを計測した研究によると、健側に比べて患側の体幹側屈ROMが優位に大きく、健側への体幹側屈ROMは制限されます[12]。つまり、跛行を有する股関節疾患では、患側体幹側屈筋群の伸張性低下が考えられます。短縮する体幹の側屈筋群には腹斜筋、脊柱起立筋、腰方形筋、広背筋があります。これはデュシャンヌ歩行による繰り返しの患側への体幹側屈と骨盤傾斜の問題で、マッスルバランスが崩れるためです。臨床上の評価としては各筋肉の短縮を評価します。また、歩行時に骨盤が傾斜することで、患側の股関節内転筋に遠心性収縮、外転筋である中殿筋の短縮も加わり、骨盤のマルアライメントをさらに助長します。臨床においては体幹の側屈・骨盤の側方傾斜を修正して正中化させることが重要になります（図1-3-8）。

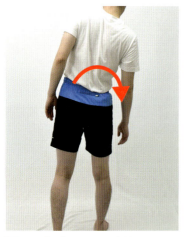

【図1-3-7】デュシャンヌ歩行
デュシャンヌ歩行が及ぼす影響
・体幹側屈
・骨盤側方傾斜
・内転筋の遠心性収縮
・外転筋の短縮

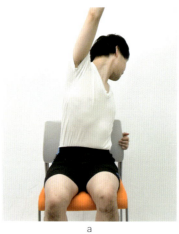

a

【図1-3-8】体幹側屈筋群のストレッチ方法（1）
腹斜筋のストレッチ
体幹の回旋・伸展から上肢挙上
さらに深呼吸によって胸郭を広げる

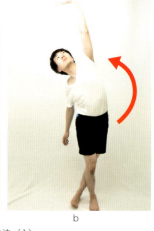

b

大腿筋膜張筋のストレッチ
ストレッチ側の股関節を伸展・内転させる
上肢挙上と体幹側屈でストレッチ

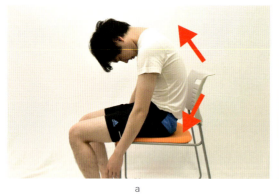

a

【図1-3-8】体幹側屈筋群のストレッチ方法（2）
脊柱起立筋のストレッチ
体幹を後弯させる

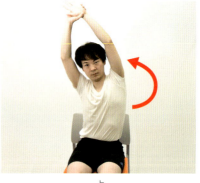

b

腰方形筋のストレッチ
ストレッチ側と反対側へ体幹を側屈
骨盤は挙上しないように意識的に下制させる

　デュシャンヌ歩行改善のためには、体幹を固定してインナーマッスルである腹横筋を働かせた状態で股関節の運動をコントロールできることが重要です。そのため前額面上のアライメントだけでなく矢状面上での体幹のアライメントも評価する必要があります。

　背臥位から胸骨下角を確認します。胸骨下角は90°が正常とされています。胸骨下角が90°未満になれば外腹斜筋の短縮、90°以上では外腹斜筋の延長が考えられます。どちらかの腹斜筋の延長や短縮があれば胸骨下角の左右差が生まれます。また胸郭の浮き上がりについても評価します。通常であれば恥骨結合と上前腸骨棘と同じライン上に肋骨（評価指標としては前面にある最下部の第10肋骨）があることが望ましいとされます（図1-3-9）。

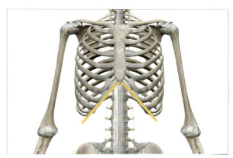

【図1-3-9】胸骨下角の評価
90°未満で外腹斜筋の短縮
90°以上で外腹斜筋の延長

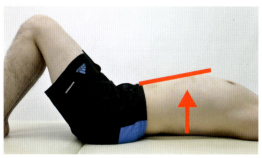
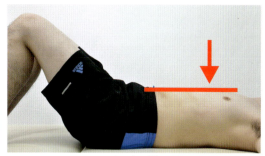

a：悪い例
肋骨部分の浮き上がり
過剰な腰椎の前弯

b：良い例
第10肋骨とASIS恥骨結合が一直線上
腹横筋が働いている状態

【図1-3-10】矢状面上での骨盤アライメント評価

2 股関節の内転角度とデュシャンヌ歩行について

　熊谷ら[13]は、デュシャンヌ歩行と股関節の内転角度について報告しています。デュシャンヌ歩行では股関節内転角度が約5°減少していて、立位や歩行時に股関節の内転位での接地が制限されることで骨盤の外方移動ができず、結果的に体幹が側屈してみかけ上のデュシャンヌ歩行が現象としてみられると述べています。体幹側屈から骨盤傾斜、股関節内転筋は遠心性収縮が加わり、外転筋は短縮する傾向にあります。臨床では股関節内転制限の改善と下肢が直立して接地できるように外転筋をストレッチし、内転筋の求心性収縮を促すことが重要になります（図1-3-11、1-3-12）。

　評価方法としては、
①背臥位上で骨盤を抑えたまま股関節の内転を行う、②抑えた手で骨盤の代償を評価、③股関節屈曲角度を変化させて制限因子を詳細に評価（股関節外旋筋、大殿筋、中殿筋、大腿筋膜張筋など）します。

　術後の股関節の内転制限因子であれば外側軟部組織の緊張増大、手術侵襲による筋スパズム、術創部の伸張性刺激、皮下の滑走低下なども考えられます。

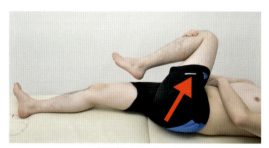
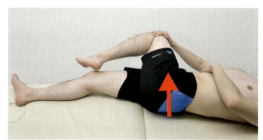

a：大殿筋のストレッチ

b：中殿筋のストレッチ

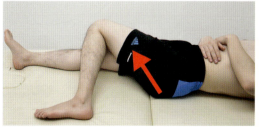
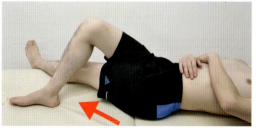

c：股関節外旋筋のストレッチ

d：大腿筋膜張筋のストレッチ

【図1-3-11】股関節内転筋の評価

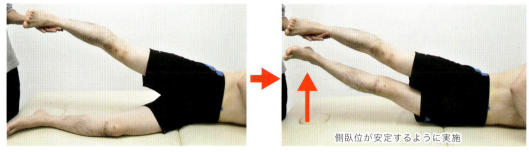

【図1-3-12】股関節内転筋の求心性収縮（スクワットや立位で行う）

側臥位が安定するように実施

3 骨盤、体幹筋周囲の筋力低下

　股関節の外転筋・内転筋の多くは骨盤に起始するため、股関節機能を十分に発揮するには側腹筋などのコアの安定性が重要です。変形性股関節症の多くは骨盤前傾・腰椎前弯で骨頭の被覆率を高めます。骨盤前傾・腰椎前弯肢位で固定されるため、歩行時の骨盤の動きは制限されます。通常の歩行立脚後期では骨盤が後傾して股関節が伸展し、腸腰筋の遠心性収縮が働きます。しかし、変形性股関節症の歩行では骨盤の前傾が増大し、股関節の伸展可動域が低下、結果的に腸腰筋の機能不全が助長されます。さらに腰椎の前弯ストレスから腰痛を引き起こすこともあります。

　西村ら[14]は下部体幹の収縮により、股関節の自動伸展の運動軸が解剖学的な位置に近づくことを報告しています。腹横筋を収縮させることで腹腔内圧が高まり、腰椎・骨盤の安定化が得られ、腰椎や骨盤による代償運動が抑制できます。

　これらのことから過剰な骨盤前傾・腰椎前弯の固定的なパターンを崩す必要があります。有名な運動に、腹部引き込み運動（abdominal drawing-in）や骨盤後傾運動（pelvic-tilt）の2つがあります。しかし実際には運動指示が難しく、容易に行えない症例もあります。そのため、まずは骨盤後傾を制限する腸腰筋、大腿直筋、大腿筋膜張筋、中殿筋の前部繊維をストレッチします（図1-3-13）。十分に後傾制限を改善したあとに腹横筋と内腹斜筋に連結する股関節内転筋を活性化させます（図1-3-14）。特に大内転筋の収縮は、内閉鎖筋膜・肛門挙筋腱弓に伝わり骨盤底筋の収縮を介して腹横筋の活性化を行います[15]。最終的に腹部引き込み運動や骨盤後傾運動を行い、骨盤の運動学習をさせます。abdominal drawing-inの状態から股関節の伸展運動を行うことで、腸腰筋の遠心性収縮も得られ、歩行に反映させることができます（図1-3-15）。

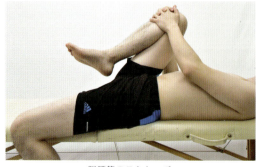
腸腰筋のストレッチ

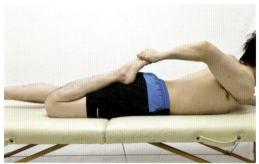
大腿直筋のストレッチ

【図1-3-13】骨盤後傾制限改善のためのストレッチ

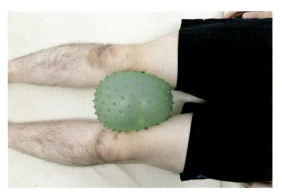

【図1-3-14】大内転筋トレーニング
大腿部にボールを挟み内転筋を収縮させる

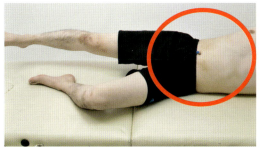

a：悪い例
体幹が崩れているため股関節に対する刺激が不十分
腰椎の代償により腰にストレスが加わってしまう

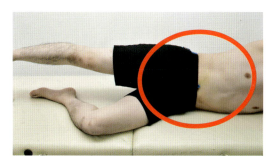

b：良い例
体幹を固定して股関節単体の伸展運動を行う

【図1-3-15】側臥位から腸腰筋の遠心性収縮

3. 跛行へのアプローチを歩行周期と足部からアプローチする

　一般的に、静止立位では、足圧中心と身体重心は正中線上で一致しているとされています。しかし片側に障害のある対象者についてはこれが当てはまりません。臨床上においても胸郭や骨盤が正中位にある患者を診ることは少ないとみられます。

　特に、股関節疾患に対する手術後のリハビリテーションでは荷重制限を設けることがあります。患側への重心移動距離が小さい場合、左右方向のみならず、前後方向への重心移動距離も減少していることがわかっています。一方、人工股関節全置換術（以下THA）は、術直後から荷重制限なく歩行を許可されていることがほとんどです。しかし術直後から全荷重をかけて跛行なく歩行できる症例は少ないとされます。

　THA術後の重心動揺に関する報告では、左右方向動揺平均中心変位に関して、術後2週では術前と比較して重心が非術側へ移動していて、術後4週で正中位への移動がみられ、外周面積は術後4週〜3ヵ月で改善したという報告が多くあります。吉村ら[16]は、THA術後2週までの重心は視覚に依存するところが大きいと報告しています。人間の歩行は感覚入力に応じて様々に変化し、逆に感覚入力は歩行状態によって変化します。Horak[17]によると、姿勢制御に必要な感覚情報は主に視覚（10％）、前庭覚（20％）、固有感覚（70％）であり、健常者であれば安定した立位には視覚や前庭感覚はほとんど必要とされず、主に固有感覚情報を基にした姿勢制御が行われます。固有感覚は靭帯、関節、腱、骨膜、筋に対する運動や接触刺激から起こる感覚であり、その受容器には筋紡錘、腱器官、関節受容器などが挙げられ、姿勢や運動に深く関与します。そのため跛行のある症例に対しては固有感覚入力を活性化させるプログラムを実施することが求められます。

　Diane[18]は、足部が骨盤の力の伝達不良になっている可能性もあるため、立脚初期〜中期〜足尖離地までの足部のバイオメカニクスも考慮する必要があると提唱しています。筆者らは入谷式インソールを作製する機会が多いため、股関節と歩行周期と足部の関連性から跛行アプローチについて述べます。

　人間が立位から歩行をするときに唯一地面に接している部位が「足関節」です。この足関節の機能低下は直接固有感覚の入力低下につながります。足底は手掌よりも知覚神経分布が優勢で姿勢制御に関与します。また臨床において股関節疾患の患者の立位や歩行を観察すると、足関節周囲の緊張が高いことを経験します。これは末梢の過剰な筋緊張が近位の関節にも悪影響を及ぼし、股関節、体幹周囲の筋肉の緊張を高めてしまうためです。

　変形性股関節症の患者は健常者に比べて後足部回内、外反母趾、扁平足を呈することがわかっています[19]。これは骨盤の被覆率を高めるために骨盤前傾から起こる運動連鎖によるもので、足部の内側荷重を引き起こします。上行性の運動連鎖においては距骨下関節回内、下腿内旋、大腿骨外旋、骨盤前方回旋と距骨下関節回外、下腿外旋、大腿骨内旋、骨盤後方回旋のパターンがあり、足部から骨盤、股関節を操作することが可能です。つまり、足部アライメントの変形を改善することで股関節への荷重と歩行効率を修正することができます。

1 立脚初期

歩行において、立脚初期の衝撃吸収には足関節の背屈可動域が重要になります。足部の可動域を改善することで、歩行時のロッカー機能をつくることが股関節への衝撃吸収の重要なポイントになります。そのためには距腿関節による十分な足関節の背屈可動域が必要です。足関節の踵骨に付着する軟部組織と足底腱膜の柔軟性が低下すると足部の背屈可動域が低下するため、モビライゼーションをすることが重要になります（図1-3-16、1-3-17）。

また距骨下関節の回内、回外によって重心の前方移動をコントロールすることができます。距骨下関節回内によって立脚初期の前方移動を制動し、回外によって前方移動を誘導することができます。加えて立方骨の評価も重要になります。立方骨が下制位にある場合は立脚初期に外側に動揺する場合が多く、挙上位にある場合は内側に動揺する場合が多くなります。歩行分析の際には、立脚初期の前方への重心移動と側方への動揺を分析することで距骨下関節と立方骨の誘導方向を決めます（図1-3-18）。筆者らはテーピングやパッドを用いて即時的な歩行の反応を分析しています。

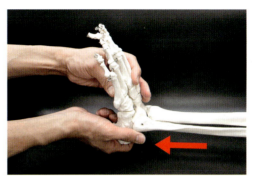

踵骨を把持して長軸方向に牽引をかけて可動性を評価、同時に踵骨のモビライゼーションを行う

【図1-3-16】踵骨のモビライゼーション

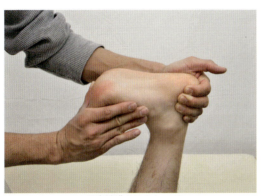

a：足底腱膜のストレッチ
足趾屈曲位から徐々に伸展位に可動域を出す

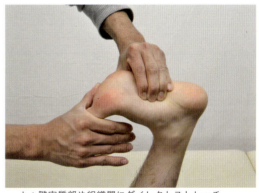

b：腱実質部や組織間にダイレクトストレッチ
循環や滑走性の改善が得られ、柔らかくなってきたら徐々に伸展位にしていき硬化している部分に柔軟性をもたせる

【図1-3-17】足底腱膜へのモビライゼーション

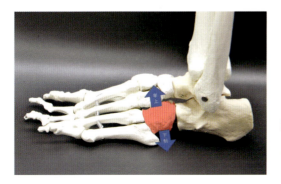

【図1-3-18】立方骨の評価
立方骨が下制位にある場合は立脚初期に外側に動揺する場合が多く、挙上位にある場合は内側に動揺する場合が多い。徒手でアライメントを評価する

2 立脚中期

　立脚中期に関しては主に楔状骨と中足骨部分に着目します。立脚中期は体重心が最高位に達し位置エネルギーが最大になる時期です。変形性股関節症では扁平足、外反母趾を有する症例が多いため、重心位置が前方ではなく側方に移動することがあります。そのため足関節内側縦アーチを形成することが求められます。自動運動としてはタオルギャザーやショートフットエクササイズ（short foot exercise）を行い足部内在筋機能を高めます（図1-3-19、1-3-20）。テーピングをする場合は内側縦アーチの形成に重要な内側楔状骨、舟状骨を持ち上げるテーピングを行います（図1-3-21）。

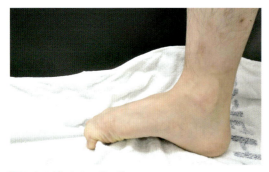
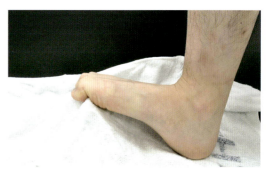

【図1-3-19】タオルギャザー

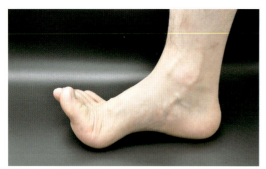
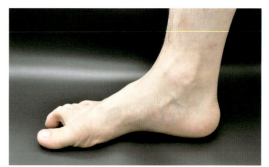

a：足部の内在筋のトレーニング
足部のアーチを保ったまま足趾を伸展

b：アーチを維持したまま足趾を床につける
可能であればアーチをさらに高めるように収縮させる

【図1-3-20】ショートフットエクササイズ（short foot exercise）

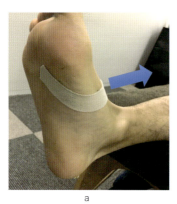
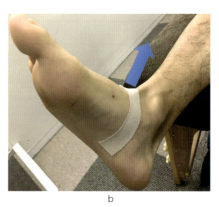

a
内側楔状骨の下制に対して直接持ち上げるテーピング

b
舟状骨の下制に対して直接持ち上げるテーピング

【図1-3-21】内側縦アーチテーピング

3 立脚後期

　変形性股関節症の進行に伴い、立脚後期の股関節伸展可動域の低下を呈する場合が多くなります。変形性股関節症の患者では歩行立脚後期の内的股関節屈曲モーメントや歩行立脚中期の股関節外転モーメント、内旋モーメントが低下しやすくなります。つまり、股関節の可動域、筋力いずれも低下するパターンが報告されています。建内[20]は、足部からの戦略を考えると、足関節底屈可動域と足趾の可動域、さらに底屈筋が重要になると報告しています。

　底屈可動域は前足部での代償が起こりやすいので注意して評価します。距骨を触診したまま距骨の前方滑りから底屈可動域を引き出すことが重要になります。

　また、扁平足や外反母趾を有する症例では足部の横・縦アーチを形成し、足趾の伸展可動域を拡大させることで立脚後期に足関節の底屈が機能しやすくなります。歩行立脚後期の足関節底屈作用を強めると、股関節屈筋力の発揮が減少し負荷の軽減につながります。臨床においては、足趾、中足骨のモビライゼーションを行い前足部の柔軟性を向上させ、必要であれば中足骨にパッドを使用し横アーチを形成します。加えて母趾への感覚入力を目的にテーピングをすることで立脚後期の蹴り出しを誘導することができます（図1-3-22、1-3-23、1-3-24）。

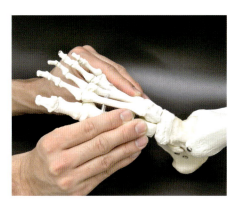

【図1-3-22】足趾・中足骨のモビライゼーション
中足骨をモビライゼーション
背足骨間筋、短趾伸筋、短母趾伸筋の筋肉をリリース

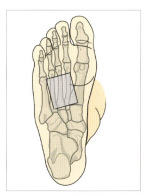

【図1-3-23】中足骨のパッド
パッドを使用して横アーチをつくる

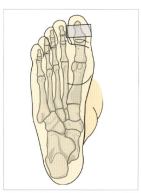

【図1-3-24】
母趾への感覚入力のテーピング

第 2 章
膝関節疾患の症状と動作

2-1 変形性膝関節症の症状と動作

1．膝OAはなぜ痛い？ 〜痛み部位別の解釈〜

　変形性膝関節症（knee osteoarthritis：以下、膝OA）はリハビリテーション現場において遭遇する頻度が最も高い変性疾患の1つでしょう。変形や関節痛、関節水症という共通する症状を呈しますが、その成因は複雑多岐にわたります。保存療法、観血的療法のどちらでも、主訴としている症状やその症状の出現する部位、場面を詳細に把握し、解剖学・生理学・生体力学をもとにした対応が求められます。

1 膝全体の痛み

　変形性膝関節症の基本的な疼痛の原因は、荷重などの負荷によって摩耗した軟骨粉が滑膜で炎症反応を引き起こすことです。炎症が生じると、内因性発痛物質（ヒスタミンやアセチルコリンなど）が産生され、滑膜などに存在する侵害受容器を興奮させ疼痛を発生させます。さらに、炎症由来の疼痛閾値低下で通常は痛みとして認識されない力学的負荷も侵害受容器を興奮させ、疼痛の原因となります。また、炎症によって多量の滑液が生成され、関節水症が生じます。この関節水症も関節内圧を上昇させ、疼痛を引き起こす要因になります。以上のように炎症自体による疼痛と、炎症由来の疼痛閾値の低下による疼痛が本疾患の痛みを考える上で重要なポイントになります（図2-1-1）。炎症による疼痛は安静時から生じ、軟骨摩耗の大きい膝関節内側、または膝関節全体で生じてきます。

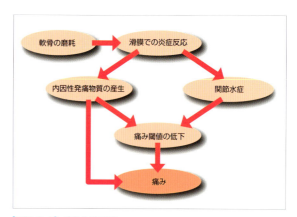

【図2-1-1】膝OAの疼痛

2 膝窩部痛

1）膝関節伸展時

　膝関節伸展時に膝窩部痛が生じる場合があります。これは筋の過緊張、または組織間の滑走性障害由来の伸張ストレスが原因となります。特に膝OA症例では、腓腹筋の過緊張や腓腹筋起始部周囲で滑走性障害を起こしやすくなります。このように膝関節伸展時に膝窩部痛が生じる症例は、膝関節の屈曲拘縮を呈していることが特徴として挙げられます。膝関節に関節水症がある場合、関節内圧を下げるために膝関節を軽度屈曲位に保ち続けることで、屈曲拘縮が生じる場合があります（図2-1-2）。

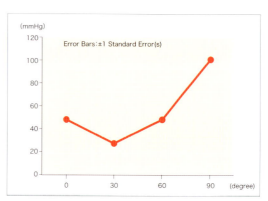

【図2-1-2】膝関節の屈曲角度と膝関節内圧（文献1より引用）
軽度屈曲で最も関節内圧が低くなる

また、膝関節伸展時に生じる膝前面痛のため、膝関節を屈曲位に保ち拘縮を生じさせている例もあります。ほかには、knee-spine syndromeといわれるような、脊柱骨盤由来の姿勢戦略の影響もあります（図2-1-3）。このような姿勢戦略をとることによって股関節周囲の筋力が発揮しにくくなり、必然的に足関節での制御が優位になり、さらに腓腹筋の過用が生じることで、屈曲拘縮を悪化させている場合もあります。どちらにしても、腓腹筋の過緊張などの局所の問題とそれがどのような経緯で生じたかを評価し、双方に介入しなければ望ましい結果は得られません。

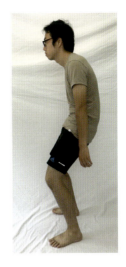

【図2-1-3】
knee-spine syndrome
腰椎後弯位では骨盤が後傾し身体重心が後方に移動するため、膝関節を屈曲させることで重心を前方移動させ姿勢を保持する必要がある
また膝関節に屈曲拘縮が生じると、姿勢保持のために骨盤を後傾させ腰椎が後弯してくる
このように腰椎の状態が膝関節へ、膝関節の状態が腰椎へ影響を与える概念を指す

2）膝関節屈曲時

膝関節屈曲時に膝窩部痛が生じる場合があります。これは膝窩部組織間の滑走性障害や腓腹筋の短縮痛が原因です（図2-1-4）。このような症例はしゃがみ動作や正座動作のような深い屈曲角度での障害を訴えることを特徴とします。腓腹筋の過用や、水分やミネラル不足による「こむら返り」に代表されるような下腿後面筋の筋痙攣が膝窩部の問題を生じさせます。

また、膝関節屈曲時の膝窩部痛の原因として、半月板の後方インピンジメントによる疼痛もあります（図2-1-5）。半月板は膝関節屈曲時に後方移動します。その際に半月板前方にある膝蓋下脂肪体に拘縮が存在すると半月板の後方移動が制限され後方インピンジメントを起こします。また半月板の後方に付着する半膜様筋や膝窩筋に収縮不全があると、半月板の後方移動量が減少し、後方インピンジメントを起こします。半月板の後方インピンジメントがある場合、膝関節屈曲位での内外側の後方関節裂隙において圧痛所見がとれます（図2-1-6）。

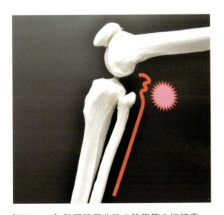

【図2-1-4】膝関節屈曲時の腓腹筋の短縮痛
膝関節屈曲時に腓腹筋の起始部は蛇腹状に折りたたまれる。腓腹筋に過緊張があると、この蛇腹状の部分で圧縮ストレスが強まり疼痛を生じる

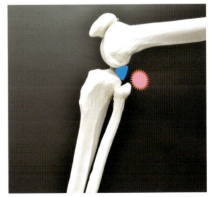

【図2-1-5】膝関節屈曲時の半月板の後方インピンジメント
半月板の後方移動が不十分になると、大腿脛骨関節でインピンジメントが生じる

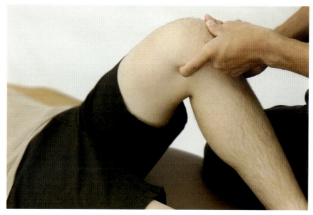

【図2-1-6】内側半月板の圧痛検査

3 膝前面痛

1）膝関節伸展時

膝関節伸展時に膝前面痛が生じる場合があります。これは半月板や膝蓋下脂肪体のインピンジメントが原因です（図2-1-7）。半月板は膝関節伸展時に前方に移動します。そのとき半月板の後方に付着する半膜様筋や膝窩筋の拘縮の存在や、半月板の前方にある膝蓋下脂肪体に拘縮が存在すると半月板の前方移動が制限されインピンジメントが生じます。このような症例では歩行時の膝完全伸展が困難となり、疼痛を訴えることが多くなります。

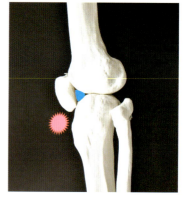

【図2-1-7】膝関節伸展時の半月板の前方インピンジメント

半月板の前方移動が不十分になると、大腿脛骨関節でインピンジメントが生じる

2）膝関節屈曲時

膝関節屈曲時に膝前面痛が生じる場合があります。これは膝蓋上嚢の癒着、大腿前脂肪体の拘縮、膝蓋支帯の短縮、大腿四頭筋の過緊張など膝前面組織の伸張痛が原因です（図2-1-8）。このような症例は、歩行時の膝関節屈曲角度が不十分になったり、下衣の更衣動作で障害を訴えます。

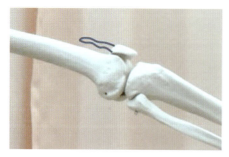 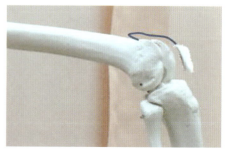

【図2-1-8】膝関節伸展位と屈曲位での膝蓋上嚢の動き

膝関節屈曲位では膝蓋骨の引き下げに伴って膝蓋上嚢は伸張される。膝蓋上嚢と大腿骨の間隙を埋めているのが大腿前脂肪体。大腿前脂肪体の可動性と膝蓋上嚢の柔軟性は関連している

3）階段昇降時、椅子からの立ち上がり時

　　階段の昇降時や、椅子からの立ち上がり時に膝前面痛が生じる場合があります。これは膝蓋大腿関節で膝蓋骨が異常な運動軌跡をたどることが原因となります。このことにより関節辺縁組織への過剰な伸張ストレスや、膝蓋大腿関節の接触圧の偏りによる膝蓋下脂肪体のインピンジメントなどが生じ痛みにつながります（図2-1-9）。このような症例では膝関節屈曲時に膝蓋骨が外方傾斜していることが多くなります（図2-1-10）。

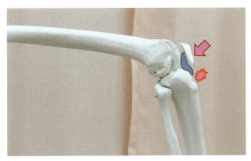

【図2-1-9】膝蓋大腿関節の接触圧の偏りによる膝蓋下脂肪体のインピンジメント

膝蓋骨が過剰に膝蓋下脂肪体を圧迫し、インピンジメントが生じる

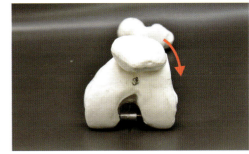

【図2-1-10】膝蓋骨の外方傾斜

4 歩行時

　歩行時の膝痛としては、膝関節内側に生じることも多いのですが、限局しない場合もあります。それは歩行時痛の原因が複数の要因で成立しているからです。歩行時の膝痛には大きく3つの原因があります。1つ目は大腿脛骨関節の正常運動からの逸脱、2つ目は膝蓋下脂肪体の変性、3つ目は膝関節の不安定性です。平地歩行において、膝蓋大腿関節にかかる荷重は体重の約1倍のみですが、大腿脛骨関節には体重の約3倍の荷重がかかります[2]。そのため、歩行時の膝痛は主に大腿脛骨関節由来と考えられます。

　大腿脛骨関節の異常な回旋運動や内反外反運動で、半月板の前方インピンジメントや線維化した組織に力学的負荷が集中することで疼痛が生じます。また、関節面の接触圧の偏りが起こり軟骨下骨の特定部位に圧が集中することで疼痛が生じます。このような症例は非荷重位においても、スクリューホームムーブメント（screw home movement：SHM（後述））に反して、膝関節屈曲時に下腿が外旋し、膝関節伸展時に下腿が内旋や外方変位、膝関節内反方向に動いていきます（図2-1-11）。

　膝関節の炎症などにより膝蓋下脂肪体に線維化変性があると、その部位にストレスがかかった場合疼痛が生じます。このような症例は膝蓋下脂肪体に圧痛所見がみられます（図2-1-12）。

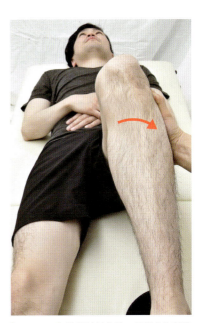

【図2-1-11】膝関節屈曲時の下腿外旋運動

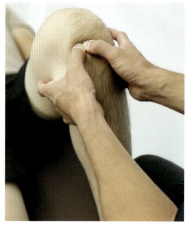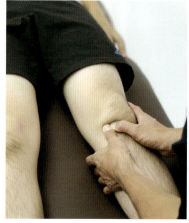

【図2-1-12】膝蓋下脂肪体の圧痛検査
膝関節伸展位と膝関節屈曲位の両方で圧痛検査を行う。膝関節屈曲位で圧痛所見が消失する場合は、膝蓋下脂肪体の線維化変性を疑い、膝関節伸展位、膝関節屈曲位ともに圧痛所見が陽性の場合は膝蓋腱炎を疑う

　膝関節の不安定性が増大すると、関節辺縁組織へのストレスが大きくなり、疼痛につながります。このような症例は反対側に比べて回旋や内外反の関節の遊びが大きく、大腿四頭筋の筋力が低下している場合が多くみられます（図2-1-13）。特に広筋群や殿筋群の筋力強化が必要です（図2-1-14）。また、膝関節完全伸展が困難になると、靭帯による関節安定性が損なわれるために、完全伸展位を獲得することは膝関節の安定性を高める上で特に重要となります。

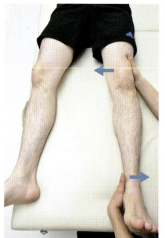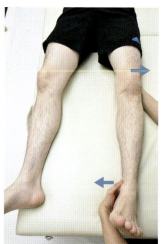

【図2-1-13】膝関節の内反外反ストレステスト

　膝OAの疼痛発生部位として、骨、筋、腱、半月板、脂肪体、関節包など様々なものがあります。軟骨には神経線維が入り込んでいないため疼痛は生じませんが、摩耗した軟骨粉は炎症を誘引します。疼痛部位とそのメカニズムに関してはいまだ不明な部分が多いですが、正常な関節運動の理解と、拘縮部位や動作方法から、力学的な負荷の偏りを予測し介入する必要があります。膝関節周囲組織の拘縮の原因として、関節内圧上昇などによる疼痛回避姿勢、関節不安定性による関節支持組織への負荷の増大、微細損傷後の組織の線維化変性などがあり、各々に適する介入も必要になります。

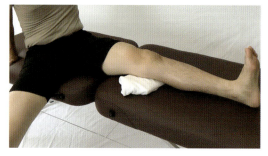

【図2-1-14】広筋群の筋力強化
股関節屈曲位で行うことで大腿直筋の活動を抑制する
また股関節外転位で行うことで腸脛靭帯を起始にもつ外側広筋斜走線維が緩むために、より中間広筋に負荷をかけられる

2．膝OAの痛みに対してセラピストとして何ができるか？

1 異常な関節運動の修正

1）スクリューホームムーブメントの修正

膝関節は屈曲伸展時に回旋運動を伴います。膝関節屈曲時には下腿内旋を伴い、膝関節伸展時には下腿外旋を伴います。この動きをSHMといいます（図2-1-15）。軟骨の摩耗が生じると、軟骨が減少した分だけ膝関節内の空間が増えるため、靭帯が弛緩し、関節運動に異常が生じやすくなります。このような状態で、痛みや拘縮などで軟部組織の緊張状態が変化するとSHMに異常が生じます。

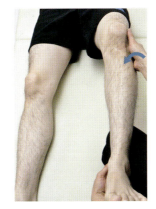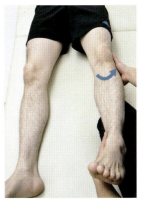

【図2-1-15】SHM
膝関節屈曲時に下腿は内旋し、膝関節伸展時に下腿は外旋するのが正常の関節運動

2）膝関節内反の修正

非荷重位の状態でも、膝関節屈曲伸展運動に伴って膝関節内反方向に下腿が変位し、大腿脛骨関節の内側部への圧の高まりをみせる症例も多くみられます。膝関節内反とともに脛骨の外方変位を生じる例もあります（図2-1-16）。このような症例は、膝関節内側組織の拘縮を伴います。この非荷重位からの膝関節内反運動を軽減することで痛みが減弱する症例もあります。しかし、歩行立脚側において膝関節が外方移動し膝関節内反位をとるラテラルスラスト（lateral thrust）が生じていても疼痛のない症例もあり、膝関節内反が疼痛と結びついていない場合もあります。

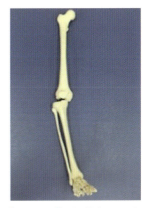

【図2-1-16】膝関節内反と下腿の外方変位

3）膝蓋骨の回旋異常の修正

膝蓋骨は膝関節屈曲時に内側傾斜と外旋するのが正常です（図2-1-17、2-1-18）。この動きが外側広筋の緊張、腸脛靭帯の短縮、膝蓋支帯の短縮、外側膝蓋大腿靭帯の短縮により障害されます（図2-1-19）。これらの組織の柔軟性を確保することは、正常な膝蓋骨の動きを確保するために重要です。また、ラテラルスラストが生じている場合、膝関節外側の組織は緊張していることが多くなります。膝関節完全伸展位を獲得し十字靭帯や側副靭帯での靭帯制動を高めることや、筋による膝関節の支持性を高めることで、腸脛靭帯や膝蓋支帯などの静的支持組織への負荷を軽減させる必要もあります。

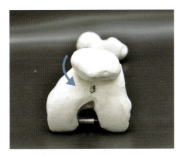 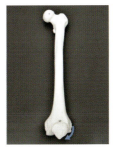 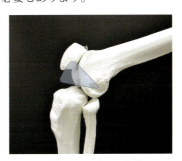

【図2-1-17】膝蓋骨の内側傾斜　【図2-1-18】膝蓋骨の外旋　【図2-1-19】外側膝蓋大腿靭帯

4）筋機能の改善

　　膝OA症例の大腿四頭筋筋力は低下していることが多くみられます。疼痛により屈筋反射が亢進すると大腿四頭筋筋力が抑制されます。また関節水腫により腫脹した関節ではIb抑制が働くため、大腿四頭筋筋力を発揮しにくい状態になります。不動による筋萎縮などにより、大腿四頭筋は量的にも低下している場合があります（図2-1-20）。筋による関節支持性が低下すると、骨棘などによる骨性の安定性が担保されていない膝関節では不安定性が増強し、関節辺縁組織にストレスをかけ痛みにつながります。

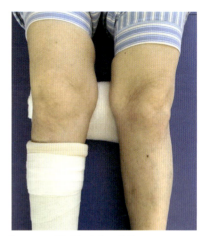

【図2-1-20】内側広筋の萎縮

5）不適切な動作の修正

　　Knee-spine syndromeに代表される骨盤後傾の動作では、膝関節中心から重心位置が後方に離れてしまいます。そのため必然的に大腿四頭筋の筋力が要求され、膝蓋大腿関節の過剰な圧迫を引き起こします（図2-1-21）。同様に膝関節外反外旋動作では、動作制動のために膝関節内側の組織に過剰なストレスがかかり、膝関節内反内旋動作では膝関節外側の組織に動作制動のための過剰なストレスがかかります（図2-1-22、2-1-23）。

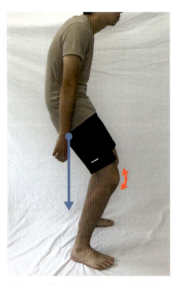 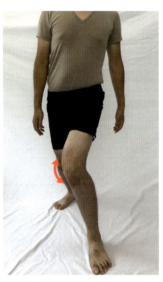 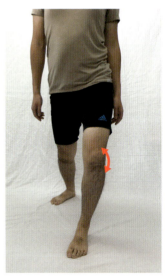

【図2-1-21】骨盤後傾位での膝関節屈曲動作　【図2-1-22】膝関節外反外旋動作　【図2-1-23】膝関節内反内旋動作

6）膝OAの症状と類似する病態への対応

　　膝関節の痛みのために受診し、レントゲン上で軟骨の摩耗が確認されると変形性膝関節症の診断名でリハビリテーションのオーダーがされることが多分にあります。しかし、評価していくと、詳細には膝蓋腱炎や鵞足炎（がそくえん）、腸脛靭帯炎の病態が存在していることも多くみられます。

　　骨盤後傾動作の過用は膝蓋腱炎につながります（図2-1-21）。膝蓋腱炎の場合は、大腿四頭筋の収縮時痛や膝関節伸展位と屈曲位でも変化しない膝蓋腱上の圧痛があります。大腿四頭筋の柔軟性や筋力も必要ですが、骨盤後傾動作由来の症状の場合は、体幹への介入によって症状が消失してしまうことも多くみられます。

　　膝関節外反外旋動作は鵞足炎を生じさせます（図2-1-22）。鵞足炎を疑う場合は、鵞足部での圧痛や薄筋、縫工筋、半腱様筋のいずれかの筋の伸張痛が生じます。薄筋の場合は股関節伸展・外転位から、縫工筋の場合は股関節伸展・内転位から、半腱様筋の場合は股関節屈曲・内転位から膝関節伸展動作を行い、各筋へ伸張ストレスをかけていきます（図2-1-24～2-1-26）。短縮している筋の柔軟性獲得と合わせて膝関節外反外旋動作の修正も行う必要があります。

　　股関節外転位にし、内転筋群を緊張させた状態で内側広筋に収縮を促すと症状が再現する場合もあります。このような症状に対しては、股関節内転筋の緊張を弛め、対応します。

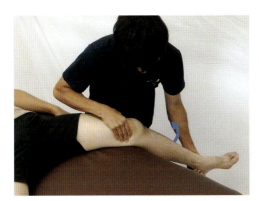
【図2-1-24】薄筋の伸張テスト

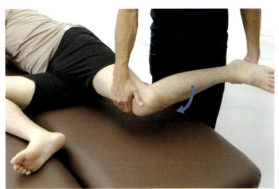
【図2-1-25】縫工筋の伸張テスト

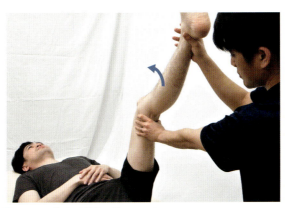
【図2-1-26】半腱様筋の伸張テスト

膝関節内側痛の場合、伏在神経（ふくざいしんけい）の絞扼障害を生じている場合もあります。この場合、膝痛の訴えは比較的広範囲に及びます。内転筋結節やHunter管（ハンター管＝内転筋管）に圧痛があり、股関節内転筋群の過緊張がある場合はこの症状も疑います（図2-1-27）。

　膝関節内反内旋動作は腸脛靭帯炎を生じます（図2-1-23）。腸脛靭帯を大腿骨外側上顆近位部で圧迫し膝を屈伸させると症状の再現ができます（図2-1-28）。腸脛靭帯の拘縮を改善させ、中殿筋や小殿筋、腓骨筋などを強化し、下肢外側の支持性を高めます。

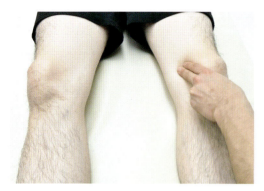

【図2-1-27】内転筋結節の圧痛検査

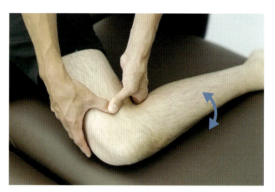

【図2-1-28】腸脛靭帯の圧迫

3．内反変形に対して何ができるか？ 〜変形の意味と解釈〜

　膝OAが進行すると軟骨の摩耗が起こり、その後、半月板や軟骨下骨の損傷も生じます。このような変化が膝関節内側に生じることが内反変形の原因となっています（図2-1-29）。軟骨が減少すると軟骨下骨が直接荷重を受けるようになり、その部分は骨硬化像を呈するようになります。滑液と骨組織に直接触れるようになると、その部位で骨融解が起こり骨嚢胞を生じさせます。軟骨が摩耗することで遊びが増えた関節は骨棘をつくることで安定性を保とうとします。

　内反変形に対してセラピストは基本的には何もできません。そもそも内反変形と痛みの程度は関連しないことが多くあります。高度に内反変形している人でも無痛の場合もあり、変形が軽度でも疼痛が強い症例もあります（図2-1-30）。膝アライメントや荷重位置の変化を狙って介入した後に痛みが軽減する場合があり、内反変形は変化しなくても症状を変化させることは可能です。

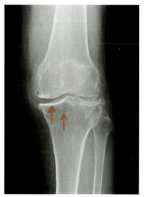 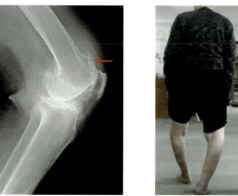

【図2-1-29】膝OA症例のレントゲン画像

【図2-1-30】膝OA症例の歩行
高度な内反変形が生じているが、膝関節に痛みはない

4. 変形性膝関節症の手術とは？ 〜術式の違いと臨床展開〜

　膝OAが進み、痛みや可動域制限などにより高度に日常生活動作が障害されると観血的療法が適応となります。術後理学療法を行うにあたっては、術式や機器の特徴の正確な理解が必要です。侵襲組織の回復を阻害せず、不動や癒着といった二次的な障害を最小限にし、目標となる日常生活への適切な復帰が求められます。

1 高位脛骨骨切り術（high tibial osteotomy：HTO）

　HTOとは脛骨近位を骨切りし、膝関節内反位を矯正し、荷重位置を外側方向へ移動させ、軟骨を保護し疼痛緩和を図ろうとする方法です。おおよそ70歳未満で内側大腿脛骨関節のみの変形で活動性が高い症例が適応となります。

1）Open wedge（オープンウェッジ）法（図2-1-31）

　脛骨近位内側部を骨切りし、その部位を開大させ楔状の人工骨を挿入します。部分荷重は術後約1週間後から開始できます。鵞足周辺に術侵襲が入るために同部位での炎症や、鵞足への過負荷に注意する必要があります。脛骨を開大したことによる脚延長への対応も必要となります。

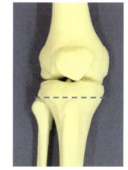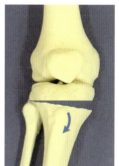

【図2-1-31】Open wedge法

2）Closed wedge（クローズドウェッジ）法（図2-1-32）

　脛骨近位外側部を楔状に骨切りし、骨片を摘出します。脛骨近位骨片と遠位骨片を接触するように整復しプレート固定を行い、腓骨も部分切除します。部分荷重は術後約3週から開始します。腓骨への侵襲が起こるために、腓骨神経麻痺のリスクが高まります。また、脚短縮への対応も必要となります。

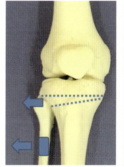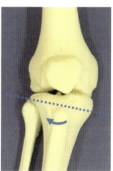

【図2-1-32】Closed wedge法

2 人工膝関節全置換術（total knee arthroplasty：TKA）

　TKAとは膝関節面を金属やポリエチレンにて置換し、除痛と支持性、可動性を回復させようとする方法です。TKAは大腿骨コンポーネント、脛骨コンポーネントと、コンポーネント間に位置する脛骨インサートの主に3つから成立します（図2-1-33）。

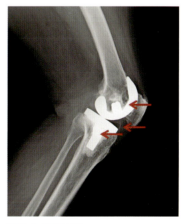

【図2-1-33】TKA

1）皮切と関節への侵入方法

　皮切は主に膝関節中央、もしくは膝蓋骨内側で行われます（図2-1-34）。膝関節中央で皮節したほうが術野の確保には有利ですが、膝立ちなどで床に膝をつくと直接手術痕を刺激するため、疼痛を訴えることもあります。膝蓋骨内側で皮切した場合、床上動作では直接手術痕を刺激しないという利点がありますが、術野の確保が難しくなります。

　膝関節内への侵入方法として、大腿直筋と内側広筋の間から侵入する①medial parapatellar approachと、内側広筋の筋腹から侵入する②midvastus approachと、内側広筋の下縁から侵入する③subvastus approachがあります。大腿四頭筋の損傷程度という視点では③subvastus approachが最も有利ですが、術野という視点では①medial parapatellar approachが最も有利です。②midvastus approachは大腿四頭筋の損傷と術野のバランスを取った方法ですが、筋腹への切開が入るため出血量が多くなる傾向があります（図2-1-35）。

　以上のように皮膚と筋の切開部位が異なることを理解する必要があります。術後は組織の修復過程を考慮し、早期からの大腿四頭筋の強い収縮は避けなければなりません。

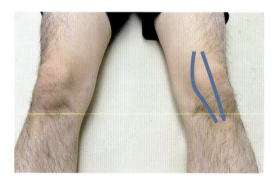

【図2-1-34】TKAの皮切

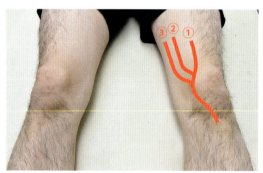

【図2-1-35】膝関節への侵入方法
① medial parapatellar approach
② midvastus approach
③ subvastus approach

2）ギャップの評価と関節安定性

　大腿骨コンポーネントと脛骨の間隙をギャップといい、膝関節屈曲位での間隙を屈曲ギャップ、膝関節伸展位での間隙を伸展ギャップと表現します。これらのギャップはスペーサーブロックという器具を用いて評価します（図2-1-36）。通常は膝関節屈曲ギャップと伸展ギャップを等しくするように大腿骨を骨切りしますが、屈曲ギャップがやや大きくなることが多くなります。その際は屈曲位での膝不安定性が増強し、疼痛や不安定感につながることがあります。特に可動域の回復が術後早期から良好な例は、膝関節伸展位や屈曲位での内外反動揺性を早期から把握する必要があります。関節が不安定で筋力の回復が遅延する例では活動量を制限する必要もあります。

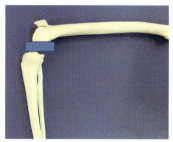
屈曲ギャップ

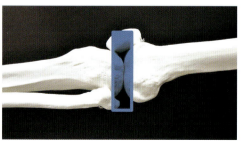
伸展ギャップ

【図2-1-36】スペーサーブロックを用いたギャップの評価

3）脛骨インサートの違い

脛骨インサートには後十字靱帯を温存しているcruciate retaining type（CR type）と後十字靱帯を切離しているposterior stabilized type（PS type）があります。PS typeは後十字靱帯が存在しないため、後方への安定性は脛骨インサートに依存しています。PS typeを選択した場合には、脛骨の後方モビライゼーションや日常生活での四つ這い動作を行うと、機器の弛みや破損を早める可能性があるため注意が必要です。膝関節屈曲の際、大腿骨と脛骨の接触点は後方へ移動していきます。そのため、滑らかな屈曲運動を促すためには脛骨を後方ではなく前方に誘導すると抵抗少なく屈曲することを多く経験します（図2-1-37）。

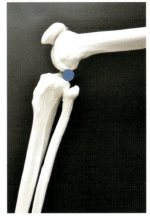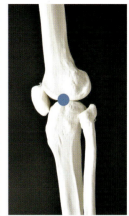

【図2-1-37】膝関節屈曲に伴う大腿骨と脛骨の接触点の移動

4）術中角度の確認

皮膚を縫合した状態での術中可動域の確認が必要です。術中に獲得できた角度が目標となり、それ以上の可動域を獲得しようとすることは時間の浪費につながり、関節不安定性を増強させるリスクもあります。

5．術後のリスクを理解しているか？

術後の基本的なリスクは、神経障害、痛み、感染、出血、呼吸障害、深部静脈血栓症、縫合不全などがあります。患部の状態や、バイタルサイン、血液データを確認し、合併症を進行させないことや、運動療法の強度に注意が必要です。また糖尿病の合併は感染や縫合不全を起こしやすいため、注意を要します。本稿では神経障害と痛みに関して述べます。

1 神経障害

1）腓骨神経麻痺

腓骨神経は、下腿外側や足背の皮膚感覚と足背屈や足趾伸展の運動を支配する神経です。腓骨神経麻痺は、下肢が外旋位に置かれている状態で腓骨頭周囲の神経が圧迫されることで発生します（図2-1-38）。適宜、皮膚感覚や足背屈の筋力の確認が必要です。

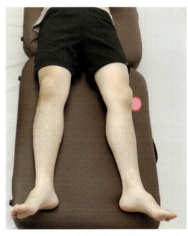

【図2-1-38】下肢外旋位での腓骨神経圧迫

2）伏在神経障害

　伏在神経は膝関節内側と下腿内側の皮膚感覚を支配する神経です。膝蓋骨の内側での皮切や筋切開により、伏在神経の膝蓋下枝を損傷してしまうために膝関節内側から膝関節中央にかけて感覚鈍麻が生じます（図2-1-39）。時間をかけて回復する症例もありますが、感覚鈍麻が残存する症例も少なくありません。

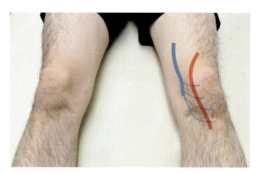

【図2-1-39】伏在神経と皮切の関係

2 痛み

1）創部

　創部痛は術後の可動域改善の妨げになります。皮膚は侵害受容器が豊富なため、刺激を少なくしながら関節可動域訓練を進めなければなりません。膝関節が屈曲する際、皮膚は縦方向にも横方向にも伸張されます。その伸張刺激を少なくするように、創部に皮膚を寄せるように可動域訓練を行う必要があります（図2-1-40）。

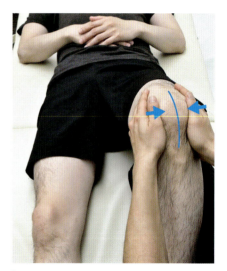

【図2-1-40】創部へ皮膚を寄せながらの関節可動域訓練

2）腫脹管理

　関節に腫脹があると、関節内圧が亢進し痛みにつながります。膝蓋骨周囲をガーゼで包み、弾性包帯を使用し、膝関節全体の圧迫の処置が必要となります（図2-1-41）。圧迫した状態での軽い筋収縮も効果的です。術後早期からの高過ぎる活動性も腫脹の原因となるため、活動性の管理も必要となります。

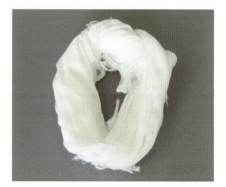

【図2-1-41】膝蓋骨周囲を圧迫するためのガーゼ

3）知覚情報の混乱

　関節には豊富な受容器が存在します。手術により短時間に膝アライメントが変化してしまうことは、術前の知覚－運動ループの破綻を意味します。位置覚の障害などによる運動指令のフィードフォワードとフィードバック誤差は脳内で痛みとして認知されることもあります（図2-1-42）。

　また、術直後は痛み感覚に依存した動作をつくることが多くみられます。"痛い"から動かさない、"痛い"から体重をかけられない、などの痛み情報のみに注意が向いた状態になってしまいます。触覚や位置覚の訓練を通して知覚－運動ループの再学習を図り、痛み感覚ではなく体性感覚由来の動作に変化させていくことが必要です。膝関節を効果器ではなく受容器として機能向上させることで筋出力の微調整が可能になることが多くみられ、疼痛軽減が図れます。

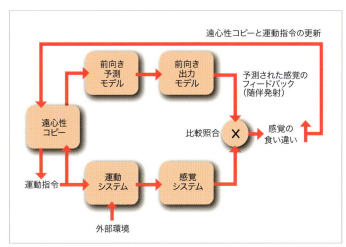

【図2-1-42】運動の遠心性コピーと感覚情報の誤差による疼痛の脳内メカニズム
（文献3より引用）

4）不快情動としての痛み

　不快情動それ自体が痛みにつながります。不快情動を感じる扁桃体は、痛みと不快情動を結び付ける働きをしています。入院生活などで様々なストレスにさらされている症例の不快情動を軽減するだけでも、疼痛の軽減は図れます。睡眠や食事、トイレ動作、同室者や看護師との関係、家族との関係にも配慮し、セラピスト自身が不快要因にならないように注意しなければなりません。

6. 膝関節屈曲制限に対するアプローチ

1 大腿四頭筋

　疼痛などにより大腿四頭筋に過緊張が生じていると屈曲制限が生じます。膝関節屈曲90°未満までの屈曲角度獲得には端座位で、膝関節屈曲90°以上では背臥位で介入します（図2-1-43、2-1-44）。できるだけ下腿のみを動かすように介入し、脱力の感覚を再学習するために、大腿四頭筋の緊張が抜けた瞬間に下腿が下降する感覚を即座にフィードバックします。また、新たに獲得した膝関節屈曲角度での大腿四頭筋の収縮を促すと、収縮後にさらなる弛緩が得られやすくなります。ハムストリングスの収縮を促し、相反抑制により大腿四頭筋の緊張低下を図る方法もあります。広筋群の伸張性改善のためには、後述する中間広筋や外側広筋への介入が必要となります。

　筋の緊張状態が持続していると、位置覚の異常が生じてくる場合があります。位置覚の異常が大腿四頭筋の過緊張を生み出していることも少なくありません。視覚的には位置にずれを生じていても、体性感覚では同じ位置にあると知覚していることも多くみられます（図2-1-45）。

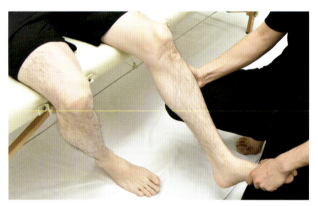

【図2-1-43】端座位での膝関節屈曲可動域訓練

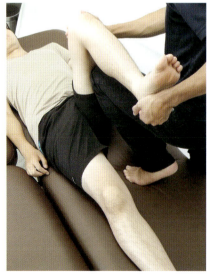

【図2-1-44】背臥位での膝関節屈曲可動域訓練

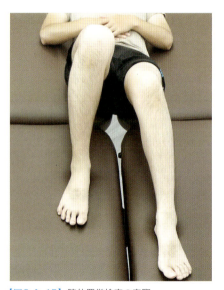

【図2-1-45】膝位置覚検査の実際
患側（左）の膝関節屈曲角度を健側（右）で再現させた場合、実際よりも大きい屈曲角度として認識している症例が多くみられる

2 膝蓋上嚢周囲

　膝蓋上嚢周囲に拘縮が存在している場合、膝関節屈曲時に膝蓋骨上部に伸張痛を訴えます。膝蓋上嚢の表層にある中間広筋の可動性や、膝蓋上嚢自体の可動性を評価する必要があります。
　中間広筋（ちゅうかんこうきん）の可動性は、大腿骨から中間広筋を持ち上げるようにして評価します。可動性が低下している場合はほとんど持ち上げられないため、繰り返し持ち上げ操作を行い、可動性を改善させます。この操作により中間広筋や膝蓋上嚢、膝蓋上嚢と大腿骨の間に存在する大腿前脂肪体の可動性を改善させられます（図2-1-46）。
　さらに膝蓋上嚢の左右への広がりを評価します。膝蓋上嚢が存在する部位は関節内特有の低摩擦感を触知できます。この範囲を左右で比較し、狭小している場合は拡大するように膝蓋上嚢縁に伸張をかけて、膝蓋上嚢の柔軟性改善を図ります（図2-1-47）。

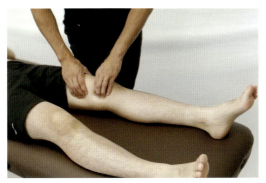

【図2-1-46】中間広筋の可動性評価

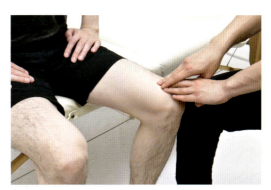

【図2-1-47】膝蓋上嚢の触診

3 膝蓋支帯、膝蓋下脂肪体

　膝関節屈曲時に膝蓋骨下部に伸張痛を訴えた場合、膝蓋支帯や膝蓋下脂肪体の拘縮を疑います。これらの組織に拘縮があると、膝蓋骨は低位化してきます。膝関節屈曲90°において大腿骨内外側上顆を結ぶ線よりも膝蓋骨底が近位にあるのが正常です。大腿骨内外側上顆を結ぶ線と膝蓋骨底が同じレベルか、それよりも遠位に移動してくる場合は膝蓋骨が低位化しています（図2-1-48）。
　膝蓋支帯の長軸方向の柔軟性は膝蓋骨の回旋運動を用いながら、評価し改善させます（図2-1-49）。まずは膝関節伸展位で膝蓋支帯を伸張し、徐々に屈曲角度を上げて伸張を行います。膝蓋下脂肪体の柔軟性は、膝蓋下脂肪体左右へのモビライゼーションや大腿四頭筋の収縮力を用いて改善させます（図2-1-50、2-1-51）。

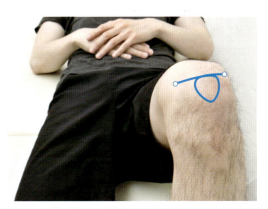

【図2-1-48】膝蓋骨の低位化

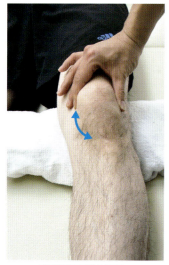
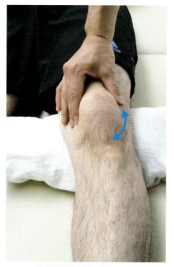
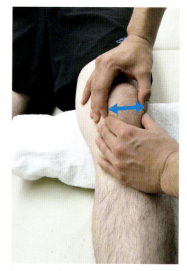

内側膝蓋支帯の伸張　　　　　　外側膝蓋支帯の伸張

【図2-1-49】膝蓋骨の回旋を用いた膝蓋支帯の伸張
徐々に屈曲角度を上げて伸張する

【図2-1-50】膝蓋下脂肪体のモビライゼーション
膝蓋骨を固定し、膝蓋下脂肪体を左右に動かす。膝関節伸展位だけではなく、膝関節屈曲位でも行うとさらに効果的

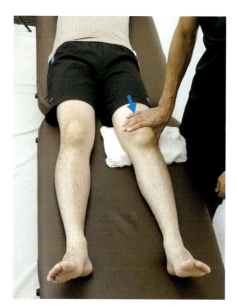
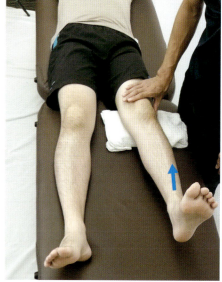

【図2-1-51】大腿四頭筋の収縮を用いた膝蓋下脂肪体の柔軟性回復
あらかじめ膝蓋骨を引き下げて膝蓋腱を弛めた状態から大腿四頭筋の収縮を促すことで、膝蓋骨挙上に伴う膝蓋下脂肪体の前方への可動性が促通され、膝蓋下脂肪体の柔軟性回復が促される

4 腓腹筋

腓腹筋の短縮痛により、膝関節屈曲時に膝窩部痛が生じ屈曲制限を起こします。このような場合は、腓腹筋の過緊張や腓腹筋起始部の滑走性障害を改善させ、腓腹筋の柔軟性を改善すると痛みが改善します。組織間の滑走性を改善させるためには、腓腹筋内側頭の内外側縁と腓腹筋外側頭の内外側縁に指を滑り込ませ、腓腹筋とハムストリングスや後方の関節包との滑走性を改善させます（図2-1-52）。痛みが出現する手前の屈曲角度で介入すると角度改善につながりやすいです。

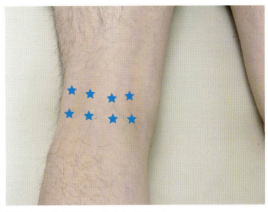
【図2-1-52】腓腹筋への介入ポイント

5 半月板の後方インピンジメント

半月板の後方インピンジメントにより膝窩部痛が起こり、膝関節屈曲制限が生じます。内側半月板後方には半膜様筋が、外側半月板後方には膝窩筋が付着するため（図2-1-53）、これらの筋の収縮を用いて後方への移動量を確保する必要があります（図2-1-54、2-1-55）。また膝蓋下脂肪体が半月板の前方で拘縮している場合でも半月板の後方への移動が障害されるため、膝蓋下脂肪体の柔軟性も必要です（図2-1-50、2-1-51）。

また半月板の後方インピンジメントには、下腿の異常な回旋運動も関係してきます。半月板は脛骨ではなく大腿骨顆部と動きを同期するため、下腿内旋の場合、外側大腿脛骨関節において大腿骨外側顆は脛骨外側顆に対して後方に移動するため、外側半月板は大腿骨外側顆に伴いより後方に移動します。同様に下腿外旋の場合、外側大腿脛骨関節において大腿骨外側顆は脛骨外側顆に対して前方に移動するため、外側半月板は大腿骨外側顆に伴いより前方に移動します（図2-1-56）。膝関節屈曲域で脛骨が外旋してくると、外側大腿脛骨関節において大腿骨外側顆は脛骨外側顆に対して前方に移動するために外側半月板のインピンジメントの可能性が高まります。半月板の後方インピンジメントが疑われる際には、半月板周囲の組織の柔軟性と合わせて大腿脛骨関節の回旋の評価も重要になります。

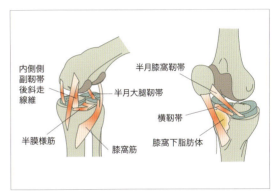
【図2-1-53】半月板の移動に関わる組織（文献4より引用）

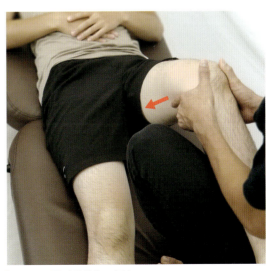
【図2-1-54】半膜様筋の収縮
半膜様筋は半腱様筋よりも脛骨近位に付着するため、膝関節屈曲運動よりも大腿骨長軸に合わせた後方への移動を促すことで、半膜様筋の分離した収縮を行える

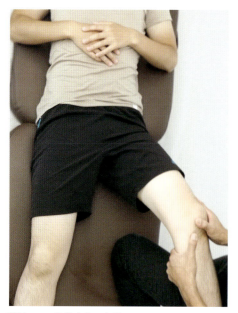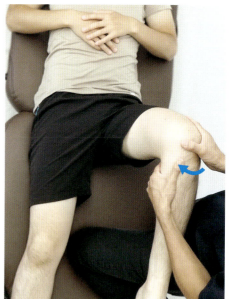

【図2-1-55】膝窩筋の収縮
大腿を外転外旋方向と下腿を内旋方向に誘導し、膝窩筋の収縮を促す

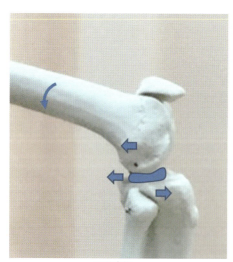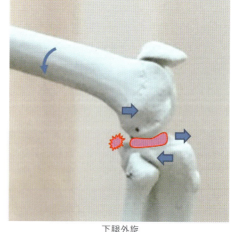

下腿内旋　　　　　　　　　　　　　　　　下腿外旋

【図2-1-56】膝関節屈曲域での大腿骨顆部と半月板の動き
右のように膝関節屈曲域で下腿外旋してしまうと、大腿骨外側顆とともに半月板が前方に移動するため、後方インピンジメントが生じる可能性が高くなる

7. 膝関節伸展制限に対するアプローチ

1 半月板の前方インピンジメント

膝関節伸展時に膝前面痛を訴える症例があります。このような場合は半月板や膝蓋下脂肪体のインピンジメントが考えられます。前述したように、内側半月板の後方には半膜様筋が付着し、外側半月板の後方には膝窩筋が付着します。これらの筋の過緊張が半月板の前方への移動を妨げ、伸展時の痛みを生じさせます。各筋の収縮と弛緩を繰り返すことで、緊張の緩和を図る必要があります（図2-1-54、2-1-55）。

また、半月板は横靭帯を介して膝蓋下脂肪体と付着します。膝蓋下脂肪体が拘縮を起こすと膝蓋下脂肪体自体の前方への移動が減少し、結果として半月板の前方移動量が低下します。膝蓋下脂肪体の拘縮改善も伸展可動域改善に関与します（図2-1-50、2-1-51）。

2 膝窩組織の拘縮

膝窩組織の拘縮により膝関節伸展制限を生じます。腓腹筋の短縮があれば、徒手的な圧迫や伸張運動により柔軟性を改善させます。腓腹筋起始部周囲で滑走障害があればその部位に指を滑り込ませ改善させます（図2-1-52）。前方重心優位の立位や股関節の機能不全により腓腹筋は過緊張になっている場合もあり、なぜ腓腹筋が過緊張になっているのかその原因への介入も必要です。

8. 膝蓋骨の動きってどう出す？

膝蓋骨の動きは膝関節屈曲に伴い、膝蓋骨外旋と内側傾斜し、遠位に引き下げられます（図2-1-8、2-1-17、2-1-18）。異常な膝蓋骨の運動として、内旋・外側傾斜が生じます。内旋・外側傾斜させる組織として主に外側広筋、外側膝蓋大腿靭帯、外側膝蓋支帯、腸脛靭帯、内側膝蓋支帯があります（図2-1-57）。

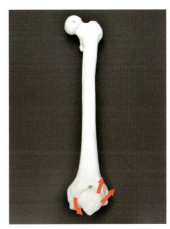

【図2-1-57】外側広筋による膝蓋骨の内旋と外側傾斜

1 外側広筋

外側広筋の過緊張や短縮が膝蓋骨を内旋・外側傾斜させます。徒手的に外側広筋の伸張性を改善させ、外側広筋の後方への可動性も改善させます（図2-1-58、2-1-59）。また、腸脛靭帯の過緊張により外側広筋の柔軟性が損なわれる場合もあります。腸脛靭帯自体の柔軟性回復と、腸脛靭帯に依存しない下肢外側の筋活動と支持性を高める必要があります（図2-1-60、2-1-61）。

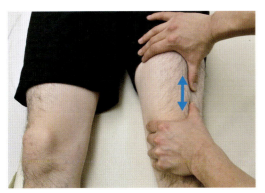

【図2-1-58】外側広筋の徒手的な伸張

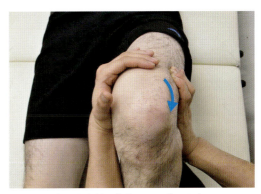

【図2-1-59】外側広筋の後方へのモビライゼーション

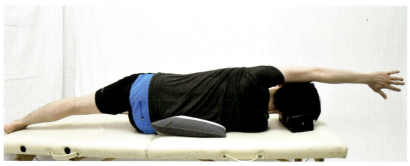

【図2-1-60】腸脛靭帯のストレッチ

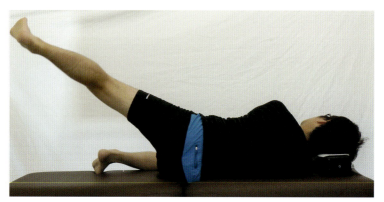

【図2-1-61】下肢外側組織の支持増加（中殿筋の促通）

2 外側膝蓋大腿靭帯

外側膝蓋大腿靭帯の拘縮により、膝蓋骨は外側傾斜してしまいます。膝蓋骨の外側縁が大腿骨の顆間窩（か かん か）から十分に浮き上がれるように膝蓋骨内側から押し出すような操作が必要となります（図2-1-62）。

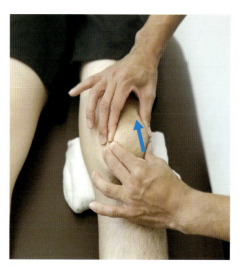

【図2-1-62】膝蓋骨の外側の持ち上げによる外側膝蓋大腿靭帯の伸張

9. スクリューホームムーブメントは大切？

1 半月板の前方インピンジメント

　SHMとは、膝関節屈曲時に下腿が大腿骨に対して内旋し、膝関節伸展時に下腿が大腿骨に対して外旋する動きを指します。膝OAが進行するとこの動きに異常が出現することが知られています。異常な関節運動は関節内外の構成体に負荷の偏りを生じさせます。特に歩行時痛が膝関節に生じている症例ではSHMは必須の評価項目となります。

　SHMの評価は、まずは非荷重位で行います。検者の母指を被検者の脛骨粗面に置き、大腿骨の内外旋が生じないように膝関節を屈曲します（図2-1-63）。最終可動域まで下腿内旋が継続するか確認し、次に膝関節を伸展させ最終伸展域まで下腿外旋が継続するか確認します。膝関節屈曲の途中で下腿内旋の停止や、SHMとは逆に下腿が外旋してしまうことも多くみられます。屈曲時に外旋する場合は膝関節後内側を、膝関節伸展時に下腿内旋する場合は膝関節後外側に介入します。特に腓腹筋の起始部とその他の組織との滑走性を改善させることは重要です（図2-1-52）。また、筋の過緊張があるとその部位からの張力によって下腿が正常とは逸脱した運動を起こすことがあります。下腿がどこの部位からの張力によって異常な運動を引き起こしているのか、これは検者の手に感じる繊細な感覚に委ねられます（図2-1-64）。

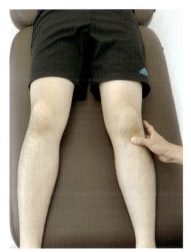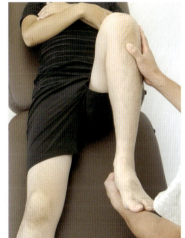

【図2-1-63】SHMの評価

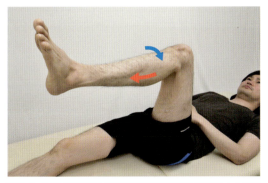

【図2-1-64】膝関節屈曲時の下腿外側の緊張亢進による下腿外旋の異常運動

膝関節屈曲位での膝関節外旋の原因として外側ハムストリングスの過緊張もあります。内側ハムストリングスの収縮を促し、外側ハムストリングスを弛めるような介入を行うと膝関節屈曲時の下腿の外旋が内旋に修正されます（図2-1-65）。

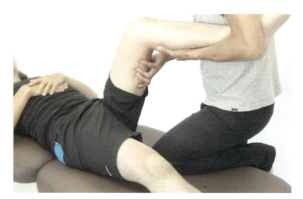

【図2-1-65】内側ハムストリングスの収縮促通
内側ハムストリングスの走行に沿って指を置き、膝関節屈曲に伴う下腿内旋の動きを促通する

　膝関節屈曲時に大腿骨が回旋してしまう場合もあります。特に大腿骨が内旋し、下腿が外旋する場合は、まず大腿骨に介入します（図2-1-66）。股関節外旋方向にストレッチをかけ、その後に股関節外旋筋の収縮を促通します（図2-1-67、2-1-68）。介入後にSHMを確認し、正常に回復している場合には、膝の問題は股関節から引き起こされている可能性が高くなります。

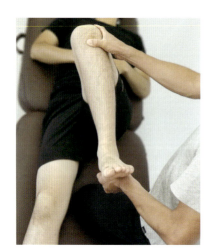

【図2-1-66】股関節内旋に伴う膝関節屈曲時の下腿外旋運動

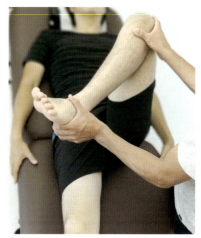

【図2-1-67】股関節外旋方向へのストレッチ

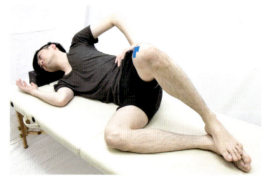

【図2-1-68】股関節外旋筋の収縮促通

正常なSHMが獲得されたら、今度は膝関節屈曲90°位において、下腿を空間上正中に保ったまま内外側に動かしてみます。この動きによって股関節外転位や内転位での下腿に対する大腿骨の動きも確認できます（図2-1-69）。ここでも下腿が正中を保てるような機能が求められます。

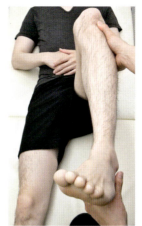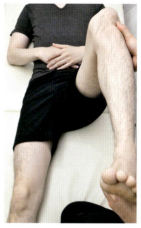

【図2-1-69】空間上正中位を保持したままの股関節内外転

　非荷重位で下腿の正常な動きが獲得できたら、次は荷重位でのSHMを確認します（図2-1-70）。大腿骨と脛骨を把持しながら、その相対的な位置関係を評価します。正常であれば、スクワット動作において、距骨下関節回内を伴う下腿内旋と相対的な大腿骨外旋を伴った膝関節屈曲動作が生じます。SHMと逆の動きがみられた場合は、その動きが大腿骨由来か下腿骨由来か判断します。股関節の内旋が優位になり膝関節が外旋する場合は体幹・股関節へ介入します。距骨下関節回外を伴う下腿外旋が優位な場合は、足関節周囲筋の過緊張が考えられます。舟状骨の動きが障害されている場合には後脛骨筋、楔状骨の動きが障害されている場合には前脛骨筋の緊張を低下させるように介入し、再評価します。

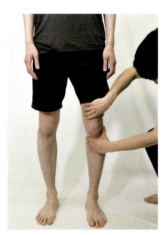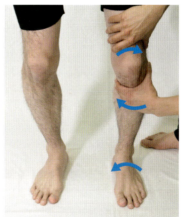

【図2-1-70】荷重位でのSHMの評価
正常な動きが出現しない場合は、大腿骨由来か下腿骨由来か骨運動から判断する

　膝OA患者に対して、大腿四頭筋の強化と関節可動域訓練という定型的な内容にならず、異常関節運動と症状の関連付けをし、介入内容を選択していかなければなりません。異常関節運動が出現していても症状と無関係の場合もあり、介入と再評価を何度も繰り返し症状消失を図ることが重要になります。

2-2 膝靭帯損傷の症状と動作

1．膝前十字靭帯とは

　膝前十字靭帯（anterior cruciate ligament：ACL）は、大腿骨外側顆の内側面から顆間の天井にかけて起始し、脛骨内側顆間隆起の外側へ停止しています[1]（図2-2-1）。長さは約38mm、太さは約11mmです。機能的には前内側線維束（anteromedial bundle：AMB）と後外側線維束（posterolateral bundle：PLB）の2つに分類されます。膝伸展位ではAMBもPLBも緊張していますが、屈曲位ではPLBは弛緩していたと報告されています[2]。

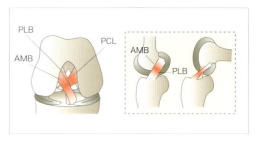

【図2-2-1】膝前十字靭帯
膝前十字靭帯はAMBとPLBに分類される。膝伸展位では全線維は平行に走行しているが、膝屈曲位では捻れが生じている

2．膝前十字靭帯損傷とは

　膝ACL損傷は、スポーツ活動中による発生が70％を占めます。全米大学体育協会（NCAA）による報告では、発生件数はアメリカンフットボール、女子サッカー、女子バスケットボールの順に多くみられました[3]。我が国における中学・高校の体育・部活動中における報告では、バスケットボールが最も多く、このうち女子が84％を占めていました。2番目はサッカーで男子が86％を占めていました[4]。

　受傷機転は、アメリカンフットボールやラグビーではタックルやカッティング、バスケットボールやハンドボールではカッティング[5]や片脚ジャンプ着地、サッカーではカッティングやヘディングジャンプ後の着地[6]、バドミントンではオーバーヘッドストローク後の片脚着地[7]、スキーではターンやランディング[8]が報告されています。Kogaら[5]の報告によると、受傷時は足部接地後40msecまでに、急激な膝外反と内旋、脛骨前方移動が生じていました。膝屈曲外反位で荷重することで、脛骨外側顆後方へ圧迫力が加わり、脛骨前方移動と内旋が生じ、ACLが損傷すると考えられます。

　受傷時には、「バキッ」というPOP（断裂）音を感じ、「膝が外れた」「ずれた」などと訴えます。直後にスポーツの継続は困難となります。受傷後2時間程度で腫脹が生じるとともに疼痛が生じ、2日間くらいが最大となります。新鮮例では膝蓋跳動（ballottement of patella：BOP）を認め、関節穿刺を行うと血性を認めます（図2-2-2）。陳旧例では膝くずれ（giving way）の経験を聴取します。前方不安定性の評価としてラックマンテスト（Lachman test）、定量的評価としてKT-1000が用いられます（図2-2-3）。回旋不安定性の評価として

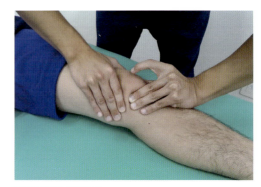

【図2-2-2】膝蓋跳動
被験者の肢位を膝伸展位とする。伸展位とすることで関節包の後方が緊張する。大腿骨内外側顆部に溜まった貯留液を集め、膝蓋骨上嚢を圧迫する。膝蓋骨を指で2、3回タップする。膝蓋骨が水面に浮く舟のように跳動がみられれば陽性とする

Nテストやピボットシフトテスト（pivot sift test）が用いられます（図2-2-4）。画像評価はMRI像においてACLの走行異常を認めます（図2-2-5）。大腿骨外側顆と脛骨外側後方に骨挫傷（bone bruise）、外側半月板損傷の合併を認めることが多いです。

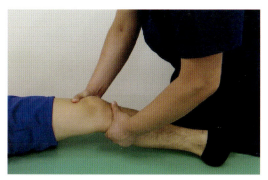 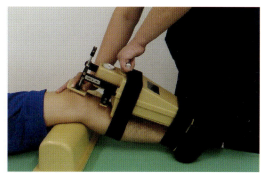

【図2-2-3】Lachman test
被験者の肢位を背臥位で股関節外転外旋位、膝関節屈曲20°とする。大腿骨遠位部を外側から脛骨近位部を内側から把持する。勢いよく脛骨を前方へ引き、同時に大腿骨は床面に押し付ける。体格の大きな患者に対しては、大腿骨遠位に枕などを利用して行うこともできる。不安定性（instability）と終末抵抗感（end point）を評価する。Instabilityは、－、±、＋、＋＋の4段階としている。end pointは4段階評価とし、①「コツン」という硬さがある、②軟らかいがはっきりしたend pointがある、③軟らかい、④end pointなしとしている。
定量的評価としKT-1000が用いられる。30lbf（134N）または徒手最大の前方引き出し力を加え、脛骨移動距離を記録する。3mm以上の左右差がある場合、ACL損傷と考えられる

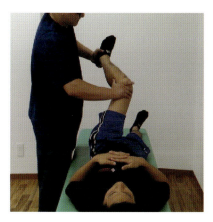

【図2-2-4】N test
被験者の肢位は、受傷肢位を再現するようにする。荷重するように踵から軸圧を加え、膝関節屈曲60°外反内旋位とする（図では、左手で踵から軸圧を加えつつ内旋させ、右2～5指で膝屈曲を押さえ、右手掌で外反を加える）。膝伸展していくと10～20°で脛骨外側が前方へ逸脱するのを触知する（図では、左手で膝伸展させていき、右母指で腓骨頭にて触知している）。不安定性（instability）と膝が抜けるような怖さ（fear）を評価する

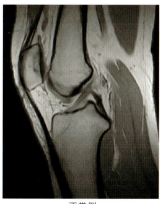 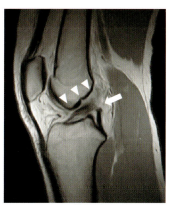

正常例　　　　損傷例

【図2-2-5】膝前十字靱帯損傷のMRI像
正常例ではACL前縁はまっすぐに垂直に近く立ち上がっている。損傷例では大腿骨側で断裂し、垂れ下がっている（矢頭）。脛骨前方偏位するためPCLが折れ曲がっている（矢印）

3. 膝前十字靱帯損傷に対する治療

1 保存療法

損傷後、修復機序がはじまりますが治癒には至りません。結果、保存療法の成績は思わしくなく、ランニングは可能になりますが、コンタクトやカッティングが要求されるスポーツ活動への復帰は難しいです。ACL機能の破綻による脛骨前方移動に対して内側半月板が制動に作用するため、内側半月板損傷が合併し、長期的には変形性関節症に至ることが報告されています[9, 10]。

2 手術療法

手術療法には修復術、再建術があります。損傷されたACLは経時的に断端が退縮・吸収されるので、近年は修復術はほとんど行われなくなり、再建術が行われます。再建材料には骨付き膝蓋腱（bone patella tendon bone：BTB）、あるいは半膜様筋腱（semitendinosus tendon：ST）を用いた二重束再建術が行われます。正常ACLの破断強度は2,160N[13]、10mm幅のBTBでは2,977N[14]、ST二重折りでは2,640N[15]であり、再建材料として十分な強度と考えられています。BTB法は、膝蓋腱の中央から幅10mmで、膝蓋骨と脛骨粗面の骨片15mmを含んで採取します[11]。大腿骨、脛骨に骨孔を開け、これを通しスクリューで固定します。ST二重束再建法は、半膜様筋腱を240mm採取し2つに切離したあと二重折りとし、太さ5.5〜6.5mmの移植腱を2本作製します[12]。大腿骨、脛骨にそれぞれ2つずつの骨孔を開け、これを通しEndoButton®とステープルで固定します。

4. 膝前十字靱帯再建術前後のリハビリテーション

1 術前リハビリテーション

術後の機能は、術前の機能に相関するため、術後リハビリテーションが成功するかどうかは、術前リハビリテーションにかかっています。腫脹・疼痛がない、関節可動域（ROM）に健患差がない、筋力は健患差20％以内、正常歩行が獲得されていることが必要です。

腫脹：Asanoら[16]は、関節血腫が関節線維症を生じさせると報告し、De Andradeら[17]は、大腿四頭筋筋活動が抑制されることを報告しています。

ROM：Mayrら[18]は、術前のROM不足は、術後のROM不足と強く相関したと報告しています。

筋力：Eitzenら[19]は、術前に大腿四頭筋筋力が健患差20％以上あった場合、術後2年においても有意な差が残存していたと報告しました。

歩行：大腿四頭筋の収縮を避けるような歩容がみられますので、十分な収縮が得られるまでは松葉杖の使用を勧めます。

2 術後リハビリテーション

術後リハビリテーションは、再建靱帯の治癒と骨孔治癒、再建靱帯へかかるストレスを考慮して進めます。

再建靱帯の治癒過程：再建靱帯の治癒過程は4期に分けられます[20]（表2-2-1）。①壊死期：術直後の再建靱帯は、血液供給がないため、動物モデルに対しBTB法を行った報告では術後2週頃から壊死に陥ります。②血管新生期および細胞増殖期：術後3週頃より再建靱帯への血管侵入が認められ、6週で血行が回復します。間葉系幹細胞は線維芽細胞に分化・増殖し、術後3ヵ月で最大となり、再

建靭帯は最も膨隆します。③コラーゲン再形成期：術後4ヵ月より線維芽細胞は減少しますが、タイプⅢコラーゲンを産生します。④成熟期：術後6ヵ月頃よりコラーゲン線維の比率が増加します。タイプⅢコラーゲンは適度な負荷が加わることでタイプⅠコラーゲンに置き換えられます。正常ACLに近似した組織になりますが、術後1年でも全く同様の組織特性にはなりません[21〜23]。

壊 死 期	血管新生期・細胞増殖期	コラーゲン再形成期	成 熟 期
2〜4週	3週〜3ヵ月	4〜6ヵ月〜	6ヵ月〜1年
再建靭帯には血液供給がないため、虚血性の壊死に陥る	血管の浸潤が生じ6〜8週で毛細血管網が完成する 間葉系幹細胞が線維芽細胞に分化・増殖する	線維芽細胞数が減少し、コラーゲン線維の比率が増加する	正常ACLに近似した組織に置き換わる

【表2-2-1】再建靭帯の治癒過程

　骨孔治癒：再建靭帯は骨孔内で骨と強固に結合することで機能します。BTB法の場合、骨片と骨孔との間（bone to bone）は骨新生によって結合されます[24]。術後3週から骨新生が開始され、術後8週で結合されます[25]。ST法の場合、再建靭帯と骨孔（tendon to bone）とはSharpey線維によって結合されます[26]。術後3〜8週でSharpey線維が出現し、術後12週で結合されます[27]。Weilerら[28]の引っ張り試験では、術直後は骨孔から引き抜き損傷が起こり、9週では再建靭帯実質部で断裂が生じ、12週では骨より剥離が生じたと報告しています。再建靭帯が骨孔出口で大きく動く（windshield wiper effect）[29,30]や、骨孔内で長軸方向に動く（bungee cord effect）[31〜33]が生じると、骨孔治癒は阻害され骨孔拡大が生じます。骨孔治癒の実際は、上記より遅延している可能性があります。

　再建靭帯へのストレス：大腿四頭筋の収縮は、脛骨前方移動を生じさせ、再建靭帯へストレスを生じます。Flemingら[34]、小型のトランスデューサーをACLに埋め込み、ACLに加わる歪み量を測定しました（表2-2-2）。その結果、膝屈曲15°における大腿四頭筋等尺性収縮が最も大きくなりました。大腿四頭筋の収縮はハムストリングスを同時収縮させることで安全に実施できることが報告されています[35,36]。スクワットは、体幹を前屈させることで安全に実施できることが報告されています[37]。

運動の種類	ACLの歪み
膝伸展　等尺性収縮　15°(伸展トルク30Nm)	4.4%
膝屈曲－伸展　自動運動（重り45N）	3.8%
ラックマンテスト　30°(引き出し力150N)	3.7%
スクワット	3.6%
膝屈曲－伸展　自動運動（負荷なし）	2.8%
大腿四頭筋、ハムストリングス同時収縮　膝屈曲15°	2.8%
膝伸展　等尺性収縮　(30°伸展トルク30Nm)	2.7%
階段昇降	2.7%
荷重　膝屈曲　20°	2.1%
前方引き出しテスト　90°(引き出し150N)	1.8%
固定式自転車	1.7%
大腿四頭筋、ハムストリングス同時収縮　30°	0.4%
他動膝屈伸運動	0.1%
膝伸展　等尺性収縮　(60°、90°伸展トルク30Nm)	0.0%
大腿四頭筋、ハムストリングス同時収縮　60°、90°	0.0%

【表2-2-2】運動時のACLの歪み

1）保護期前期（術後～4週間）

　術後リハビリテーションは、保護期前期、保護期後期、訓練期前期、訓練期後期、復帰期に分けられます（表2-2-4）。それぞれの期における目的を理解し、明確な目標を設定することが重要です。保護期前期は、再建靱帯の壊死期ですので、再建靱帯の治癒と骨孔治癒を優先します。機能的目標は、腫脹の消失、ROMは0～120°の範囲でスムーズな関節運動、筋力は十分な大腿四頭筋の収縮によるextension lagの消失、歩行は正常歩行の獲得です。

　腫脹：評価はBOPを用います。治療はRICE処置（安静、持続的冷却装置を用いたアイシング、パッドと弾性包帯を用いたJones法による圧迫、患肢挙上）を実施します。腫脹管理は退院後も継続します。

　ROM：1990年Shelbourneら[38]は、術直後から完全伸展を獲得する加速的リハビリテーションを提唱しました。伸展可動域測定は、腹臥位での踵骨高の左右差（heel height distance：HHD）が用いられます[39]（図2-2-6）。伸展可動域の最終目標は左右差なしですが、健側が過伸展を呈する例は、早期より獲得すると復帰期には健側以上に過伸展することがありますので、この時期は0°までにとどめておきます。膝蓋腱採取のための切開、関節鏡挿入のための内側・外側ポータル部によって膝蓋下脂肪体（infrapatella fat pad：IFP）や滑膜は、癒着し膝前面痛（anterior knee pain：AKP）の原因となります[40]。ST腱の採取部の癒着、内側広筋の機能低下による下腿過外旋などによって伸展可動域は阻害されやすいです。屈曲可動域の目標は、この時期は階段昇降など日常生活動作に必要な120°とします。正常膝関節運動では屈曲120°までに内旋28°が必要です。大腿骨外側に開いた骨孔のため外側広筋の滑走障害、過緊張により膝蓋骨のトラッキングエラー、屈曲に伴う下腿内旋が不足しやすくなります。

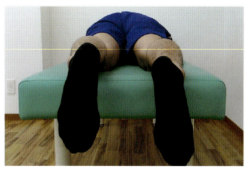

【図2-2-6】HHD
被験者を腹臥位とし、股関節の回旋に注意し、膝蓋骨はベッド上におく。踵の位置の左右差を測定する。
欧米では1cmを1°として解釈されるが、日本人の平均的下腿長から算出すると過少評価となるので注意が必要

　筋力：術後は、膝周囲筋の筋力低下、筋萎縮が生じます。大腿四頭筋のMMTや等速性筋力評価は、再建靱帯への過負荷となるので、術後3ヵ月以内の実施は行われるべきではありません。大腿周径や、大腿四頭筋セッティングを行わせた際の内側広筋の膨隆や硬さで評価します[41]（図2-2-7）。筋力強化には、神経筋電気刺激（neuromuscular electrical stimulation：NMES）が有効です[42]。電気刺激に合わせて、随意的に同時収縮させます。ST法では、ST腱採取の影響で深屈曲力が低下します[43]。術後3ヵ月までは、レッグカールなどのエクササイズは避けられるべきです。

　歩行：Howellら[44]、翌日荷重群と3週間後荷重群を比較しました。脛骨前方移動量に群間差はなかったとしました。この結果から、荷重

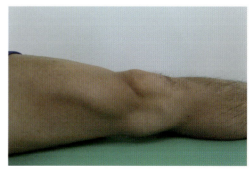

【図2-2-7】内側広筋の筋機能テスト
大腿四頭筋セッティングを行わせ、内側広筋の膨隆と硬さを0、20、40、60、80、100%で段階的評価する。強い収縮力が得られると皮線は大きなものが一つだけ生じる

開始時期を遅らせる必要はありません。大腿四頭筋の十分な収縮が得られない（extension lagが生じている）うちは、松葉杖を使用します。歩容は、立脚期ではダブルニーアクション（double knee action）がみられず、内側広筋の収縮が低下し、立脚後期〜つま先離地期で大腿二頭筋の過活動（下腿外旋）が生じていたと報告されています[45]。遊脚期では、膝屈曲が不足し、ぶん回しがみられます。

2）保護期後期（術後〜12週間）

この時期は血管新生期および細胞増殖期です。再建靱帯の治癒、骨孔治癒はまだ十分ではありません。筋力強化について、Heijneら[46]は、レッグエクステンションを術後4週より実施群と術後13週から実施群を比較しました。結果、筋力に有意差はありませんでしたが、前後・回旋不安定性が有意に大きかったと報告しています。レッグエクステンションする場合は、膝屈曲60°までとし、抵抗部位を脛骨近位と遠位の2ヵ所とする二重チューブ法を用います[47]。再建靱帯へのストレスを考慮すると、トレーニングの基本はCKC（closed kinetic chain）が適切です。

ここではジャンプ着地でACLを損傷したバスケットボール選手を想定してみます。安全なジャンプ着地ができるようになることを目標に、それにつながるようなスクワットを考えてみます[48]。前額面においては、足幅を開いて基底面を広くし、第2趾が正面を向くように立位します。膝関節は屈曲に伴い脛骨は内旋し、足関節は背屈に伴い内転することを考慮します。脛骨粗面が第2趾に向かうように膝屈曲・下腿前傾します。第1趾に荷重するとスプリング靱帯に荷重することになり下腿は内側へ倒れ、knee in & toe outとなってしまいます。矢状面においては、股関節屈曲90°、膝関節屈曲90°、下腿前傾45°を目標にします（図2-2-8）。このスクワットの前提として、ROMは、骨盤が後傾しないで股関節屈曲90°、荷重位での足関節背屈45°が必要です。筋力では、股関節屈曲90°を保つ腸腰筋筋力、膝関節では内側広筋と内側ハムストリングスとの同時収縮力（図2-2-9）、下腿前傾を保つ前脛骨筋筋力が必要です。

両脚を接地した動作から段階的に患側への荷重量を増加していきます。スクワット（50％）から、足を前後に接地したスプリットスクワット（70％）、バックランジ（90％）、片脚スクワット（100％）、KBW（knee bent walk）[47]と進めていきます。バックランジは、立位から片脚を後方へ一歩踏み出す動作です。患側を支持脚としても踏み出し脚としても構いません。

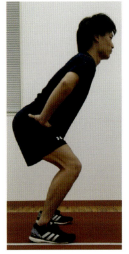
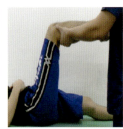
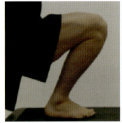

【図2-2-8】スクワット
スクワットでは、股関節屈曲90°、下腿前傾45°を目標とする。股関節屈曲可動域が不足すると90°未満で骨盤後傾が生じる。下腿前傾角度が不足すると、踵が浮いたり、足部回内、外転がみられる

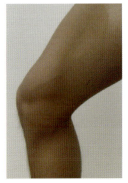
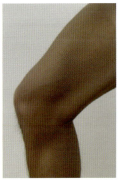

【図2-2-9】内側広筋と内側ハムストリングスの同時収縮
スクワットや片脚スクワットにおいて十分な収縮が得られていれば大腿後面が直線状にみえる。触れて十分な硬さがあるかをチェックする

しかし、フォワードランジは患側を一歩前に踏み出すと着地衝撃による脛骨内旋モーメントが大きいため、この時期の実施は勧められません。KBWは、着地の衝撃が小さく、大腿四頭筋とハムストリングスとが同時収縮したままで行われるため安全に行うことができます。

3）訓練期前期（術後3〜4ヵ月）

　　訓練期前期の機能的目標は、ランニング・ジャンプです。ランニング開始時期のレビューによると、BTB法10.4週、ST法11.8週です。ACLにストレインゲージを埋め込んだ研究では、ラックマンテストは350N、ランニングは311.5Nだったと報告されています[49]。ラックマンテストを行い、硬いエンドポイントが感じられなければ、再建靱帯の治癒が不十分と考えられ、ランニング・ジャンプの開始は遅らせます。

　　ランニング開始基準は、BOP陰性、疼痛がないこと、ROMは0〜125°です。筋力は、等尺性評価や等速性評価において伸展は健側比70％[50]、浅屈曲は100％です（図2-2-10）。CybexⅡを用いたWBI（weight bearing index：大腿四頭筋筋力を体重で除した値を体重支持指数としたもの）は0.8で[51]、20cm台からの片脚立ち上がり筋力に相当します（図2-2-11）[52]。なわとびを1分間実施し、腫脹・熱感・疼痛が出現しなければランニングを1分間から開始します（表2-2-3）。腫脹・熱感・疼痛の有無を実施直後と翌日に確認します。腫脹・熱感・疼痛が生じた場合、次段階への移行は熟考される必要があります。各段階を連続2日間実施し、1日休息日を入れ次の段階へ移行します。ランニングと類似した用語としてジョギングがあります。これは、ランニングより低速度のものと解釈されます。しかし、その速度は人それぞれ異なり、医療者が意図したレベルと患者が理解したレベルに隔たりがあると危険だと考えます。そのためランニング（20分間走できる速度）を用いています。

　　ジャンプは、両脚で着地する限り比較的膝関節モーメントが小さいです。ジャンプは、踏み切りと着地に分けられます。踏み切りは、コンビネーションカーフレイズから始め、10cm台へのジャンプ・オンを練習します。下腿三頭筋だけでなく大殿筋の収縮を使って踏み切ります。着地は、その場でのドロップスクワット、10cmの台からジャンプ・オフを練習します。つま先から接地し股関節を十分屈曲することで最大床反力を減少させます[53]。

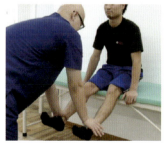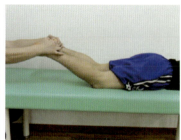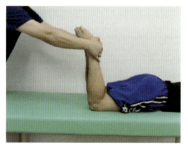

【図2-2-10】筋力評価
筋力の左右差を等尺性収縮の左右差で評価する。大腿四頭筋は伸展位にて、半膜様筋は浅屈曲にて、半腱様筋は90°以上の屈曲にてテストする

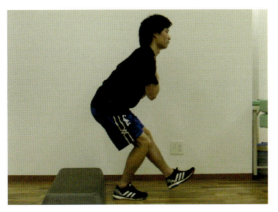

【図2-2-11】立ち上がりテスト
簡便に下肢筋力を評価する方法。手を胸の前に組み、体幹を前傾する。反動をつけずに起立し、静止する

【表2-2-3】段階的ランニング

段階的ランニング
1分間ランニング ＋ ウォーク × 5ROUNDS
5分間ランニング
5分間ランニング ＋ ウォーク ＋ 5分間ランニング
10分間ランニング
10分間ランニング ＋ ウォーク ＋ 10分間ランニング
20分間ランニング

4）訓練期後期（術後4～5カ月）

　　訓練期後期では、競技特性に応じたスポーツ動作を練習します。実施基準としてROMは0～150°、筋力は、等尺性収縮や等速度性評価にて膝伸展80％、WBIにて1.0、10cm台からの片脚立ち上がりが可能であることです。ランニングはダッシュまでレベルを上げます。片脚での前後左右方向へのジャンプ着地、カッティングは、受傷機転でもあり難易度の高い動作ですので段階的に進めていきます。

　　ジャンプは、片脚ジャンプ着地から、サイドキック、回転ジャンプ、ジャンプの際にボールキャッチやコンタクトの課題を加えていきます。

　　カッティングは、ストップとターンに分けられます。ストップは、一歩より二歩、二歩より三歩、複数歩で減速し、一歩にかかる負荷を分散させます。ターンは、バスケットボールやハンドボールなど体育館で行う競技は、ツイスティングが用いられます。サッカーやラグビーのようなスパイクを使用する競技、芝生で行う競技は、踏み換えが行われます。ツイスティングにて荷重位での股関節回旋を練習した後、ニーリフトにて股関節を屈曲し回旋する踏み換えを練習します。吉田ら[54]、自転車エルゴメーターによる低負荷の全力ペダリングが、ダッシュ、踏み換え能力に有効だったと報告しています。

　　複合的な動きとして、ダッシュから複数歩で減速・ストップし、踏み換えして方向転換し、再度ダッシュなどを練習します。初期は動作ごとに止まって確認をし、何度も反復して正しい動作を習得するようにします。リスク管理としてテーピングを行います[55]。テーピングは施術者の技術により効果の有無が大きく異なるため、十分な練習をしておきます（図2-2-12）。

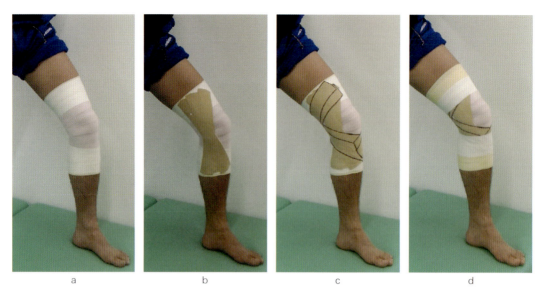

【図2-2-12】テーピング
a：膝軽度屈曲位でアンダーラップ、アンカーテープを巻く
b：膝外反制動のためにX・縦サポート・テープを巻く
c：下腿前方移動と内旋・外旋制動のためにスパイラル・テープを巻く
d：アンカーテープとラッピングをして完成

5）復帰期（術後5～6ヵ月）

　スポーツ復帰基準や復帰時期については、現在コンセンサスを得られていません。スポーツ復帰とは、どのレベルを指すのか（体育やチーム練習に一部参加できるレベルなのか、試合にフル出場できるパフォーマンスなのか）、使用した再建材料によっても異なりますし、復帰時期は施設ごとに異なるのが現状です。我々は対人練習、チーム練習に一部参加の基準として、ROMは左右差なし、筋力は等尺性評価、等速度性評価にて膝伸展（大腿四頭筋）90％以上、浅屈曲（半膜様筋）100％、深屈曲（半腱様筋）80％としています。チーム練習が1ヵ月継続できたら、試合復帰を許可しています。もし腫脹や疼痛が出現したらレベルを下げて、復帰は遅らせます。

　Gobbiら[56]は、ACL再建術後24ヵ月の追跡調査にて完全復帰は65％、不完全復帰24％、復帰不可11％だったと報告しています。復帰できなかった理由は、疼痛、再損傷の怖さ、などで、カッティング、ストップ動作などが困難でした。疼痛の主は膝前面痛で、術後24カ月においてBTB法の42％、ST法の20％において残存していました[57]。膝前面痛の原因は、ROMにて健患差が伸展5°、屈曲10°以上でした。怖さを訴える症例は、時間経過とともに減少し術後28ヵ月で25％でした[58]。しかし、KT-1000にて健患差2.5mm以上、pivot sift test陽性例、術前にgiving wayを3回以上経験している例では有意に高かったと報告されています。

6）予防

　再損傷率は6〜16％と報告されており、再建ACL損傷（3〜8％）と反対側損傷（3〜6％）とがあります[59]。再建ACL損傷は、術後1年未満の発生が多く、反対側損傷は、術後2〜3年が多いです。予防は、一般群に対する一次予防と再建術患者に対する再損傷予防とは分けて考える必要があります。一般群に対して行われるべきことはメディカルチェックによるリスクファクターの高い例の抽出です。抽出された例に対してスポーツ種目別予防プログラムが実施されるのが良いと考えます。再建術患者は、元来リスクファクターの高い群なので、再損傷予防プログラムが必要と考えます。

　Gilchristら[60]は、サッカー選手にPEP（prevent injury, enhance performance）プログラムを用いることで、ACL発生率が有意に低下したと報告しました。PEPプログラムは、ウォームアップラン、ストレッチング、筋力トレーニング、プライオメトリクスジャンプ、アジリティの5項目で構成されています。

　Olsenら[61]は、ハンドボール選手に対して下肢外傷予防プログラムをランダムに実施し、ACL損傷は介入群3例、非介入群10例だったと報告しています。このプログラムには、カッティングやジャンプシュート着地が含まれています。

　Omiら[62]は、バスケットボール選手に対して股関節機能を高める予防プログラムが有効だったと報告しています。ジャンプ着地では、股関節の屈曲が浅い接地では、床反力の吸収ができません。接地した瞬間に股関節屈曲、膝関節屈曲、下腿前傾にて衝撃を緩衝することが大切です。

　再損傷予防プログラムについては、現在、十分に検証されていません。患者の受傷機転を聴取し、苦手な動作を抽出し、克服していくことが大切です。受傷機転は、ジャンプ着地やカッティングが多く、足接地後40msecで生じていることから、フィードバック機構による修正は間に合いません。ジャンプ着地ではフィードフォワードで接地前より着地姿勢を準備することが、カッティングでは、一歩にかかる負担を減らすためには踏み換え動作が大切と考えています。

【表2-2-4】エクササイズ表 ST二重束再建術後リハビリテーション

保護期前期①		
目　　　標：移植腱の生物学的治癒 目安となる時期：術後〜2週間 機能的目的：腫脹が軽減し、スムーズな関節運動、 　　　　　　　筋収縮、両松葉杖歩行自立	合格基準	＜退院＞ 腫脹：自己管理できる ROM：膝関節屈曲0〜120° 筋力：内側広筋の筋機能60％ 歩行：両松葉杖を使用し、連続歩行10分 階段：両松葉杖を使用し、昇降自立
リハビリメニュー		

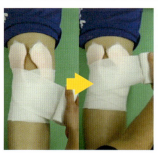

腫脹管理

目的：腫脹軽減

方法：
パッドと弾性包帯を用いて圧迫を行う。パッドは膝蓋骨の両側に置く。弾性包帯は、Jones包帯法を巻く。近位方向に巻くときは強く、遠位方向に巻く時は弱く巻き、遠位から近位に圧をかける。BOPが陰性となるまで継続する

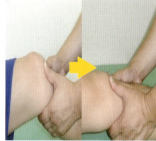

膝蓋下脂肪体リリース

目的：膝蓋下脂肪体の拘縮改善

方法：
膝関節軽度屈曲位とし、膝蓋骨下方より、膝蓋骨を押し上げてから膝関節を伸展させる

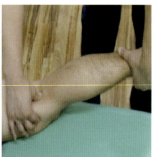

後内側リリース

目的：採取腱部癒着予防、伸展可動域改善

方法：
腹臥位、膝関節軽度屈曲位とする。内側ハムストリングスを把持し、側方、遠位に滑走させる

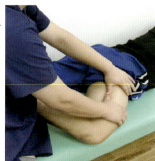

外側広筋リリース

目的：外側広筋の滑走改善

方法：
外側広筋は、膝屈伸に伴い大腿骨の上を短軸方向へ移動する。屈曲時には後方へ、伸展時には前方へ滑走するように介助する

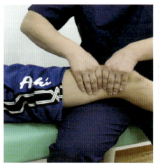

膝蓋上嚢リフトオフ

目的：膝蓋上嚢とpre femoral fat padの癒着予防

方法：
膝蓋上嚢とその深層のpre femoral fat padを大腿骨から剥がすように持ち上げる

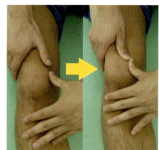

パテラモビライゼーション

目的：膝蓋骨可動性の維持、改善

方法：
膝伸展位では膝蓋骨は、内外側に1cmずつ、上下に2cmずつ程度の可動性を有する

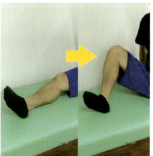

ヒールスライド

目的：関節可動域改善

方法：
膝関節伸展位から、膝関節屈曲90°まで半膜様筋の収縮によって下腿内旋させて屈曲運動を行う

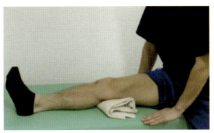

大腿四頭筋セッティング

目的：腫脹軽減、拘縮予防、収縮力向上

方法：
股関節外転、骨盤前傾位とする。タオルを大腿骨遠位に置く。脛骨近位に置くと脛骨前方偏位ストレスとなるので避ける。軽いリズミカルな収縮を行うことで膝蓋上嚢やprefemoral fat padを滑走させる。強い収縮を行う際は、股関節伸展でタオルを押しつぶしたまま、踵がベッドより浮くように大腿四頭筋を収縮させる

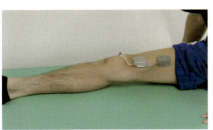

低周波による筋力トレーニング

目的：腫脹軽減、拘縮予防、収縮力向上

方法：
大腿四頭筋（図は内側広筋）に低周波を通電し、筋収縮を促す

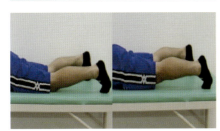

プローン・セッティング

目的：大腿四頭筋の収縮力向上

方法：
腹臥位、足関節背屈にて接地させ、大腿四頭筋の収縮で大腿部をベッドより浮かせる

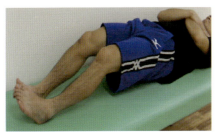

ヒップリフト

目的：半膜様筋の収縮力向上

方法：
半膜様筋は浅屈曲で収縮する。膝関節30°屈曲・下腿内旋位、足関節背屈位で股関節伸展する

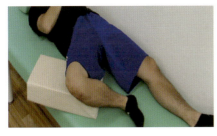

股関節最終外旋エクササイズ

目的：立位・歩行での患側への荷重量増加、歩容改善

方法：
大転子外側にクッションを置き、股関節外転・外旋筋群の等尺性収縮を行う

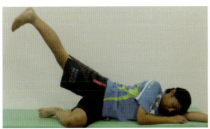

中殿筋前部線維エクササイズ

目的：立位・歩行での患側への荷重量増加、歩容改善

方法：
側臥位。股関節伸展・外転・内旋位とする。最終域まで挙上する

保護期前期②		
目　　　標：移植腱の生物学的治癒 目安となる時期：2〜4週間 機能的目的：腫脹が消失し、スムーズな関節運動、 　　　　　　筋収縮、正常歩行が可能	合格基準	＜独歩＞ 腫脹：消失（BOP陰性） ROM：膝関節屈曲0〜120° 筋力：extension lag 消失 歩行：独歩、墜落性跛行の消失、 　　　double knee actionの左右差なし 階段：1足1段

リハビリメニュー

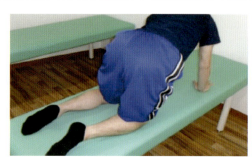

大転子後外側ストレッチング
目的：股関節屈曲可動域改善

方法：
四つ這い位から一側の股関節を内転させ、大転子後方に付着する筋群を伸張する

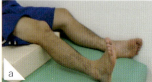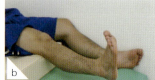
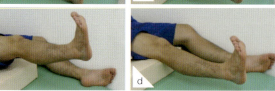

フォーモーションエクササイズ[31]
目的：extension lagが存在する患者に対して大腿四頭筋の筋出力向上

方法：
長坐位。大腿骨遠位にクッションを置く（a）。股関節伸展と膝伸展を同時に行い大腿四頭筋セッティングする（b）。そのまま挙上する（c）。再び、大腿四頭筋セッティングを行う（d）。脱力して（a）に戻る。a〜dを繰り返す

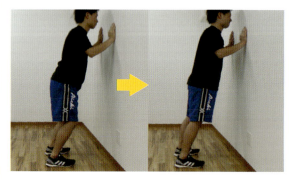

大腿四頭筋セッティング（立位）
目的：荷重位の大殿筋・大腿四頭筋の同時収縮

方法：
立位で膝関節軽度屈曲位を開始肢位とする。大殿筋・大腿四頭筋の収縮による股関節・膝関節伸展を行う

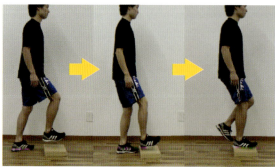

ステップボックス
目的：歩行踵接地のための練習

方法：
約5cm程度の台を用意する。足関節背屈位で踵から接地し、膝関節・股関節伸展を行う

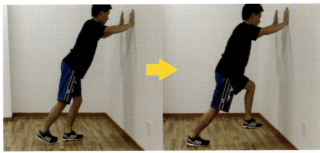

壁押しエクササイズ
目的：歩行立脚後期のための練習

方法：
前後に開脚し、患側を後脚にて足踏みをする。後脚立脚のとき、股関節伸展、膝関節伸展で壁をしっかり押す

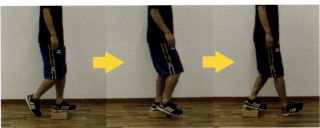

遊脚初期エクササイズ
目的：double knee actionの改善、遊脚初期の練習

方法：
足底部の前半分を段差から出して立位となる。重心を前方移動し、自然に膝屈曲させる

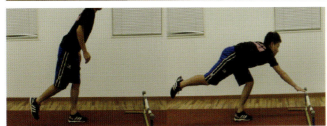

クロスカントリースキー
目的：半膜様筋の筋力向上

方法：
半膜様筋は、股関節の伸展筋として優位に働く。片脚立位になり、膝関節軽度屈曲位とする。支持脚と対側の上肢でリーチ動作を行う

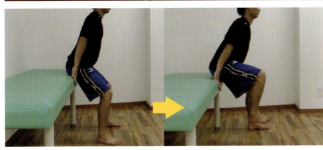

腸腰筋エクササイズ
目的：股関節屈曲位の腸腰筋筋力向上

方法：
端座位で骨盤前傾位を保持させ、股関節屈曲を行う

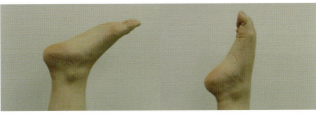

長母趾・長趾屈筋エクササイズ
目的：足関節背屈可動域拡大

方法：
長母趾屈筋は、距骨の後方を走行する。足関節底屈で足趾の屈曲を行い距骨後方での滑走を促す

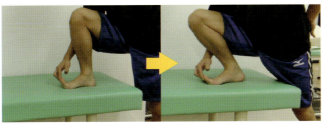

長趾・長母趾屈筋ストレッチング
目的：足関節背屈可動域拡大

方法：
足関節背屈位にて足趾伸展ストレッチングする

保護期後期		
目　　　標：移植腱の生物学的治癒 目安となる時期：4〜12週間 機能的目的：腫脹が消失し、スムーズな関節運動、 　　　　　　筋収縮、正常歩行が可能	合格基準	筋力：スクワット（股関節屈曲90°）しても 　　　骨盤後傾しない 　　　片脚スクワットで内側ハムストリング 　　　スの緊張を高めることができる 階段：降段で墜落性歩行の消失、跛行が生じ 　　　ない

リハビリメニュー

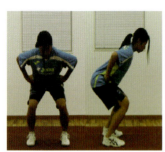

スクワット

目的：スポーツ動作の基本姿勢の獲得

方法：
前額面では、スタンスの幅は肩幅程度に開く。膝と第2趾を一直線にする。矢状面では、下腿前傾45°、股関節90°屈曲とする
内側ハムストリングスが緊張していること、足趾屈曲していないことを確認する

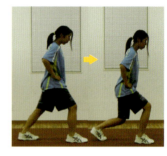

スプリットスクワット

目的：大腿四頭筋とハムストリングスの同時性収縮力向上

方法：
前後に開脚し、膝関節を屈曲させていく。重心は前後の中心になるように注意する

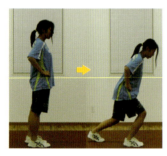

バックランジ

目的：大腿四頭筋とハムストリングスの同時性収縮力向上

方法：
両脚立位から片側の股関節屈曲・膝関節屈曲し、健側の脚を後方に引く

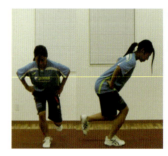

片脚スクワット

目的：片脚スクワット姿勢の獲得

方法：
前額面では、膝と第2趾を一直線にする。矢状面では、下腿前傾45°、股関節90°屈曲する。足趾の屈曲が生じないように注意する

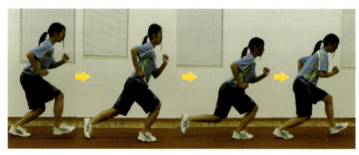

knee bent walk

目的：多関節の複合運動、衝撃の緩衝

方法：
膝関節軽度屈曲位とし、下腿を前傾させながら足全体に荷重する。前方移動に伴ってつま先離れをする。左右交互、前後に腕を振り、この腕振りに合わせて下肢を前方に出す。腰の高さを一定にすることに注意する

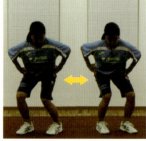

ツイスティング

目的：荷重位での回旋可動域獲得

方法：
スクワット姿勢を保持し前足部を中心として足先と膝の方向を変える。骨盤前傾を保持し大腿四頭筋と内側ハムストリングスを同時収縮させつつ股関節での内外旋を行う

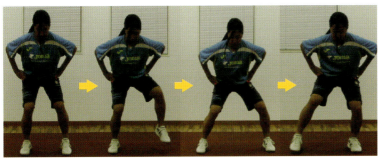

サイドステップ
目的：サイドステップの習得

方法：
送り足は、股関節屈曲・外転・外旋し、床面に対して垂直に下ろす。蹴り足は、送り足が着地すると同時に、外反せず股関節内転させる

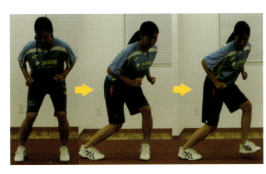

クロスオーバーステップ
目的：方向転換動作の習得

方法：
股関節の回旋によるツイスティングあるいは踏み返してから、1歩踏み出す

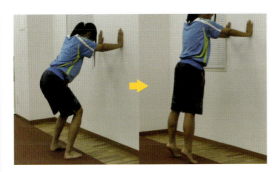

コンビネーションカーフレイズ
目的：ジャンプの踏み切り

方法：
スクワット姿勢からカーフレイズを行う。足関節を底屈と同時に膝関節、股関節を伸展する

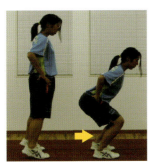

ドロップスクワット
目的：ジャンプ着地の前段階
方法：
カーフレイズの姿勢(つま先立ち)からスクワットまで行う。股関節屈曲、膝関節屈曲、下腿前傾が同時にできているかを確認する

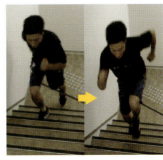

階段昇り
目的：大腿四頭筋・大殿筋・腸腰筋の筋力向上

方法：
階段を1段飛ばして昇る。腸腰筋の収縮による股関節屈曲、大腿四頭筋・大殿筋の収縮による膝・股関節の伸展をさせる

	訓練期(前期)		
目　　　標：ランニング開始 目安となる時期：3〜4ヵ月 機能的目的：合格基準に達せば、 　　　　　　3ヵ月以降でランニング、ジャンプを許可する	合格基準	＜ランニング＞ ROM：膝関節屈曲0−125°以上 筋力：WBI0.8(20cm台から片脚立ち上がり)以上 縄跳び：疼痛・熱感の出現なし 片脚スクワット：膝関節屈曲時のハムストリングスが緊張、股関節90°・下腿前傾45°	＜ジャンプ＞ 腫脹：BOPの陰性 筋力：WBI0.8(20cm台から片脚立ち上がり) 両脚スクワット：膝屈曲時のハムストリングスが緊張 　　　　股関節90°・下腿前傾45°

リハビリメニュー

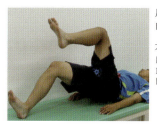

片脚ヒップリフト
目的：内側ハムストリングス筋力向上
方法：
膝関節を90°屈曲、足関節背屈位とし、片脚で股関節伸展する

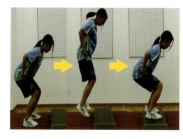

ジャンプ・オン
目的：踏み切り練習

方法：
着地の衝撃を減少させるために約10cmの台にジャンプする

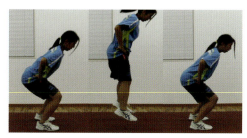

スクワットジャンプ
目的：踏み切りと着地の練習
方法：
踏み切りは垂直方向に、着地は股関節屈曲90°膝関節屈曲90°、下腿前傾45°とする

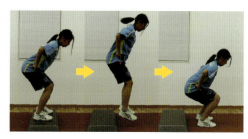

ジャンプ・オフ
目的：着地の練習

方法：
約10cm台に乗った状態から飛び降りて着地する。股関節屈曲90°、下腿前傾45°をとれるか確認する

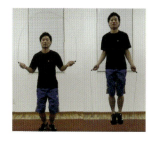

両脚縄跳び
目的：ランニング前の疼痛・熱感・腫脹評価
方法：
両脚縄跳びを連続1分間跳ぶ。疼痛が出現しなければ、再度1分間跳ぶ。縄跳び1分間と疼痛の確認を5セット繰り返す。最終的に疼痛、熱感、腫脹の出現がなければ、ランニングへ進む

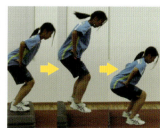

ドロップジャンプ
目的：高強度の衝撃による着地動作
方法：
約10cm台に乗った状態から飛び降りて着地する。股関節屈曲90°、下腿前傾45°をとれるか確認する。段階的に高くし、40cm台より飛び降りれるようにする

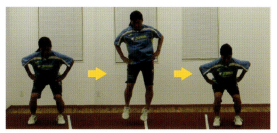

ラインジャンプ
目的：踏み切りと着地の連続
方法：
ラインを越えて、前後左右方向に踏み切る。着地では一旦静止する

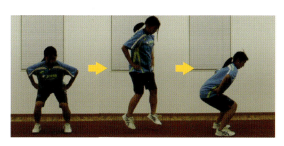

両脚回転ジャンプ
目的：回旋方向への着地動作
方法：
両脚で踏み切り90°回転して着地する。最初は患側の方に回転する。着地姿勢が正しくとれた段階で逆回転を行う。90°が可能となれば、180°回転ジャンプまで実施する

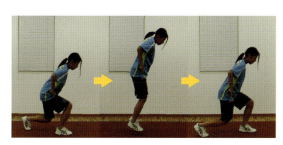

シザースジャンプ
目的：前後開脚位の着地動作
方法：
前後開脚位から空中で前後を入れ替えて、両脚同時に着地する

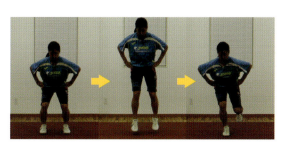

スクワットジャンプ（片脚着地）
目的：片脚着地動作
方法：
両脚踏み切りでジャンプする。片脚スクワット姿勢で着地する

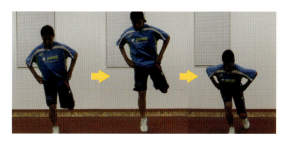

片脚スクワットジャンプ
目的：片脚踏み切り、着地動作
方法：
片脚踏み切りでジャンプする。片脚スクワット姿勢で着地する

	訓練期(後期)	
目　　　標：スポーツ基本動作の習熟 目安となる時期：4ヵ月～5ヵ月 機能的目的：段階的にスポーツ種目別 　　　　　　特異的動作の練習開始	合格基準	＜練習の一部参加＞(対人以外) ROM：0～150° 筋力：WBI1.0以上、10cm台より片脚立ち上がりができる 走行：ダッシュができる 着地動作：ジャンプ片脚着地にて股関節屈曲90°・膝関節屈曲90°・下腿前傾45°ができる ストップ動作：ダッシュから複数歩のニーリフトで減速・ストップできる ターン動作：ニーリフトで踏み換え動作ができる
	リハビリメニュー	

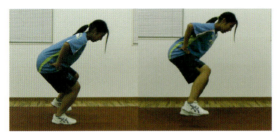

ニーリフト

目的：スクワット姿勢を保持して股関節屈曲運動

方法：
スクワット姿勢を保持し、股関節屈曲運動を行う。可能な限り速く、高く実施する

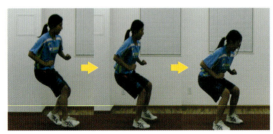

ストップ動作

目的：減速の習得

方法：
ランニングから減速をしてストップする。股関節の屈曲－伸展を繰り返し、3歩以上のステップを踏む

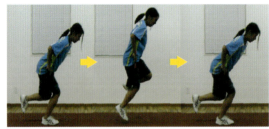

前方ホップ(ケンケン)

目的：大腿四頭筋・大殿筋の瞬間的な筋力発揮

方法：
前方に片脚踏み切り、片脚着地を繰り返す

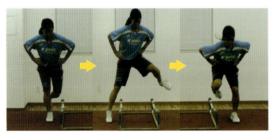

サイドキック

目的：横方向への片脚着地

方法：
2つミニハードルを置く。横方向に片脚踏み切り、対側の片脚を着地する。着地動作は、片脚スクワットの姿勢をとる

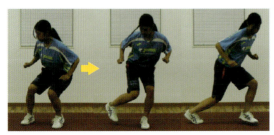

フロントターン

目的：ターン動作の踏み換え

方法：
ランニングから減速しストップする。蹴り足は股関節内旋、送り足は股関節外転・外旋で踏み換え、方向転換を行う

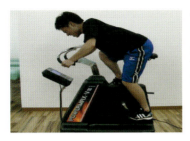

低負荷の全力ペダリング

目的：カッティング動作時の踏み換え能力向上

方法：
低負荷(体重あたり5％、女性2.5％)の全力ペダリングを8本1セットで行う

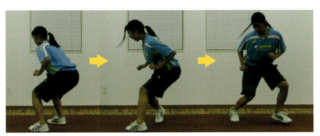

バックターン

目的：ターン動作の踏み換え

方法：
蹴り足は股関節内旋で踏み換える。送り足は股関節外転・外旋で後方に接地させる

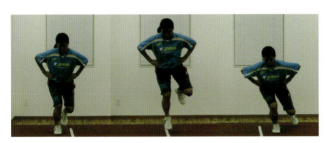

片脚ラインジャンプ（左右）

目的：前後方向への着地動作

方法：
ラインを超えて、左右方向にジャンプする

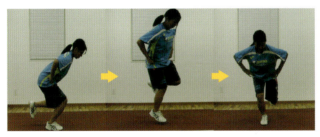

片脚回転ジャンプ

目的：回旋方向への片脚着地

方法：
患側で踏み切り90°回転して着地する。最初は患側の方に回転する。着地姿勢が股関節90°屈曲、下腿前傾45°可能になった段階で逆回転を行う

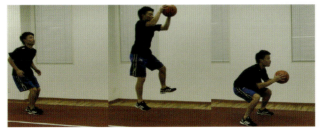

ジャンプキャッチ

目的：ボールを使用して着地

方法：
ジャンプ中にボールをキャッチし、スクワット姿勢で着地する

	復帰期	
目　　　標：練習復帰 目安となる時期：5ヵ月〜6ヵ月 機能的目的：スポーツ特異動作に習熟したら対人練習への参加 　　　　　　チーム練習を100%1ヵ月継続できたら試合復帰許可	合格基準	＜練習への完全参加＞ 腫脹：消失 疼痛：消失 ROM：左右差なし 筋力：大腿四頭筋90％、半膜様筋100％、 　　　半腱様筋80％ Agility：スポーツ特異動作に習熟

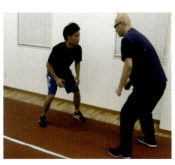
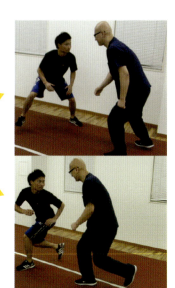

ミラードリル
目的：相手の動きに対してステップを選択
方法：
パートナー(セラピスト)が前後左右に動き、振り切ろうとする。その際に、サイドステップの1歩、クロスオーバーステップの2歩のどちらで対応するのかを確認する

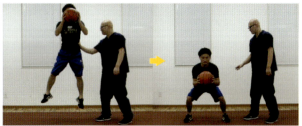

ジャンプ＋接触
目的：接触して着地

方法：
ジャンプ中に抵抗を加え、スクワット姿勢で着地する

2-3 半月板損傷の症状と動作

1. 膝関節半月板は、どんな役割を果たしている？

1 半月板の重要性

　膝関節は、股関節と足関節の中間にある荷重関節で、全身からの影響を強く受ける関節です。そのため、可動方向の限定されている（上下の関節と比較して少ない）膝関節は、全身からの影響によって、荷重と関節運動の複雑な組み合わせが生まれます。また、様々なメカニカルストレスを繰り返し受けることで疼痛が出現することが多くなります。下肢は知覚情報を主に運動を行うことが多く、様々なレセプターを介することが非常に重要であり、正常な知覚情報を得ることで円滑な動きの獲得につながると考えられます。

　膝関節を治療するにあたり、関節へのストレスの軽減と関節運動の円滑性は非常に重要なものになります。その役割を担う1つが半月板です。

　半月板は、関節の適合性向上と荷重分散、膝関節運動の円滑性と安定性、感覚の受容器、関節液の分散と吸収の機能をもち、非常に重要な役割を担っています。半月板損傷は、スポーツや事故などの強い外力が加わることで受傷するケースや、日常生活での軽微な機械的ストレスが繰り返されることで受傷するケースなど、受傷機転は多岐にわたります。半月板の損傷形態や要因を理解し受傷の背景を考え介入することが、より良い治療結果に結びつきます。そのためにも半月板の機能を知り、様々な検査から複合的に治療の方向性を検討していく必要があります。

2 半月板の構造

　半月板は大腿脛骨関節内に存在し、内側半月板と外側半月板に分けられます。タイプⅠコラーゲンを多く含む線維軟骨で形成され、円周状に配列する環状線維（circumferential fibers）と少量の放射状線維（radial tie fibers）から構成されます。放射状線維は関節包から発生し、環状線維を結びつける役割を担い、剪断力に抗されます。環状線維は放射方向への移動を制限し、荷重による圧縮ストレスを円周方向へのストレスに分散します（hoop stressへと変換する[1]）。これらの構造により、半月板は多様なストレスに対応できる構造になっています（図2-3-1）。

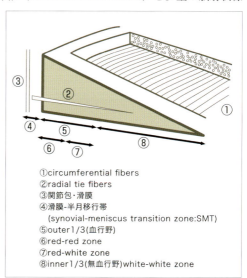

① circumferential fibers
② radial tie fibers
③ 関節包・滑膜
④ 滑膜-半月移行帯
　（synovial-meniscus transition zone:SMT）
⑤ outer1/3(血行野)
⑥ red-red zone
⑦ red-white zone
⑧ inner1/3(無血行野)white-white zone

【図2-3-1】半月板の構造

　内側半月板と外側半月板の構造と機能は異なっており、これが膝関節の運動に大きく関わります。内側半月板はC型、外側半月板はO型の形状をしており、内側半月板は脛骨内側プラトーを60％程度、外側半月板は外側プラトーを80％程度被覆しています。

内側半月板は、外側半月板に比べると大きいのですが、半月板の幅は狭くなっています。内側半月板は前方の幅に対して後方の幅は倍近くに大きく、外側半月板は前後の差は少なくなっています。また、内側半月板は、外側半月板に比較し厚く、荷重軸が内側を通ることに対して荷重に適合しています。半月板の硬さは耳の基部の軟骨の硬い部位と同じような硬さをしているといわれています。

3 関節の適合性向上と荷重分散

膝関節は、非常に不安定な骨構造をしています。平坦な脛骨関節面に半月板が存在することで、関節の接触面を約2～3倍に増やす（膝関節の屈曲角度により差を認める）役割を担っています。歩行中、膝関節にかかる圧迫ストレスは通常、体重の2～3倍に達し、等速度性膝伸展運動では体重の9倍のストレスが生じるといわれています[2]。正常な半月板は内外側のコンパートメントにおいて外側では70％程度、内側では50％程度の荷重を伝達しており[3]（図2-3-2）、荷重分散の役割をもっています。また、膝関節が屈曲するごとに関節の接触面は後方に移動、大腿脛骨関節の接触面積は減少し、半月板との接触面積が拡大します。半月板の荷重分散の役割は伸展位に比べ屈曲位のほうが、より重要になります。

半月板切除後に変形性関節症に移行するケースが多く報告されており、半月板の荷重分散に関わる影響は大きいと考えられます。しかし、半月板を全切除した症例でも、疼痛がなく歩行可能な症例やスポーツ復帰をしている症例なども経験します。また、ごく一部の切除術後より数カ月で関節軟骨破壊に移行する症例なども報告されています。半月板の非常に重要な荷重分散の機能を、全身の関係性から膝関節への負担をとらえ、リハビリしていくことが重要と考えられます。

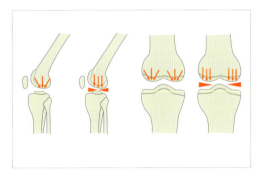

【図2-3-2】半月板による荷重分散

4 関節運動の円滑性

半月板は前角と後角で脛骨プラトーに付着しています。内側半月板の前角は前十字靭帯（以下、ACL）脛骨付着部の前方に付着していて、外側半月板の前角はACL脛骨付着部の後方に強固に付着しています。外側半月板の前角の一部はACLの線維に移行していることがあります。後角は後十字靭帯（以下、PCL）脛骨付着部の前方に付着していて、内側半月板後角に比較し外側半月板後角は内側の前方に付着しています。内側半月板はC型をしていて、前角と後角の直線距離が長く、外側半月板はO型をしていて前角と後角の直線距離が短くなっています。内側半月板は付着部の直線距離が長いため、可動性が乏しく可動は直線状に動きます。外側半月板は、付着部の直線距離が短いため可動性に富んでいて、弧を描くように可動します（図2-3-3）[4]。また、

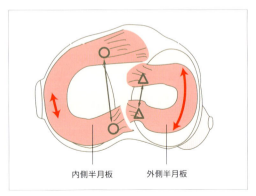

【図2-3-3】半月板の付着部と可動の関係（文献4より引用）
内側半月板は、付着部の距離が長く直線状に動き可動性は小さい
外側半月板は、付着部の距離が短く弧状に動き可動性が大きい

内側半月板は内側側副靱帯深層に付着していて、両半月板の前方を連結する横靱帯や、半月板と膝蓋骨を連結する半月膝蓋靱帯、後方では半月板と大腿骨を連結する半月大腿靱帯などがあります[4]。半月大腿靱帯はPCLより前方に位置する場合はHumphrey靱帯、後方に位置する場合はWrisberg靱帯と呼ばれます[5]。また滑膜を介して半膜様筋にも連結し、半月板の可動に関与しています。外側半月板は、辺縁部の後方1/3は膝窩筋腱があり滑膜に結合していません。

膝関節の運動に合わせ半月板は動きます。膝関節の伸展に合わせ、大腿四頭筋が収縮し半月膝蓋靱帯の張力により半月板が前方に移動します。また、屈曲に合わせ後方に移動し半膜様筋や膝窩筋が半月板の動きに関与しているといわれています（図2-3-4）[6,7]。下腿外旋時には外側半月板は前方に、内側半月板は後方に移動し、下腿内旋時には外側半月板は後方に、内側半月板は前方に移動します。内外旋では、下腿の動きとは逆方向に可動します。これらの半月板の可動性により大腿骨と脛骨の適合性が維持されています。

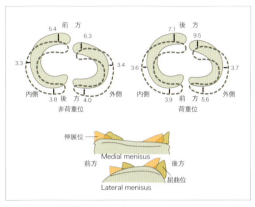

【図2-3-4】膝関節の運動と半月板の動き（文献5、6より引用）

5 感覚の受容器

日常生活やスポーツ活動時に、下肢の動きは視覚と連動せず深部感覚などを用いることが多いです。正常歩行では、障害物などがない限り足元をみることは少なく、周辺視野などを用いて数歩先のところを無意識に認識しています[8]。動作効率やパフォーマンスを高めるためにも深部感覚を用いることは、下肢では非常に重要です。半月板の内縁部の無血行野には感覚受容器が存在せず、半月板前後角にはルフィニ終末・パチニ小体・ゴルジ靱帯様終末のメカノレセプターが存在します[1]。疼痛に対する受容器は、外縁部の血行野に存在します。半月板は多くの靱帯と連結していて、これらは半月板の運動を制御するだけでなく、張力受容器として機能し半月板の可動情報を得る役割としても重要と考えています。

6 関節液の分散と吸収

半月板への栄養供給は、血管からと関節液からとに分かれ、部位により異なります。半月板の外周1／3はred-red zone・red-white zoneと呼ばれ、血管が存在する血行野であり、血管からの栄養供給が主になります。内周2／3はwhite-white zoneと呼ばれ無血行野です（図2-3-1）。無血行野では半月板の表層から深部に管腔構造があり、これを用いて栄養供給をうけています。適切な栄養供給を行うためには、繰り返しの荷重が重要になり、関節運動により関節液は吸収と排出を繰り返します。半月板に関節液が浸透することで荷重時の摩擦を軽減することが可能になります。

2．半月板の治療選択

1 半月板損傷とは？

　半月板損傷は、疼痛・可動域制限・腫脹・関節水腫・ロッキング（嵌頓）・キャッチング（引っかかり）などを起こし、歩行や階段昇降、スポーツ動作での障害が発生し日常生活に制限が出る疾患です。徒手的な検査や症状、画像所見などを用いて判断し、治療方法を決める必要があります。MRIで半月板損傷の所見を確認しても、症状と一致しない確率は高いといわれていて[9]、多角的に評価することは重要です。

　半月板損傷は損傷形態や損傷部位、損傷の仕方（表2-3-1、図2-3-5）[10]などで複合的に半月板の状態を知ることが、患者の身体特徴の理解や受傷原因を知るために重要です。

　半月板の損傷形態によって、縦・水平・横・flap（弁）状・バケツ柄状断裂などに分類されます（図2-3-6）[11]。

　縦断裂は半月板の円周方向に沿った損傷で、関節包側や中央1/3に多いです。血行野の場合には縫合術の適応になることが多くなります。長い縦断裂で断裂部が広がったものをバケツ柄状断裂といいます。損傷部が大腿骨の顆間部を超える場合は、ロッキングの原因になります。水平断裂は、半月板関節面から半月板関節包移行部へと広がっている水平面での損傷で、変性により起こることが多くなります。横断裂は半月板円周方向に直行する損傷で、半月板hoop構造が破綻する損傷です。半月板縫合術の適応になりづらく切除術が主流です。Flap状断裂は横断裂と同様に半月板hoop構造が破綻する損傷で、半月板円周方向に直行する方向から円周方向へ損傷がのびるものです。損傷部が弁状になっているため、キャッチングによる疼痛など機械的症状を引き起こしやすくなります。変性複合断裂は半月板実質内部の線維変性による複数の微小断裂で、退行変性で認めることが多いといえます[12]。

　損傷部位では外側半月板損傷は、中後節は屈曲位でのスポーツ外傷による断裂が多く、ACL新鮮損傷に伴って受傷することが多くなります。円板状半月も我が国では、内側に比較し外側が多く、小児の半月板損傷の多くに認め水平断裂が多くなります。水泳などのキック動作やボールを蹴る動作では、膝関節伸展時の回旋ストレスによる前節の外傷がみられます。内側半月板損傷は、中後節が多く中高年層の

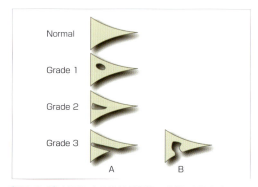

【表2-3-1】Mink Grade
Grade1・2は半月板実質部の変性を、Grade3では半月板断裂を意味する
Grade3は90％で関節鏡下に半月板損傷が認められた

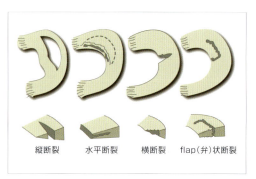

【図2-3-5】MRIによる半月板損傷の分類：Mink Grade

【図2-3-6】半月板の損傷（文献11より引用）

受傷機転が明らかでない退行変性に起因するものが多いといえます。水平断裂が多いですがflap状、横断裂などもあります。ACL損傷やACL機能不全に伴う二次的な損傷も多いです。また、中節付近では内側半月板は周辺組織の連結が強いため、荷重がかかり圧縮された状態で膝外反（knee in）をすることで、内側側副靭帯の伸張張力により受傷することも認められます。半月板関節包分離（meniscocapsular separation）も外側に比較し内側で認めることがあり、半月板辺縁部と関節包の接合部に断裂を生じた状態です。深屈曲からの伸展でロッキングやキャッチングを生じることがあります。

2 治療方法の選択

半月板損傷の治療方法は、縫合術・切除術・保存療法に大きく分かれます。この選択は、損傷形態や症状を考慮し、生活スタイル、治療方法の特徴などにより複合的に考え決める必要があります（表2-3-2）。半月板の切除術を行った後に変形性膝関節症に移行するケースが多く報告されています。最近では、保存療法を含め、手術方法も工夫されてきていて、できるだけ半月板を温存する傾向にあります。治療方針の判断は医師により非常に差があり、スポーツなど活動性が高い若い症例でも保存療法で経過を確認する場合もあれば、半月板損傷が疑われれば関節鏡を勧める場合もあります。各治療方法の特徴を理解し介入することや、医師や患者と積極的なコミュニケーションをとり、経過を把握し治療方針を随時変えていくことが重要です。新鮮前十字靭帯損傷との合併の場合は、半月板の修復を行わないこともあり、前十字靭帯損傷による関節内血腫によって、半月板に処置を行わなくても修復されることが認められます[5]。

	縫合術	切除術	保存療法
荷重時期	再断裂しないために免荷期間長い	再断裂の危険がないため比較的早い	疼痛や炎症に合わせ行う
半月板機能	できる限り温存	減少	残存するが再受傷の可能性あり
適応年齢	活動性が高い若者から中年層（高齢者に行うことは稀）		全症例
治療期間	予測しやすい	予測しやすい	予測しづらい
	復帰までに時間がかかる	縫合術に比べ早期に復帰	
注意点	再断裂による再手術の可能性がある	スポーツ復帰率が縫合術に比べ若干低い	改善度に合わせて治療方針の検討を随時行う
手術部位	変性のない血行野の縦断裂が主流	無血行野だけでなく、幅広い適応をもつ	ロッキングを繰り返さない症例が適応

【表2-3-2】治療方法ごとの特徴
最近では、半月板機能を温存する考え方が増えており、手術方法も進化し、成功術の適応が拡大している

3 半月板縫合術

　半月板縫合術は、半月板切除術と比較すると変形性関節症への移行が少ないため、半月板の機能を残存させるためには重要な手術です。一般的な適応は半月板外縁の血行野で、体部に変性が少ない縦・斜断裂が主な適応です。術式はall-inside法、inside-out法、outside-in法に大別でき様々な方法があります。各方法とも断裂の種類や部位などにあわせて応用し選択されています。近年では、半月板温存のメリットを最大限に活かすため、無血行野や様々な断裂に対する治療方法の報告が増えていて、適応範囲が拡大しています。そのため、半月板縫合術が、半月板修復術として述べられる機会も増えてきています。半月板関節包分離（meniscocapsular separation）や過剰可動性半月板（hypermobile meniscus）も縫合術の適応になることがあります。

　リハビリテーションを行う際には、縫合部の再断裂のリスクがあるため荷重時期と可動域獲得には注意が必要です。免荷時期での廃用性症候群を予防するための介入や、荷重準備のための身体反応を評価し、不良姿勢を修正しておくべきです。荷重時期も、手術方法の変化などによって早期から行う機会も増えているため、医師と連携し、患者の早期復帰を安全にかつ積極的に目指すべきです。

4 半月板切除術

　半月板切除術は、半月板内側2／3の無血行野や水平断裂や横断裂などが主に適応となります。縫合術に比較し、適応が広く半月板手術の8割程度が切除術です。損傷形態にもよりますが、損傷部だけの切除の場合、キャッチングなどの症状が残存しやすいため、滑らかに関節運動が出現するよう広範囲に切除することが多くなります。そのため、切除することにより半月板の荷重分散機能を低下させることになります。以前は、縫合術に比較し、免荷時期や関節可動域獲得の制限期間が短いため、機能低下の予防と術後早期スポーツ復帰などを考え、半月板切除術が好まれやすい傾向にありましたが、最近では半月板切除術のデメリットも考慮し、長期経過を含めた判断が重要とされています。

5 手術によるリスク[5,13,14]

　関節鏡による手術創は1cm以下であり、ポータルの位置は損傷部位や手術方法などで異なるため確認が必要です。多く用いられる外側ポータル（図2-3-7①）は膝蓋腱、膝蓋骨、大腿骨外側顆、脛骨外側顆で囲まれた位置になります。内側ポータル（図2-3-7②）は膝蓋下脂肪体より内側で内側半月板より1cmほど近位の位置になります。大腿神経から分岐する伏在神経膝蓋下枝（図2-3-8）はこの近位部に存在するため、時に損傷してしまい膝関節内側の表面の感覚障害を起こすことがあります。また、手術創での機械の出し入れを繰り返すため創部の瘢痕化が起こりやすくなります。膝蓋下脂肪体の瘢痕化や膝蓋支帯の滑走性の低下・機能低下、皮膚滑走性の低下が出現しやすいため、術後から創部周辺への介入が重要になります。

　駆血は行わないことが多いのですが、駆血を行った場

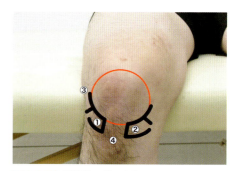

【図2-3-7】関節鏡のポータル

①lateral infrapatellar portal
②medial infrapatellar portal
③mid para patellar portal
④central portal

①②を使用することが一般的
③は外側半月板前節が観察しやすい
④手術器械を3点用いる場合などに使用する

合は、深部静脈血栓症の注意が必要です。また、術後の止血がうまく行えなかった場合、関節内血腫が起こるケースもあります。手術後に疼痛や水腫が強いと長期化しやすいため、アイシング等を用いた対応が重要です。

6 保存療法

保存療法も半月板機能を残存させるために非常に重要な治療です。保存療法では、手術に比較し治療期間を予測できないことが多く、患者や医師は復帰時期の明確さを求めています。そのため、早期に治療の方向性と効果を結果として出すことが非常に重要です。保存療法で改善がみられないと判断した場合、医師は手術への移行を判断することが多くなります。また、ロッキングを繰り返す場合なども手術の適応になります。予後予測と計画的な介入を行うことが非常に重要になります。

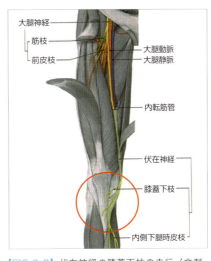

【図2-3-8】伏在神経の膝蓋下枝の走行（文献15より引用）

7 松葉杖による問題

手術後の荷重制限や、炎症・疼痛が強いときには松葉杖歩行が用いられます。松葉杖は免荷から部分荷重まで幅広く対応できるため、臨床では多く使用されます。しかし、両側の松葉杖を使用することで、両上肢は自由に使えなくなり、歩行スピードも落ち、体力も消耗します。また、階段昇降では2足1段の動作になり非常に不便を感じることが多くなります。松葉杖自体も大きく、持ち運びにも幅をとるため、患者の日常生活動作（ADL）や生活の質（QOL）は損なわれます。そのため、松葉杖を早期に使用しなくなるケースや、荷重量を守らず松葉杖を使用しているケースも多くみられます。また、片松葉杖歩行は片手が自由に使えるため、患者から片松葉杖歩行への移行の希望が強くなることなどがあり、疼痛や跛行を無視して処方してしまうケースをみかけます。松葉杖歩行の処方の時期と方法を間違えることで、疼痛回避や膝関節の伸展制限などから不良姿勢が出現します。それが原因となり姿勢性の身体機能低下が起こると回復に時間がかかり、本来のパフォーマンスの獲得に至らないケースや二次的な疼痛が生じることがあります。そのため、松葉杖歩行のメリットとデメリットを治療者・患者が理解し、処方することが非常に重要です（表2-3-3）。

	メリット	デメリット
両松葉杖歩行	●免荷～少量の部分荷重が可能 ○左右対称な身体の使い方を行う	●両手が使えず日常生活では不便 ○階段昇降が2足1段になる（手すりを使用しづらい） ○松葉杖自体が大きく邪魔になる ○使用方法が悪いと不良姿勢になる ○目立つ ○不便さから荷重制限の時期でも、生活の中で使わないことが増えてしまう ○疼痛が長期化する場合、荷重刺激が入らず廃用症候群が進行する ○腋窩神経・腋窩動静脈の絞扼の可能性がある ○少量の荷重制限しか行えない
片松葉杖歩行	●片手が自由になり生活の幅が広がる ○松葉杖から片松葉杖に変更することで回復を実感できる（本人・周囲） ○荷重量を多くできるため、下肢への荷重刺激が多く入る	●高い確率で不良姿勢になる ○階段昇降が2足1段になる（手すりを使用しやすい） ○腋窩神経・腋窩動静脈の絞扼の可能性がある

【表2-3-3】松葉杖のメリットとデメリット

1）両松葉杖歩行での不良姿勢変化

両松葉杖歩行（右膝関節患側）では図 2-3-9 のような不良姿勢をとることが多く、両肩甲帯外転・前傾、胸椎後弯、頭部前方突出、骨盤後傾がみられます。健側下肢を振り出すときに、股関節の屈曲を使わず、体幹後面筋で体幹を固定し、下肢の振り出しを体幹の後傾で代償して行う特徴をもつケースが多くなります。

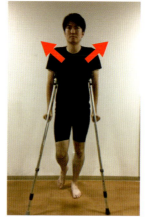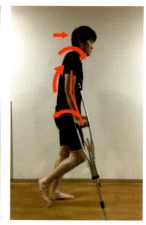

【図2-3-9】両松葉杖での不良姿勢例（右膝関節患側）
松葉杖の長さが適切でない場合や上肢の支持性が弱い場合に認める

2）片松葉杖歩行での多い不良姿勢

片松葉杖歩行（右膝関節患側）では図 2-3-10 のような不良姿勢をとることが多く、上半身の左偏位・左側屈、左肩甲骨の前傾・外転・挙上、胸椎後弯、頭部前方突出、骨盤の前方移動・右回旋がみられます。疼痛が残存している場合や患側下肢の支持性が低い場合に、観察されることがあります。片松葉杖歩行へ移行するにあたり、「術後〇週経過したから両松葉杖から片松葉杖に移行」などの時期で判断するような安易な処方は、不良姿勢を増悪させ予後が悪くなるケースが多いです。医師との話し合いを行い、片松葉杖への変更は、患部の回復状況のみでなく、全身から考えたリハビリテーションの進行具合に合わせ処方できるように医師との関係構築が重要です。また患者も、両松葉杖歩行の不便さから片松葉杖への移行を希望することが多いですが、不良姿勢を構築しないためにも、患者へしっかり説明し歩行手段を決めていく必要があります。片松葉杖とＴ字杖は異なり、腋窩部に支持物がある松葉杖では、支持性や安定性はありますが肩甲帯などでの代償的な姿勢が出現しやすくなります。

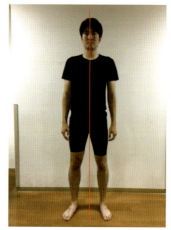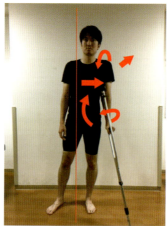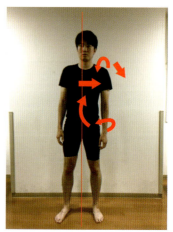

a：片松葉杖歩行前の立位姿勢　　b：片松葉杖による不良姿勢　　c：片松葉杖歩行後の立位姿勢

【図2-3-10】片松葉杖での不良姿勢例（右膝関節患側）
松葉杖の長さが適切な場合でも、不良姿勢が出現しやすい
両松葉杖歩行に比べ、前額面上の問題が多く出現し、片松葉杖歩行終了後も不良姿勢が残存する

3）松葉杖の指導

　　不良姿勢を構築しないために、適切な指導が重要です。患者への指導は、健常者の松葉杖指導とは違うということを忘れてはいけません。疼痛や下肢の支持機能が低下している状況では、治療者が考えている以上に、患者は松葉杖歩行に不安と恐怖をもっていることを考えて指導する必要があります。

　　上肢での支持が弱いなど、松葉杖歩行の獲得に難渋する症例に対して、不安定な松葉杖での練習の前に平行棒内での練習は非常に重要です。最初に松葉杖で歩行練習を行うことは不安感を増幅させ、その後の動作修正に時間がかかることが多いです。最初は平行棒内で、プッシュした際の上肢の使い方と、支持脚の遊脚時に股関節を屈曲させ、膝関節から前方に動くような動作を獲得することが大切です。股関節の屈曲を使用することで不良姿勢の構築を予防します。松葉杖の長さは、少しの変化で使いやすさが非常に変わるため、手間と思わず修正を繰り返し行うべきです。免荷の時期と部分荷重の時期でも松葉杖の長さを修正する必要性を忘れてはいけません。

　　両松葉杖期間をなるべく多くし、片松葉杖の期間を短くし、松葉杖の使用を終了することや、松葉杖歩行が原因で起きる筋緊張の変化や不良姿勢の構築などを、早期から予測しストレッチ指導や動作指導を行うことで、二次的な機能障害を少なくすることが可能です。すなわち、松葉杖歩行では、炎症症状を改善させることなど疼痛の早期改善・患部の安静と、膝伸展機能障害（extension lag）などの下肢機能の低下からの回復、不良姿勢の予防を目指すことが重要になります。また、両松葉杖歩行時に、下肢を前方へ振り出す際、上半身を前方に保っておけることなど、重心のコントロールの多様性も重要になります。振り出し時に上半身が後方に変位するような姿勢を構築してしまうと、回復に時間がかかる印象があります。患者ごとの不良姿勢を理解していることが治療につながるため、患者の代償方法を評価し全身的に身体をとらえておくことが重要です。

3．膝伸展機能障害はなぜ起こる？

1 膝伸展機能障害（extension lag）とは？

　臨床において、下肢の機能障害に対して理学療法を介入させることを経験します。なかでも、膝関節の術後などでみられるextension lag（以下lag）は伸展機能不全で、比較的遭遇する機能障害の1つです。lagとは、一般的に膝関節の伸展不全の1つを指し、中間可動域の伸展筋力は比較的保たれているにもかかわらず、自動可動域が他動可動域に至らない（最終伸展が不可能）現象をいいます[16]。lagがみられる場合は、関節深部感覚の低下も起こっていると考えられ、適切な姿勢制御を行うことが困難な場合があり、二次的な障害へとつながることも考えられます。日常生活では、歩行周期において屈曲位歩行となりやすく、衝撃吸収性能が悪くなり、他の関節へのメカニカルストレスが出現することが考えられます。また、ジャンプ動作や段差昇降でも関節の安定性が低下し、スポーツ動作や複雑な動作をスムーズに実行することが困難になる場合が考えられます。lagは術後の皮膚の癒着や瘢痕、大腿四頭筋の延長術、膝伸展筋力低下、膝蓋骨摘除術、全人工膝関節置換術後などで見られることが多く、一般的に大腿四頭筋の機能不全ととらえられている場合が多いです。機能不全の原因を理解することで、より良い臨床結果につながると考えられます。

2 lagの原因

　lagの原因としては様々な要素が考えられますが、今回は、関節構成体・筋出力について述べていきたいと思います。どの項目も臨床を診ていく上では必要な知識で、他関節・他疾患への応用も可能な重要項目と考えています。

1）関節構成体

　　関節を構成する関節包、靭帯、筋肉、腱には関節覚の受容器が認められます。関節運動を行う際、その制御機構は筋紡錘、腱紡錘などの関節受容器からの情報のフィードバックで成立していて、姿勢制御への影響も起こると考えられます。

　　膝関節を「関節運動制御」の観点で考えてみます。関節の肢位が変化すると深部感覚受容器が素早く中枢へ伝達し、関節周囲筋群に情報を伝えると考えられます。膝関節は三次元方向の微妙な運動を行っているため、深部感覚受容器の機能が重要です。長軸方向（屈伸）の制御に富んでいる筋肉（筋紡錘）だけでは動的安定性を得ることは困難で、深部感覚が回旋、内・外反を制御していると考えられ、関節運動に関与する深部感覚受容器の機能が重要です。また、中山ら[17]は、関節包や半月板、十字靭帯の加齢変化に伴う、組織学的な膝関節の深部感覚受容器の機能不全は関節保護低下と神経筋協調性低下を惹起すると報告していて、関節構成体は、関節の安定性に寄与するだけではなく、身体機能を優位に働かせる上でも必要な組織であることが理解できます。

2）筋出力

　　大腿四頭筋機能不全を考える上で、筋出力について理解することは必要です。筋出力の低下には固定などによる廃用性筋力低下と、StokesとYoung[18]が提唱した関節原性筋力低下※（arthrogenous muscle weakness or inhibition）があります。

※疼痛は消失したが、関節損傷や炎症性関節などの原因によって筋活動が大きく抑制される状態。
　関節原性筋力低下もしくは関節原性筋力抑制。

　　大腿四頭筋における関節原性筋力低下の神経生理学的抑制機構の要因には、疼痛以外に腫脹・炎症・手術侵襲・関節受容器の退行変性などが関与しているといわれています[17]。

　　筋出力が正常に機能している場合、筋紡錘への刺激は適切に入力され、膝関節深部感覚も良好な状態を維持することができ、lagや不安定性が改善し、正常な屈曲・伸展動作を獲得できると考えられます。筋出力が低下した場合は、α運動ニューロンの発火活動が低下し、γ運動ニューロンの発火活動も低下することが考えられ、関節深部感覚の低下を引き起こすことが考えられます。筋出力低下により、関節の不安定性が出現することが考えられ、靭帯張力の低下を招き、ゴルジ腱器官の発火を小さくしてしまいγ運動ニューロンの発火減少がみられ、α運動ニューロンの発火低下が起こり筋出力低下につながると考えられます（図2-3-11）。昇ら[19]は、膝関節屈曲筋よりも膝関節伸展筋のほうが、膝関節深部感覚に強く関与している可能性があると報告しています。大腿四頭筋の効果的な筋出力発揮が、深部感覚受容器への適当な刺激を入力し、安定した関節を供給できると考えられます。大腿四頭筋の筋力低下については、単関節筋と二関節筋のどちらで優位にみられるかは議論の余地があり、はっきりとしたことを言及するのは困難です[16,20〜22]。膝関節の最終伸展に対する内側広筋の固有性については以前から報告されていますが、現在では否定的な意見も散見されます。Lieb[21]は、屍体膝において内側広筋斜頭だけの単独収縮では膝を伸展することができなかったことを明らかにし、岩崎ら[22]は、内側広筋のみに麻酔しても最終伸展が可能だったことを報告しています。内側広筋の機能は、他の3筋に抗して膝蓋骨を中間位に保つとともに、膝の安定性を向上するために機能していると考えられています[16]。

　　最近では超音波画像診断装置（以下、超音波エコー）を用いた報告もあり、膝関節伸展動作をリアルタイムに観察することが可能になりました[23]。膝関節伸展時の超音波エコーとしては、中間広筋の収縮とともに膝蓋上嚢が近位へ牽引される所見がみられます。また、膝関節伸展位（伸展0°）では大腿中央部に存在する膝蓋上嚢が、屈曲に伴い、内外側に扁平化し伸ばされていく様子が観察されている[23]ため、膝蓋上嚢に介入するときには、長軸方向だけではなく、横方向への介入も必要です。

　　筋出力低下は、関節水腫などによる関節内圧上昇でも起こるといわれています[16,24〜28]。関節水腫がある場合は、関節穿刺[16,25]を行い、早期に膝関節伸展機構を改善することが推奨されていま

す[16,29,30]。Jones[31]は、急性水腫では水腫量や穿刺により抑制程度が影響されますが、慢性水腫では急性とは異なり、水腫量や疼痛、筋萎縮等との相関が認められなかったとして、慢性水腫では、何らかの関節内に神経生理的適合が生じているのだろうとしました。関節水腫の原因を考え、関節へのストレスを減少させること、滑液を吸収させるための半月板への適切な荷重刺激を考えることは重要です。

3 リハビリテーションの一例

以上のことを踏まえ、評価からリハビリテーションについて、述べていきたいと思います。まず、炎症所見と関節水腫の確認から始めます。臨床において、炎症の所見を確認します（図2-3-12ａ）。術後において炎症所見が強く出現すると、予後が悪いケースを多く経験します。そのため、早期から積極的なアイシングを行い、炎症の抑制をすることが重要です。またリハビリテーションにより炎症を増強させないよう動作時の負荷量や運動方向に注意が必要です。

関節水腫を確認する際は膝蓋跳動テスト（図2-3-12ｂ）やワイプテストで評価することが望ましいと考えられます。しかし、関節水腫は膝関節周囲だけでなく、膝窩や膝蓋骨下方の裂隙部にも存在するため、その部位の評価も忘れてはいけません。

関節穿刺の有無も確認し、滑液の量や色調、粘性、透明度[32]などを確認できるとより良いです（図2-3-13）。滑液の機能は、軟骨や半月板への栄養供給と、関節運動の潤滑性と安定性の向上があります。また、変性によって滑液の機能が失われてしまうため、関節水腫の量と質の評価は重要です。

lagを改善する際に必要なことは、①膝関節屈曲伸展可動域の獲得、②膝蓋骨の機能を発揮するための介入、③深部感覚への刺激、④姿勢による膝関節伸展機構への介入などが考えられます。臨床では、これらに対して介入することで比較的良好な結果を得られています。

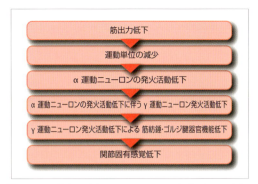

【図2-3-11】筋出力低下から出現する固有感覚低下の機序

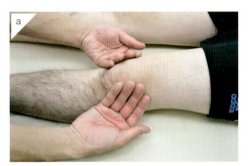

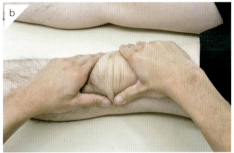

【図2-3-12】熱感と水腫の確認方法
a：炎症の確認　熱感は手掌面で行うと、自分の手掌面の熱と判断を間違える場合があるため、手背で行うとわかりやすい
b：膝蓋跳動テスト　滑液を上下関節包から中央へ集め確認する

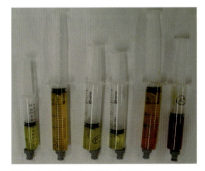

【図2-3-13】関節穿刺した滑液
黄色～橙色・血液や油が混じるものなど色や量に差がある
変性した滑液は粘性や潤滑性などに低下がみられる

1）膝関節屈曲伸展可動域の獲得

　　半月板損傷では膝関節可動域を、伸展だけでなく屈曲も改善させなければなりません。屈曲可動域拡大後に伸展可動域が向上していることは臨床で経験します。屈曲可動域を改善させる際に膝関節伸展機構を損傷させないように、かつ、機能的に使える環境へ修正していくことが重要だと考えられます。屈曲可動域の拡大を目指す際は、疼痛による大腿四頭筋の遠心性収縮に注意が必要です。過度な遠心性収縮により、遅延性疼痛という筋肉痛を伴った筋力低下が起こりやすく、後療法にも支障が出る可能性があるため、注意をして可動域訓練を実施すべきです。膝蓋上嚢の動態は、上下だけではなく、左右への広がりもあるため[23]、中間広筋、内側広筋、外側広筋の解剖学的特徴（線維の走行や形状など）を理解し介入することが大切になります。大腿四頭筋の筋出力が発揮しやすい筋長を保てるように骨盤への介入も必要と考えられます。

2）膝蓋骨の機能発揮のための可動性改善

　　膝関節の円滑な伸展動作を遂行するには、膝蓋骨の機能[33]が重要になります。膝蓋骨があることで伸展レバーアームを保つことができ、大腿四頭筋出力を十分に脛骨に伝えることが可能になります。膝関節屈伸時の膝蓋骨の動態については吉田[34]、白石[35]の先行研究より、屈曲90°から屈曲20°までに膝蓋骨の内旋運動がみられます。上下方向の並進運動では、膝屈曲に伴い上方向の移動がみられ、その後、下方向に移動するとしています。膝蓋骨は、屈曲に伴い後方に移動するため膝蓋腱の長さでの膝蓋骨が円を描く動きをします。膝蓋骨がスムーズに正しく可動することが大腿四頭筋の機能を発揮するためには重要になります（図2-3-14）。

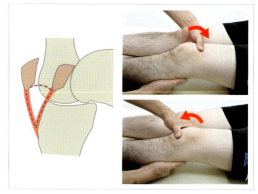

【図2-3-14】膝蓋骨の可動性に対する介入
膝関節の運動に合わせ膝蓋骨の傾斜と回旋を誘導する

3）深部感覚への刺激

　　市橋ら[36]は荷重刺激が筋機能の維持に重要で、固定中や下肢への荷重刺激がない状態での筋力増強は効果がなく、抗重力筋は廃用性変化を受けやすいと述べ、可能な限り closed kinetic chain（以下 CKC）での筋力増強を行うことを強調しています。また、関節深部感覚を高めるには、適度な筋緊張が必要[19]とされています。CKC への移行期としては固定自転車でのペダリングを用います。

　　立位での大腿四頭筋 setting も最終伸展の感覚を覚えやすく、大殿筋などの下肢伸筋群との協調的な運動へも発展しやすいと考えられます。下肢の安定性が得られてきたら、スクワット動作などの求心性収縮と遠心性収縮が交互に行われる動作訓練を実施し、片脚立位などのバランス運動も導入すると良いと考えられます。膝関節最終伸展の筋力訓練として quad setting が用いられることが多いのですが、内側広筋の筋出力向上を目的とするのは誤りの可能性があり、外側広筋や大腿直筋と内側広筋とのバランス是正目的に行われる運動療法で、大腿四頭筋全体の機能を高めるものです。

4）膝関節伸展機構への姿勢からの介入

　　膝関節の伸展機構は不良姿勢を呈していると、十分な機能発揮ができなくなります。今回は、前述した片松葉杖での不良姿勢から考えてみます。片松葉杖での不良姿勢後の立位姿勢（右膝関節患側）では、同じように、上半身の左偏位・左側屈、左肩甲骨の前傾・外転、胸椎後弯、頭部前方突出、

骨盤の前方移動・右回旋がみられ、左肩甲帯は下制位に変わることが多くなります（図2-3-10 c）。このような姿勢では、体幹や殿部の支持性を低下させ、身体中枢部の安定性を発揮できないため、膝関節伸展の最終域で筋出力を発揮できなくなります。下肢機能を発揮するためには、体幹の機能を評価し、肩甲帯・骨盤帯などの位置関係を修正することが重要です（図2-3-15）。

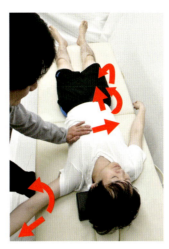

【図2-3-15】膝関節伸展機構への姿勢からの介入

右股関節を内外旋中間位、左上肢を肩甲骨面上で外転し前腕回内位でリーチ動作をする（肩甲骨の前後傾が出現しないようリーチを誘導）。その状態で、上半身を右側へ移動するように意識すると下肢伸展筋（大殿筋や大腿四頭筋）と股関節内旋筋が収縮する

4．膝外反はなぜ起こる？　どう対処する？

1 膝外反（knee in）の特徴

　半月板損傷はknee inで受傷することが多く、半月板手術後などのリハビリテーション時にもknee inを認めることが多くあります。またknee inはスポーツ復帰する際の支持性の低下や運動の多様性の低下など、パフォーマンスの低下にもつながるため、knee inを制御することは非常に重要です。半月板の修復過程においても、荷重による半月板の伸張刺激に対して内側領域は細胞応答が認められ、外側領域では認められなかったと報告されており、内側領域は適切な荷重刺激により修復を促進させるといわれています[37]。不適切なメカニカルストレスは、半月板損傷の誘発や修復の弊害になり、適切なメカニカルストレスは、半月板の治癒に大きく関わります。knee inを制御することで、適切な荷重刺激を入力し、半月板の修復の促進・再受傷の予防・パフォーマンスの向上などにつながるため、knee inの原因を理解することは重要です。

　knee inの客観的評価では、前方へのステップ時のA-testや立位中期でのFTAを用いたものなどがあります（図2-3-16）。knee inの出現原因は諸説述べられているため、今回は姿勢や動作特徴から分析していきます。

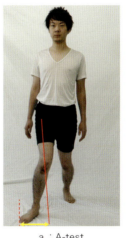 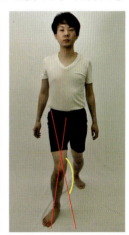

a：A-test　　　　　　　b：FTA

【図2-3-16】knee inの検査方法例
a：A-testは、上前腸骨棘と膝蓋骨中心を結んだ延長線と母趾中央部との距離を測定
b：FTAは、立脚中期での大腿骨長軸と脛骨長軸のなす角度

　前方へステップした際のknee inの特徴として（図2-3-17）、膝関節の外反に伴い下腿の外旋、股関節内転・内旋、足関節底屈、後足部内転・外反、前足部外転位、内側縦アーチの低下・toe outが多くみられます。ステップ時のknee inの筋活動として内側広筋や外転筋・大殿筋の筋活動低下や腓腹筋の活動性増加が報告されています[38]。筋活動から考えると、knee inでの動作の繰り返しは前述した膝伸展機能障害（extension lag）の原因の1つにもなることが示唆されます。また、大殿筋や内側広筋など下肢

の能動的な支持性に関わる筋出力が低下することでknee inが起こり、膝関節の内側支持機構を用い受動的な下肢の支持性を代償していることが考えられます。臨床では、能動的な下肢の支持機構は、筋萎縮による筋力低下に比べ、姿勢などにより機能的な筋出力低下がみられます。ステップ動作前の立位姿勢では、ステップ側の骨盤が挙上・後方回旋、同側変位していて、肩甲帯が外転・前傾していることが多いです（図2-3-18）。

骨盤の傾斜角度が変化すると外転筋など殿筋群の筋出力が低下するため、この姿勢では下肢の能動的な支持性が低下してしまい、ステップ動作をする前から、knee inをするべく姿勢を呈していると考えられます。そのため、ステップ動作をした姿勢に対して動作指導や筋力強化をしても良好な結果を得ることは難しいことが多く、立位姿勢がなぜ崩れてしまっているかを検討することが重要です。また、前方へステップした際にknee inする場合、歩行時でも立脚初期に出現することが多く、半月板の内側中節から後節の牽引ストレスによる受傷や、外側中節から後節の圧縮ストレスによる損傷が多いという印象があります。また、立脚初期のknee inの場合は支持側だけでなく対側下肢の影響も考えられます。対側下肢の立脚後期で身体重心を前方に移動できず、股関節が伸展しないことで推進力を発揮できません。加えて、患側が足関節底屈、前足部外転位でtoe outをしているため、患側方向への運動を制御しています。そのため、矢状面・前額面上で身体重心が患側下肢へ移動しにくくなり上半身重心を患側へ移動させる代償をとり、体幹の患側への移動を早期に出現させることで、下半身重心が内側へ移動します。後足部回内位

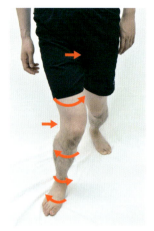

【図2-3-17】 knee inの姿勢特徴
足関節底屈に伴い下腿の外旋、股関節内転・内旋、足関節底屈、後足部内転・外反、前足部外転位、内側縦アーチの低下・toe out位を呈することが多い

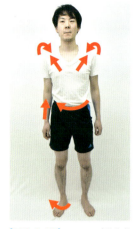

【図2-3-18】 ステップ動作前の立位姿勢例
ステップ側の骨盤が挙上・後方回旋、同側変位しており肩甲帯が外転・前傾位を呈している
ステップ前の姿勢からknee inしてしまう原因を評価することは重要である

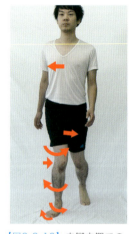

【図2-3-19】 立脚中期でのknee inの特徴例
立脚初期の患側への重心移動がスムーズに行えず、その後の重心移動の対応が問題になっていることが多い。制御がステップ時のknee in姿勢に類似しているようにみえるが股関節や膝関節の角度、足部の形態、重心の移動のタイミングや位置などが違うため原因が異なる

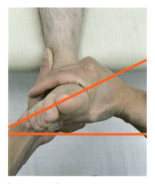

【図2-3-20】 前足部の回内可動域制限例
後足部を中間位に保持し、ショパール関節・リスフラン関節等の回内の可動域を確認する。後足部の接地面に対し前足部が床面と平行になる可動性がない場合、後足部を回内し前足部を接地する代償がみられる

での接地になり、下腿が内方傾斜してしまいます。対側下肢の立脚後期で重心を前額面上・矢状面上で患側への重心移動を円滑にすることは非常に重要です。

立脚中期から後期でのknee inの特徴は、立脚初期に下半身重心の移動が、外側に大きいため、立脚

中期以降に内側への移動量が大きく出現してしまい、上半身重心が外側へ移動することでknee inを呈することが多くなります（図2-3-19）。立脚中期以降のknee inでは外側前節から中節の損傷が多いという印象があります。knee in時の姿勢は、膝関節の外反に伴い下腿の外旋、股関節内転・内旋、後足部内転・外反、前足部外転位、内側縦アーチの低下になっていて、ステップ時のknee in姿勢に類似しているようにみえますが、股関節や膝関節の角度、足部の形態、重心の移動のタイミングや位置などが違うため原因が異なります。足部形状は内側縦アーチが低下していますが、前足部の回内可動域の制限により回外位になっているため、足底を接地するための代償的に後足部を回内することで、みせかけ上の内側縦アーチの低下を呈していることが多くなります（図2-3-20）。このような足部では、立脚初期は回外で接地し、立脚初期に重心が外側へ移動しやすくなります。外側接地から代償的な過剰な回内を行うために急激な内側への重心移動が出現し、立脚中期以降での前方への推進力の低下が出現します。また、片松葉杖歩行を長期行うことなどで、上半身重心が対側後方へ変位し、さらに、骨盤が患側前方に変位している姿勢をとる症例などでは、立脚後半でのknee in時に、推進力が非常に低下してしまい「力が入らない」などの訴えが聞かれます。

　患者が特徴的な姿勢をとる理由として、半月板損傷の受傷前から出現していた身体特性によるものと、受傷後から出現した身体特性によるものがあります。受傷前の身体特性とは、受傷前の生活スタイルや競技特性（種類・ポジション・プレースタイル等）、最近の練習内容、既往歴、疲労度などが関係しており、問診や受傷前の動作の確認が重要です。スポーツ選手などでは、映像での確認だけでなく、コーチからどんな指導をされていたか、何を意識して練習をしていたかなどを確認することで、治療するためのヒントがみつかることがあります。最近ではテレビや情報の影響などの専門誌が患者にも多いため、間違った解釈をすることで身体機能が崩れてしまっていることが多い印象をもちます。受傷前の情報が少ない場合は、足底の胼胝（たこ）の位置や皮膚の硬さ、受傷前によく使用していた靴の足底のすり減り方や、中敷きの足の跡、靴の形状、靴を曲げた際や捻じったときの抵抗感や可動部位の左右差などを確認することで、受傷前の動作特徴を予測することが可能です（図2-3-21）。受傷後から出現した身体特性は、疼痛や水腫、extension lag、松葉杖での不良姿勢などを考慮し、受傷後にこれらの症状が増悪しないよう早期からの予防に努めるべきです。

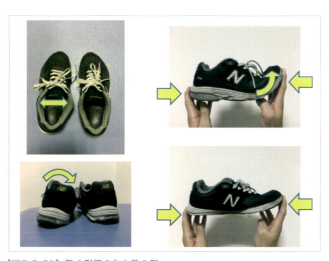

【図2-3-21】靴の形態の左右差の例
靴の幅や傾斜などの形態や、前後から圧縮や左右へ回旋の力を加えた際の硬さや可動部位を確認することで歩行の特徴を予測できる

2 リハビリテーションの一例

1）身体重心の移動の多様性

　　患者の身体機能により身体重心の移動の仕方は非常に異なります。歩行では重心移動をどのようにするかが重要になります。立脚初期での前額面上の右への重心移動を考えても、図 2-3-22 のように様々なタイプがあります。それらを三次元的にとらえ介入することが臨床では求められます。患者の動き方には特徴があり、そのバリエーションが多様にコントロールできることは障害予防だけでなくパフォーマンス向上にもつながります。足位の向きだけでなく、前足部と後足部の形態や足趾などの足部機能なども重心移動に関係しており、足部形態と機能の評価は重要です。足位の向きを決定することに関わってくる機能は様々ありますが、knee in を呈する症例の場合は、大腿骨に対して下腿が外旋位をとっていることが多くなります。その対応として、toe out で対応しているタイプと股関節の内旋を用いて toe out を減らし対応しているタイプでも歩容が異なります（図 2-3-23）。大腿骨に対して下腿位置だけでなく、身体に対して下肢がどのような位置にあるのか評価することが重心移動に対して重要になります。

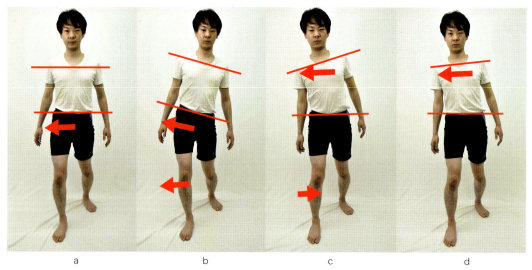

【図2-3-22】歩行時の前額面上での重心移動での上半身のパターン例
a：骨盤から重心移動し、体幹傾斜していない
b：骨盤から重心移動し、体幹傾斜している
c：胸郭から重心移動し、体幹傾斜している
d：胸郭から重心移動し、体幹傾斜していない

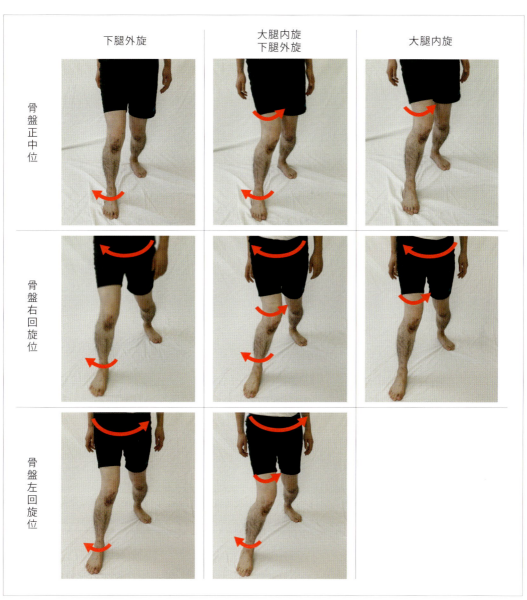

【図2-3-23】knee in時の回旋の違い
骨盤・大腿・下腿の回旋量により様々な姿勢になる

2）膝関節の外内反ストレステストと側方動揺性に対する治療

　　膝関節伸展位で大腿部遠位端を固定し下腿を外内反することで、側副靱帯の支持性など膝関節の前額面での安定性を評価できます（図 2-3-24）。膝関節の側副靱帯は垂直に走行していなく、内側側副靱帯は大腿骨後方から脛骨前方へ、外側側副靱帯は大腿骨前方から脛骨後方へ走行しています。膝の伸展制限を呈していた症例などは、脛骨が後方に残った状態で伸展位になっていることなどが多く、側副靱帯が機能低下していることを認めます。そのため、下腿を外旋させ側副靱帯を緊張させ支持性を高めることで代償しており、立位姿勢でも特徴的な姿勢をとることがあります（図2-3-25 a）。治療では、患側下肢上方の側臥位で、胸郭前方、骨盤後方位をつくり中殿筋に収縮を促したまま膝関節を伸展させ大腿骨に対して下腿の前方移動を促すことで膝関節の側方の安定性を向上させます（図2-3-25 c）。

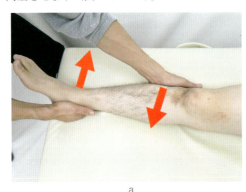
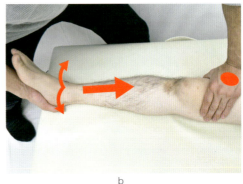

　　　　　　　　　　　　a　　　　　　　　　　　　　　　　　b

【図2-3-24】外内反ストレステスト
a：一般的な外内反ストレステスト
b：膝関節に足底から軸圧をかけた状態で裂隙を触診し内外反を行うテスト

bの場合、軸圧に対しての足部・膝関節の反応を含め評価することが可能であり、
内外反の評価を手の位置を変えることなく行うことが可能なため臨床で用いている

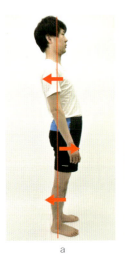
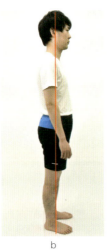
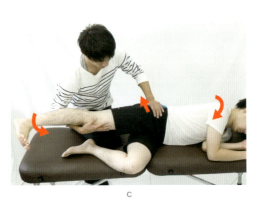

　　　　a　　　　　　　　　b　　　　　　　　　　　　c

【図2-3-25】立位姿勢の特徴と治療方法
a：治療前・・・外反ストレステストの陽性を認めることが多い姿勢
b：治療後・・・外反ストレステストは陰性になる
c：介入例・・・上半身の姿勢を修正した状態をつくり、膝関節を伸展させる。この際に腹部の収縮、
　　　　　　　同側骨盤の下制、大腿四頭筋の活動、下腿近位部の前方移動を触診し確認する

3）半月板の可動性修正（図2-3-26）

　　半月板の可動性の評価は膝関節前面の裂隙部分から行うことができます。膝蓋支帯の側方から脛骨高原面に向かって触ることで半月板の前節を確認できます。膝関節の屈曲で後方に移動し、伸展で前方に移動するため触知しやすくなります。伸展時に膝蓋支帯も膝蓋腱の両側に出現するため鑑別した触知が必要です。屈伸に伴う半月板の前後の移動だけでなく、内外旋時に半月板が内外側で逆方向の動きをすることの評価も重要で、内外旋が膝関節の障害に関与していることが多く、半月板には左右分離した動きの獲得が求められます。半月板の可動性への介入は、前方の膝関節裂隙以外は軟部組織を介しての触知になりますが、臨床では膝関節裂隙の側方や後方からの介入でも半月板可動性の変化を認めるので有用と考えています。半月板への直接的な介入による可動性の修正だけでも膝関節の側方動揺が改善することが可能であり、半月板は膝関節のレセプターとしての役割も大きいことが示唆されます。臨床の中では、半月板に直接的に介入することで改善がみられないケースもあり、姿勢や歩行をとらえ全身から介入したほうが半月板の可動性や膝関節のアライメントが改善されることも認められます。半月板の可動性を評価する上で、半月板に連結している筋や靭帯の緊張の評価は重要であり、半月板の可動が正常に行われない原因を筋や靭帯の緊張を含め検討し、姿勢やアライメントから原因を考えることで、半月板の可動性の修正が可能になります。

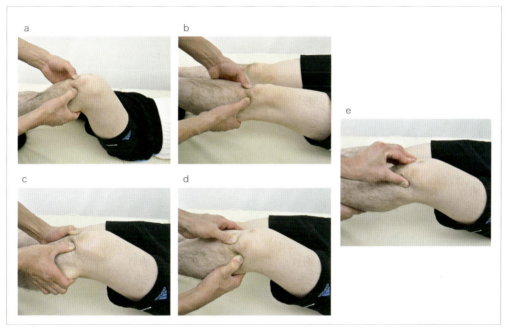

【図2-3-26】半月板の可動性の確認と治療例
ab：脛骨高原の上面にある半月板を触診する。膝関節の屈曲伸展に合わせ可動性の評価を行う
cd：下腿の内外旋でも半月板の可動性の評価を行う。半月板の左右分離した動きを確認する
　e：膝蓋下脂肪体を手掌部で前方に動かし半月板を引き出す

4）背臥位でのキッキングの評価と治療（図2-3-27）

　背臥位でのキッキングは臨床のなかで比較的安易に下肢の筋力強化として行われています。しかし、単純な動作のキッキングですが、代償動作が出やすく動作特徴を確認しやすくなります。キッキング時の膝関節の内外反だけでなく、足部での外内反・底背屈や、股関節伸展筋と膝関節伸展筋の活動のタイミングと割合、骨盤の片側の挙上や下制、上半身の移動（側方、回旋）など多くのことが評価できます。またキッキングを繰り返すときにキック後の筋を弛緩させ、股関節・膝関節を屈曲するときの動きにも運動の軌跡がずれることや円滑性が低下しているなど特徴が出やすくなります。これらの特徴は歩行時などでも類似することが多く、身体の使い方の特徴を理解するのに非常に重要です。キッキングで代償動作が出ないよう行うことも重要ですが、これらの特徴が出てしまう原因を考察し介入することで、下肢機能を発揮した動作を獲得できることが多いです。

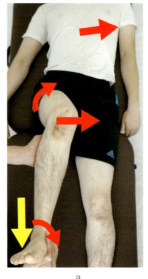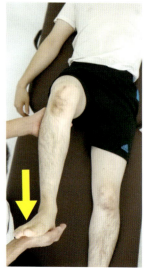

【図2-3-27】キッキングによる代償例
a：キッキングにより体幹や骨盤・下肢での代償動作を認める
b：体幹の側方変位修正後では、下肢での代償動作が減少し筋出力が向上した

5．膝崩れはなぜ起こる？　どう対処する？

1 膝崩れの原因

　「膝から崩れて受傷した」「後方からタックルされた気がする」など膝崩れを訴え、脛骨が大腿骨に対して前方に移動し受傷する疾患は、前十字靱帯損傷が有名です。その際、半月板を同時に受傷することも多く、下腿の前方移動と半月板損傷は非常に関係があります。また臨床のなかでは、「膝が前に抜ける感じ」「膝の安定がない気がする」「ステップ時に不安がある」等の訴えが、前十字靱帯損傷を伴っていない場合でも半月板の損傷や機能低下でも認めることがあり、半月板の膝関節安定機能の重要性が示唆されます。Musahlらの研究では、前十字靱帯不全膝に対する半月板の影響を確認しており、外側半月板に比較し内側半月板後節の損傷や機能低下を伴った際に膝関節の前方移動量が増加したとしています[39]。半月板の後節損傷は、前十字靱帯損傷時では新鮮例でも2次的にも受傷するといわれており、半月板後節が下腿前方移動時にストレスを受け受傷することが多いです（図2-3-28）[40]。

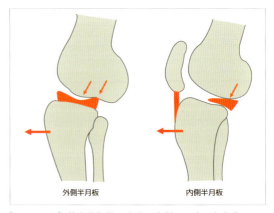

【図2-3-28】前十字靱帯不全膝に合併する半月板損傷
（文献40より作成）
脛骨が前方へ変位するため中後節部への負荷が増大する

そのため、下腿の前方不安定性には前十字靭帯と半月板後節が、下腿前方移動の制御機能として非常に大きく関与していると考えられます。また、過剰可動性半月板（hypermobile meniscus）でも膝関節の不安定感を認めることがあり[41,42]、膝関節の安定性には大腿骨顆部に対する脛骨の位置が非常に重要になります。

　下腿の前方移動を制御するためには、半月板の可動性と膝関節の関節運動を修正していくことが非常に重要になります。膝関節の屈伸に伴う半月板の可動性から確認すると、前節に比較し後節は可動性が少なく、特に外側半月板後節に比較し内側半月板後節は可動性が乏しくなります[6]。膝崩れの原因となる下腿の前方不安定性に関与する因子には諸説ありますが、①膝関節屈伸に伴う内側コンパートメントの滑り運動と外側コンパートメントの回転運動の不全、②歩行時立脚相初期での下腿近位部の前方動揺（図 2-3-29）、③深部感覚情報の不全による膝関節運動機能の低下などが重要と考えています。

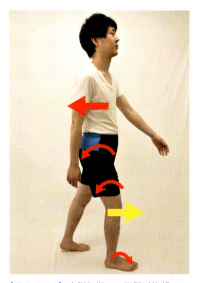

【図2-3-29】立脚初期での下腿近位部での前方動揺

立脚初期に重心が後方に残り、下腿の前方回転が強くなることで膝関節に不安感を訴える

1）膝関節屈伸に伴う内側コンパートメントの滑り運動と外側コンパートメントの回転運動の不全

　膝関節の屈伸は、転がり運動と滑り運動の組み合わせと下腿の回旋運動が重要です。内側と外側は、解剖学的形態が異なり、内側は滑り運動が主であり、外側は転がり運動が主になります。そのため、屈曲に伴う回旋の運動軸は、屈曲初期は内側を軸に外側が動き回旋し、90°移行の屈曲終末では内側も転がり運動を行い外側に回旋軸が移動します。これは内側の関節構造が矢状面上では凹凸関節になっていることに対して、外側では凸凸関節になっている[43]こと（図2-3-30）、半月板の可動性が内側に比較し外側が大きいことなどが関係していると考えられます。この回旋を伴う関節運動がスムーズに起こらないことで半月板機能を十分に発揮できず、下腿の前方不安定が出現すると考えられます。

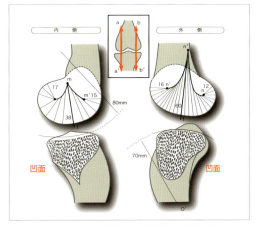

【図2-3-30】膝関節内外側の矢状面上の形態の違い（文献43を改変）

内側は凹凸関節、外側は凸凸関節を呈しており、顆部の形状も内外側で異なる

2）歩行時立脚相初期での下腿近位部の膝関節前方動揺

　　下腿近位部の前方動揺とは、立脚初期に下腿へ前方への剪断力が働き、膝関節に不安定感を生じる現象です。歩行の特徴としては、立脚初期に骨盤後傾位など上半身重心が後方に残った状態で、フットスラップが早くヒールロッカーでの下腿の前方への回転が急激に起こります。下腿の前方への回転運動に対して、重心が後方に残るため大腿部が前方へ移動（追従）が行えず、膝関節で下腿の前方動揺が出現します。前方への動揺に合わせ、内外側へのスラストを伴うことがあります。このような歩行の原因として考えられることは、立脚初期の接地機能の低下です。接地機能の重要な運動は、同側骨盤の前方回旋・下制（・後傾）と上半身重心の位置です。骨盤の動きで機能的な脚長を延長させ踵接地時の衝撃吸収を行い、重心が前方に維持できることによって大腿の前方移動が遅延することを防ぎ、下腿に大腿を追従させます。この動きをつくるためには後足部が立脚初期に回外の機能を発揮できることが重要になります（図2-3-31）。

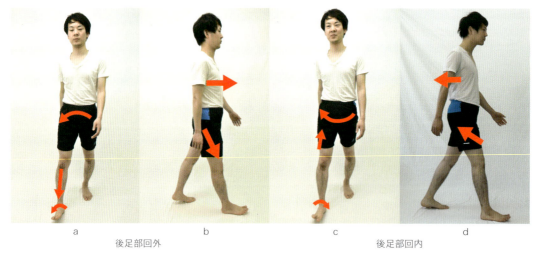

　　　　a　　　　　　　　　　b　　　　　　　　　　c　　　　　　　　　　d
　　　　　　　　後足部回外　　　　　　　　　　　　　　　後足部回内

【図2-3-31】後足部回内外における立脚初期の特徴
回外は、前方への重心移動が行いやすく推進力を出しやすい
回内は、重心移動を停滞させるため安定性が高まる

3）深部感覚情報の不全による膝関節運動機能の低下

　　動作時の深部感覚情報は脳内で無意識化に処理され姿勢を制御することが多く、深部感覚情報のエラーが起こることで動作の質は大きく低下します。そのため、膝関節構成体のみでなく全身の情報が膝関節機能を高める重要な因子になります。また、膝崩れは前十字靱帯損傷との合併が多く、前十字靱帯など膝関節周囲組織（側副靱帯・関節包等）の損傷による深部感覚低下も加味する必要があります。深部感覚情報の異常は、不適切な荷重による誤情報によるものや、組織の損傷によるレセプターの異常、疼痛や下肢の支持性の低下、不良姿勢などによる筋緊張異常によるもの等があり、様々な原因が考えられます。立位などでも、荷重が少ない側の筋の過緊

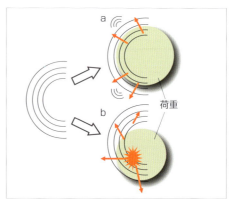

【図2-3-32】半月板の荷重分散
a：外周方向へたわむことで荷重をhoop stressとして分散する
b：適切な荷重が行えないことや、半月板損傷・変性によるhoop構造が破綻した状態では、荷重分散が行えず半月板や関節軟骨への負荷が増加する

張を認めると、重心の位置が自覚しづらくなることなどが臨床上よく観察されます。これらの誤情報を繰り返すことによって異常なボディスキーマが構築され、身体認知での誤学習の悪循環が生まれやすくなります。半月板は、適切な荷重をすることで円周上に荷重情報を拡散させることができ（図 2-3-32）、情報を多くのレセプターで認識することができます。半月板は、非荷重位より荷重位のほうが可動域を向上させることが報告[6]されており、荷重情報は半月板の機能を発揮するために必要な情報であると予測されます。

2 リハビリテーションの一例

1）関節運動の修正と感覚入力（図2-3-33）

　　患者は背臥位になり患側を股関節・膝関節屈曲位で膝関節を両手で内外側から把持します。膝関節内側は矢状面上で凹凸関節のため、圧縮力をかけ関節が求心位になる位置を探します。内側関節の求心位を保持したまま膝関節外側の凸凸関節を下腿から前後に動かします。凸凸関節での関節運動を触知し上下動が前後で出現する部位を探します。この作業を膝関節の屈曲角度を変えて繰り返します。また、その位置を保持したまま膝関節の上方から圧刺激を繰り返し荷重感覚を入力します。治療後は大腿四頭筋の筋出力の向上や指床間距離の向上、膝関節屈曲可動域の向上がみられます。

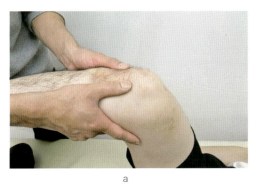
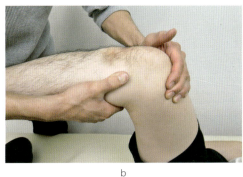

a　　　　　　　　　　　　　　　　b

【図2-3-33】関節への感覚入力
　a：内外側の関節運動を確認し、適切な位置を探す
　b：適切な位置を確認できたら、圧刺激を加え関節運動を行う荷重時に、下肢は遠位部に対して近位部が大きく動くことが多いため、大腿骨側から操作することが重要

2）側臥位での骨盤の可動性修正（図2-3-34）

患者は治療側の下肢を上方にした側臥位をとります。側臥位では体幹が伸展位にならないよう枕の位置など姿勢に注意します。腹部の側方から体幹を固定し、もう片側の手で骨盤を動かし可動性を評価します。固定位置をずらすことで、腰椎や体幹側方の組織の可動性など評価内容を変化させることが可能になります。目的とする骨盤の前方回旋・下制（・後傾）の可動域だけでなく、様々な方向の動きを評価することで、動きの特徴や代償の仕方などを確認し、骨盤が後方回旋や挙上してしまう原因を推測できます。骨盤の可動域制限がある方向への運動学習を行う際に、上半身が後方へ動く代償や体幹背面筋に過剰に収縮が入らないよう運動内容や方向に注意をします。治療肢位と目的とする運動時の代償動作を評価することが非常に重要になります。

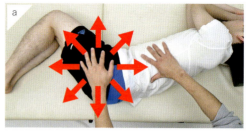
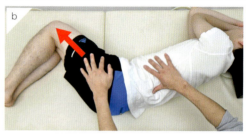
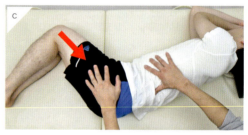

【図2-3-34】骨盤の可動性の評価と治療
a：骨盤の可動性の評価
b：骨盤の前下方への可動域訓練
c：骨盤の後上方への可動域訓練

骨盤や胸郭の持ち方や触り方で可動性部位が変化する

3）股関節屈曲に伴う早期の骨盤後傾の修正

背臥位での股関節屈曲を評価する際に骨盤の後傾のタイミングと上半身の変位を評価します。骨盤の後傾が早期に出現する場合、歩行の遊脚後期では股関節屈曲に伴い骨盤が過剰に後傾してしまいます。骨盤の後傾に対し脊柱が屈曲し上半身重心が後方に移動しやすくなります（図2-3-35）。これは松葉杖使用による不良姿勢からも出現しやすく、下肢を振り出す際に股関節を用いないで上半身と下肢を振り子のように逆方向に動かすなどの間違った運動学習でも助長されやすくなります。股関節の求心方向へのモビライゼーションや上半身での代償を修正することで、股関節の屈曲の円滑な可動域を向上させる必要があります。

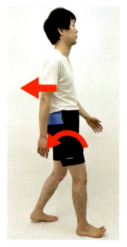
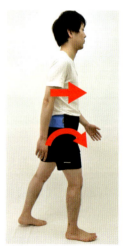

【図2-3-35】股関節の可動性と歩行
a：股関節屈曲に伴い骨盤後傾が出現することで重心が後方に残りやすい
b：股関節屈曲に対し骨盤後傾せず保持できる場合、重心は前方へ移動しやすい

aのような股関節機能でも、胸椎の屈曲などで代償し重心を前方へ移動していることもある

4）膝窩部の柔軟性の低下の修正

　膝窩部は、ハムストリングスや腓腹筋・膝窩筋など多くの能動要素による安定機構を有しています。膝窩部では筋同士接しているものが多く、様々な要素で柔軟性が低下しやすいのです。膝窩部の柔軟性が低下し、下腿の後方への可動性が制限されることで、半月板後節への圧縮ストレスが高まる（図2-3-28）ことや、膝関節の関節運動が抑制されてしまいます。膝窩部の柔軟性を改善することで膝折れ感が改善することを経験します。関節運動を円滑に行うためにも膝窩部の柔軟性低下に対して動作特徴などを考え原因を探す必要性は大きいといえます。

6．ロッキングはなぜ起こる？　どう対処する？

1 ロッキングとは？

　「膝を捻ったら、急に膝が伸びなくなった」など、膝関節の伸展制限を訴えて病院を受診し半月板損傷によるロッキング（嵌頓症状）を診断されるケースは多くみられます。半月板損傷が原因となるロッキングでは、損傷形態が長い縦断裂によるバケツ柄状断裂の場合に認められます。損傷した半月板内縁が、大腿骨顆部の頂点を超え転位すると、大腿骨と脛骨に挟まった状態になります。挟まった半月板が元に戻らないと、膝関節の関節運動を阻害し伸展運動が制限されます。伸展時に半月板の挟まっている部位が内縁部で痛覚受容器がない場合でも、半月板が牽引され痛覚受容器がある部位にストレスがかかり疼痛が出現します。膝関節の屈曲運動は深屈曲以外であれば、比較的制限なく可能なこともあります。ロッキングは、転位した半月板が整復されることで伸展制限は瞬時に改善されます。ロッキングが改善されない場合でも、徐々に伸展制限や疼痛が改善されることもあり、何かをきっかけに可動域制限を再発するケースも認めるため注意が必要です[12]。しかし、ロッキングについては諸説があり、半月板損傷由来でないものも多く報告されています。ロッキングの他の原因疾患としては、①関節内遊離体（骨軟骨腫症・離断性骨軟骨炎・骨軟骨骨折など）、②タナ障害、③限局性結節性滑膜炎、④半月板骨化症などがあります。ロッキングの機序が必ずしも明確ではないものもあり、内視鏡下でないと原因が確実に確認できないことが多くなります[44]。外傷などによる受傷の場合、半月板損傷以外の症状も含まれていることが多く、屈曲伸展どちらにも動かせないケースもみられます。

2 ロッキングへの介入

　膝関節のロッキングは、半月板損傷の症状では有名です。しかし、病院勤務の理学療法士の場合、リハビリを行う前に医師により徒手的・観血的に整復されているケースが多く、ロッキングしている膝関節に介入することは稀です。

　ロッキングの徒手的な解除方法は報告が非常に少ないです。半月板の可動性を裂隙部から触診し半月板の可動性を評価し、損傷の形態を予測し、半月板のロッキングした膝関節に内外反・回旋により牽引をかけ、膝関節を他動的に伸展させ、大腿骨顆部が挟まっている半月板を乗り越えさせる徒手整復の方法があります。ほかには、膝関節を制限なく動かすことが可能な屈曲域で関節運動を繰り返し行うことで改善させる方法もあります。可動範囲内での関節運動を行う際は関節位置と関節運動を適切な位置に修正して行うことが重要になります（膝崩れの関節運動の修正と感覚入力を参照）。適切な位置になることで、筋緊張も修正され、関節運動を行うことで挟まった半月板の位置が修正されることを臨床で経験します。しかし、疼痛が強く出現することや、半月板を損傷するリスクがあるため注意が必要です。

また、半月板の徒手整復を理学療法士が行っていいかという法律的な問題も考えなければなりません。

保存療法の場合では、ロッキング様の膝関節伸展制限を経験することがあります。ロッキング様とは、半月板への直接的な整復を徒手的に行わず、膝関節伸展機構を改善することによりロッキング様の伸展可動域制限が改善される状態であり、臨床では多く経験します。リハビリ時には、内視鏡や画像での所見が確認できないことが多く、実際にロッキングされているかは不明なことが多いのですが、徒手的・観血的に整復が必要なロッキングと、膝関節伸展機構の低下によるロッキング様の症状に分けて考える必要があります。膝関節伸展機構の低下によるロッキング様の症状は、前述したextension lagと同時に出現することが多くなります。

ロッキング様の症状には、extension lagなどの筋出力の問題と、膝関節の伸展可動域制限としての関節運動の問題を考えなければなりません。筋出力の介入方法はextension lagの項を参考に考え介入することが重要です。関節運動への介入方法としては、膝関節のアライメントがどのような状態になっているかを評価し、膝関節の関節運動を発揮しやすいアライメントを前額面上・矢状面上・水平面上で確認し誘導方向を決めることが重要です。誘導方法として、下肢機能と体幹機能の関係性は様々な報告がありますが、重要であるということは明確です。そのため、体幹への介入時の膝関節の関節運動を確認することでより良い効果を発揮できます。体幹の治療時に、下肢の筋活動の変化や揺れ方などを観察し、目的とする膝関節の関節運動が出現しているかを確認します（図2-3-36）。体幹からの関節運動は脛骨に対して大腿骨が運動するため、閉運動連鎖（closed kinetic chain：CKC）に類似した感覚入力も行いやすく治療を考える上で重要になります。

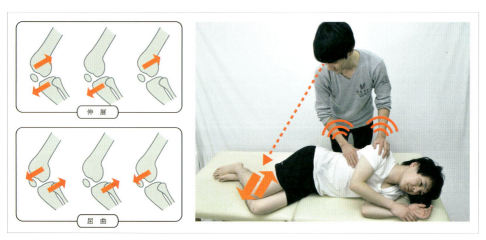

【図2-3-36】体幹治療時の下肢の関節運動を観察する

体幹治療時に膝関節に伝わる振動や関節運動を確認する。膝関節で出現する関節運動が目的とする方向に動いているかを3平面上（前額面・矢状面・水平面）で評価し治療する

例：伸展可動域や筋出力を改善したい場合、大腿骨遠位部を後方へ誘導するか、脛骨近位部を前方へ誘導するか、または両方行う必要があるかを膝関節を誘導し確認する。その誘導方向へ膝関節が動くよう体幹を治療する

7. 臨床家が押さえたい再発予防のテーピング

1 テーピングについて

　半月板損傷は、膝関節外反による受傷が圧倒的に多くみられます。一般的に半月板損傷のテーピングは外反を制御するためにホワイトテープなどを用い、膝関節の屈伸を犠牲にした固定的なテーピングが主流です。しかし、固定的なテーピングでは外反ストレスは制御できるかもしれませんが、違和感やパフォーマンスの低下が出現し好まれないことが多くなります。動作時のknee inの原因を考え、伸縮性のある5㎝幅のテーピングを用いた、固定ではなく制御を行うテーピングを紹介します。

2 足部からの誘導

　Knee inの項でも述べた、足部形態の修正はknee inの制御に重要です。足部形態は、後足部内転・外反、前足部外転位、内側縦アーチの低下が多くなります。水平面上と前額面上の問題を考えテーピングを行う必要があります（図2-3-37）。

① 後足部を把持し外転、前足部を内転させる際に足部内側の支点になる部位を指で確認します。

② 内果前下方から巻き始め、距骨頭を外転方向へ誘導し、足背を通り第5中足骨部外側から足底へ巻きます（テープの張力は弱めに巻きます）。

③ 支点部を手指で押さえ、足底部から支点の方向へ前足部が内転するようにテープに張力を加え巻いていきます。

④ 支点を通過し、足背から踵骨後下端方向へ巻きます（外果にかからないよう注意します）。

⑤ 支点部を手指で押さえ、踵部から支点の方向へ後足部が外転するようにテープに張力を加え巻き支点の上方を通ります。

⑥ ②を繰り返します。

⑦ 足底部から内側を通過する際に内側縦アーチの挙上させたい位置を通り足背まで巻きます。

※ 足部形態を評価することは重要であり、後足部が外転位になっていて内転誘導のほうが良好な結果が出ることもあるため注意が必要です（図2-3-38）。

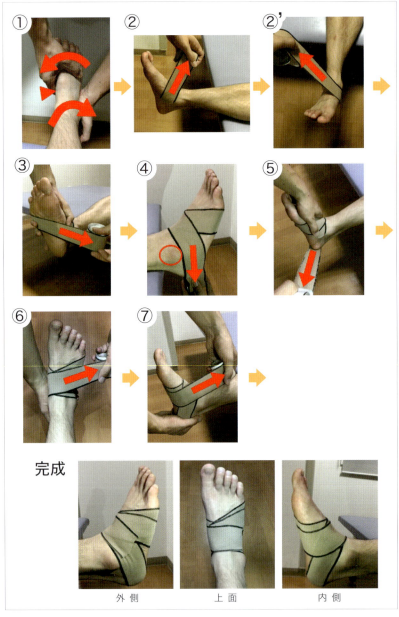

【図2-3-37】足部テーピング

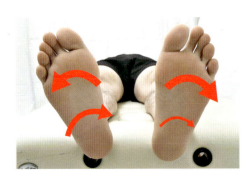

【図2-3-38】足部形態の左右差

左右の足でも差を認めるため、足部形態の評価や、誘導してからの動作の確認作業は必ず行わなければならない

3 膝関節の誘導

　Knee inは大腿骨の内旋と脛骨の外旋を伴い前内側へ膝関節の動揺が出現します。回旋を制動するためにはスパイラルテープが一般的です。テーピングで動きを制動するためには、止めたいストレスのタイミングと立脚相の重心の前後位置が重要になります。タイミングの評価は、立脚初期に起こるknee inか、立脚中期に起こるknee inかを判断することです。次に立脚相の重心を前方に誘導し推進力を発揮したいか、後方に誘導し安定性を発揮したいかです。これらの組み合わせで4パターンの歩行の誘導を決めます。

- スパイラルテープを膝関節の近位に上下計を短く横向きに貼ることで、立脚初期のknee inを制動できます（図2-3-39a）。

- スパイラルテープを膝関節の遠位に上下計を長く縦向きに貼ることで、立脚中期のknee inを制動できます（図2-3-39b）。

- スパイラルテープを近位部から巻くことで、重心を前方に移動しやすくなります（図2-3-39）。

- スパイラルテープを遠位部から巻くことで、重心を後方に移動しやすくなります（図2-3-39）。

　歩行の評価がわからない場合は、テーピングを貼り確認することが重要です。また、膝窩部をテープが通過すると、皮膚が可動する部位のため、違和感や皮膚症状が出現しやすいので注意が必要です。膝関節の前内側を通過することでknee inを制御しやすくなります（膝蓋骨の動きを抑制しないよう注意します）。受傷早期では、重心を後方に残し、安定性を発揮する遠位から巻く誘導のほうが良好な傾向が多く、半月板の回復とともに症状と症例の身体機能に合わせ、誘導方向を変更していく必要があります。

　テーピングの傾斜方向から考えると、knee inには立脚初期の回旋を制御することでコントロールできるものと、立脚中期の重心移動の問題から出現する大腿骨と脛骨の傾斜を制御することでコントロールできるものとしても考えられます。類似するテーピングでも、走行を変えることにより制御・誘導の方向性が変化することを留意することで、テーピング応用の幅が広がります。

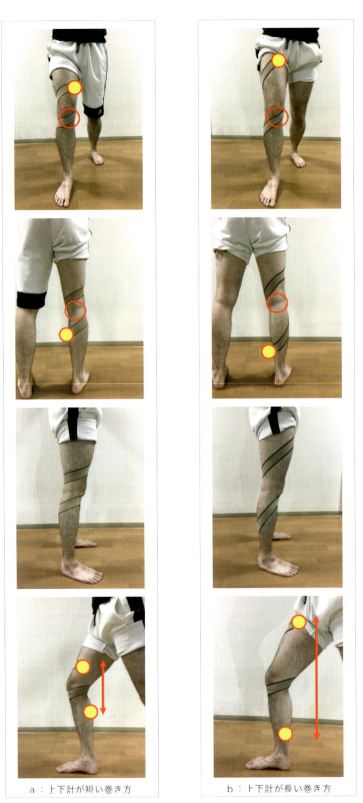

a：上下計が短い巻き方　　　b：上下計が長い巻き方

🟡 開始部と終了部・・・近位または遠位のどちらから巻くかにより開始部と終了部が逆になる

【図2-3-39】スパイラルテープ

第 3 章
足関節疾患の症状と動作

3-1 足関節背屈と底屈制限のリハビリ

1. 背屈制限の影響

　足関節の背屈可動域制限は、臨床現場でよくみかけ、加齢や活動性の低下によって、制限が起こりやすい運動方向であると報告されています[1〜3]。足関節背屈制限がある場合、どのような動作に障害、影響が出てしまうのかを確認していきます。

1 立ち上がり動作への影響

　足関節背屈制限がもたらす影響で代表的な動作に立ち上がり動作、着座動作、しゃがみ込み動作があります。立ち上がり動作は、初めに身体重心を前方へ移動させるため、股関節の屈曲、骨盤の前傾によって体幹を前方へ傾斜させます。そこから殿部離床をする直前に膝のわずかな前方移動と足関節の背屈によって下腿を前方へ傾斜させます。足関節の背屈角度が最大となることで殿部が座面から離床します（図3-1-1）。

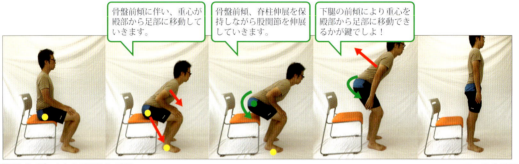

【図3-1-1】立ち上がり動作の流れ　　　　　　　　　　　　　●…重心位置

　しかしこの時に、足関節背屈制限があると、下腿を前方へ傾斜させることが困難になります。

　重心が殿部の基底面から足部の基底面へ移動できずに後方に位置するため、股関節の伸展、体幹の伸展が起こらずに立ち上がることができません（図3-1-2）。

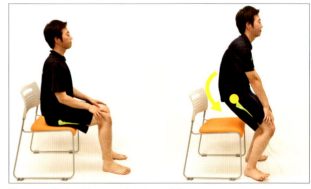

【図3-1-2】背屈制限のある立ち上がり動作　●…重心位置

そのような場合は、股関節を過度に屈曲させてから重心を前方に移動させる代償動作が必要となります（図3-1-3）。

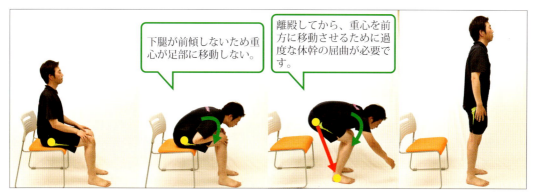

【図3-1-3】背屈制限のある立ち上がり　　　　　　　　　　　　　　　　　　　　　　　　　●…重心位置

　立ち上がり動作における足関節背屈の最大の役割は、重心を殿部の基底面から足部の基底面へと前方に移動させることです。
　立ち上がり動作を容易に行うために必要な背屈可動域は10°以上であると報告されています[4]。

2 座り込み動作への影響

　正常な着座動作では、立位の状態から足関節のわずかな背屈と、骨盤のわずかな後傾により下腿が前方に傾斜し、膝関節の屈曲を補助します。そこから、骨盤の前傾によって体幹の前方傾斜が起こり、それと同時に、股関節膝関節が屈曲することで身体重心が下方へ向かいます。身体重心が下方へ向かう前半で、足関節背屈が生じて、下腿の傾斜角度が一定に保持されます。その後、身体重心の後方移動が始まります（図3-1-4）。

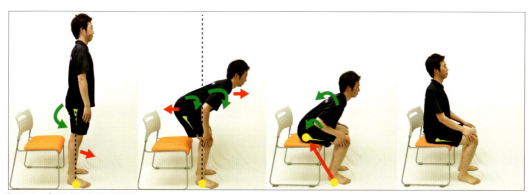

【図3-1-4】正常な座り込み動作　　　　　　　　　　　　　　　　　　　　　　　　　　　　●…重心位置

　身体重心を下方へ移動させる際に生じる股関節の屈曲による体幹の前傾角度は、立ち上がり動作と比べて着座動作では増大します。これは、膝関節の屈曲による下方への身体重心の移動に対して、足関節の背屈とともに股関節の屈曲による体幹の前傾角度を増大させることで、過度な後方への身体重心の移動を制動するためです[5]。
　これらのことから、足関節背屈角度制限があると、着座動作時の重心を後下方へ移動させるときに、重心の制動が困難となり、後方への重心速度が増大します[6]。それにより、着座時に強い衝撃を受けて、その衝撃が脊椎椎体骨折などにつながる可能性があります（図3-1-5）。

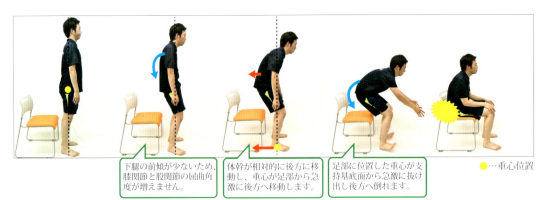

【図3-1-5】背屈制限のある座り込み動作

下腿の前傾が少ないため、膝関節と股関節の屈曲角度が増えません。

体幹が相対的に後方に移動し、重心が足部から急激に後方へ移動します。

足部に位置した重心が支持基底面から急激に抜け出し後方へ倒れます。

●…重心位置

3 しゃがみこみ動作

しゃがみこみ動作には足関節だけでなく、股関節や膝関節の屈曲可動域が必要です。動作を可能にするためには、股関節110°、膝関節147°、足関節20°の角度が必要となります（図3-1-6）[7,8]。そのため、各関節の制限がある場合もしゃがみこみ動作は困難になりますが、今回は足関節背屈制限のみに着目していきます。

しゃがみこみ動作時に足関節を背屈位にし、下腿を前傾させることで身体重心を前方へ移動させ、支持基底面内で安定したしゃがみこみ動作を保持することが可能です。

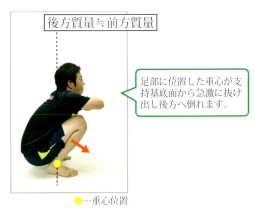

足部に位置した重心が支持基底面から急激に抜け出し後方へ倒れます。

●…重心位置

【図3-1-6】しゃがみ姿勢

しかし、足関節背屈角度が15°を下回ると、下腿の前傾が不足し身体重心が後方に残ってしまい支持基底面後方へ逸脱してしまうことから、しゃがみこみ動作が困難となり、後方へ転倒してしまいます（図3-1-7）。

その場合、①上肢を挙上することで、前方へ重さのバランスをとる方法（図3-1-8a）、②股関節を外旋させ、殿筋群の伸張力を減らし骨盤を前傾しやすくすることでバランスをとる方法（図3-1-8b）、③踵を挙上することで下腿をみせかけ上前傾させる方法（図3-1-8c）の3つの代償動作が主にみられます。

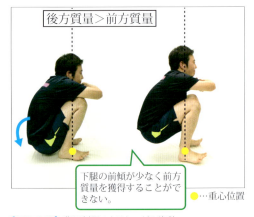

下腿の前傾が少なく前方質量を獲得することができない。

●…重心位置

【図3-1-7】背屈制限のあるしゃがみ姿勢

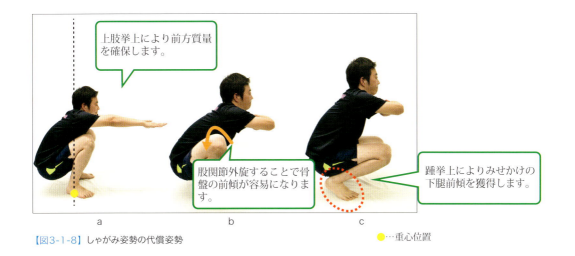

【図3-1-8】しゃがみ姿勢の代償姿勢　　　　　　　　　　　○…重心位置

2．背屈制限に対する制限因子とアプローチの理論と技術

　足関節の可動域制限には、足関節周囲の皮膚や腓腹筋やヒラメ筋などの骨格筋、関節包などの関節周囲軟部組織にその原因がある場合と、脛骨、腓骨、距骨などの関節構成体そのものに原因がある場合とがあります。

1 腓腹筋、ヒラメ筋による制限とアプローチの理論と技術

　下腿三頭筋は腓腹筋とヒラメ筋に大別できます。

　腓腹筋とヒラメ筋は、足関節底屈筋力の80％を占めます[3]。図3-1-9は距腿関節軸に対する下腿筋群の腱の走行位置を示しています。

　運動軸はテコの原理でいう支点にあたるため、運動軸から離れれば離れるほど小さな力で大きな力を生み出せます。

　図3-1-9をみると、腓腹筋やヒラメ筋は底屈筋群の中でも距腿関節軸から最も離れた位置を走行します。走行位置からみても他の筋に比べ、腓腹筋やヒラメ筋が強力な底屈作用をもつことがわかります。

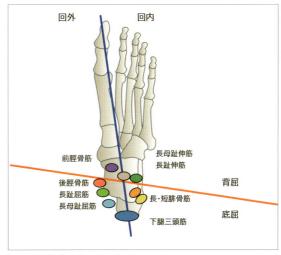

【図3-1-9】外来筋の走行作用

　腓腹筋の起始は大腿骨内外側上顆であり、ヒラメ筋の起始は脛骨後面のヒラメ筋線、腓骨頭およびその内側縁から起始し、両筋の腱はアキレス腱となり踵骨隆起に停止します。

　腓腹筋は膝関節と足関節に作用する二関節筋で、ヒラメ筋は足関節の底屈のみに作用する単関節筋です。

　腓腹筋は足関節肢位が一定であれば膝関節伸展に伴い伸張されるため、膝関節伸展位では腓腹筋の伸

張度が高くなります。

これにより膝関節角度を変えることで腓腹筋とヒラメ筋を区別してストレッチをすることができます。ヒラメ筋のストレッチは膝関節を屈曲して行い（図3-1-10a）、腓腹筋のストレッチは膝関節を伸展して行います（図3-1-10b）。

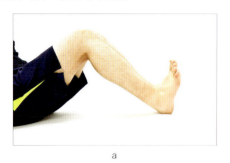 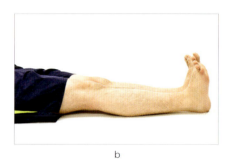

【図3-1-10】ヒラメ筋のストレッチ（a）と腓腹筋のストレッチ（b）

下腿三頭筋全体の筋体積に占める割合はそれぞれヒラメ筋 52 ± 3％、腓腹筋内側頭 32 ± 2％、腓腹筋外側頭 16 ± 2％と報告されていてヒラメ筋と腓腹筋の違いだけでなく内側頭と外側頭間にも筋体積において大きな差異があることがわかります（図3-1-11）[2]。

体積割合からもわかるように腓腹筋内側頭が優位に働くため、内側頭を選択的にストレッチする必要があります（図3-1-12）。

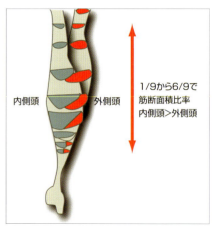

【図3-1-11】腓腹筋の内側頭と外側頭の筋断面積

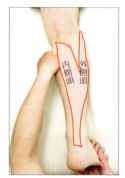

【図3-1-12】腓腹筋内側頭のダイレクトストレッチ

2 長母趾屈筋による制限とアプローチの理論と技術

長母趾屈筋と後脛骨筋、長趾屈筋は下腿三頭筋とともに底屈作用をもちます。

図3-1-9からもわかるように長母趾屈筋は、距腿関節運動軸が離れた位置を走行し、後方深層三筋の中でも底屈作用が優位に働きやすく、臨床現場でも長母趾屈筋の伸張性低下が多くみられます。

長母趾屈筋は、背屈時に筋腹が薄くなります。これは、背屈時に下腿三頭筋が前方に移動しやすいように場所を譲る動きと考えられます。

　これらの特徴をもとに、背屈時に長母趾屈筋の筋腹が薄くなるように下腿後面から手掌で押し込みながらストレッチすると効果的です。

　長母趾屈筋は、腓骨の後面の下方2/3、骨間膜および下腿後筋間中隔から起こり、下方に進み距骨と踵骨の長母趾屈筋腱溝の中で滑液鞘に包まれた腱に移行します（図3-1-13）。

　最近では、母趾末節骨のみに停止する長母趾屈筋は非常に稀で、長趾屈筋腱と合流し、第二趾や第三趾の末節骨に付着するとされています[9)]。

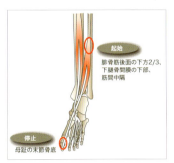
【図3-1-13】長母趾屈筋の起始・停止と走行

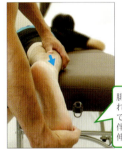
【図3-1-14】長母趾屈筋のダイレクトストレッチ

　以上のことから、筋腹を手掌面で押し込みながら（図3-1-14）、もう一方の手で第1から3足趾末節部の伸展も入れながら、長母趾屈筋をストレッチしていくと効果的です。

3 脂肪体（ファットパッド）による制限とアプローチの理論と技術

　足部には、アキレス腱前、距骨前、踵骨下に脂肪体が存在します。

　脂肪体は、長期臥床や長期固定などにより関節不動状態が続くと脂肪体の萎縮、線維化が生じます。

　アキレス腱前に存在する脂肪体はkager's fat pad（以下KFP）と称され、踵骨、アキレス腱、長母趾屈筋から構成されるkager's triangle（以下KT）内に存在する脂肪組織で、関節運動や直接圧迫を加えることで形態が変化します。

　また、足関節最大背屈角度とKFP前後方向移動量との間には強い正の相関が認められ、足関節最大背屈角度が増すとKFP尾側方向に移動します[5)]。

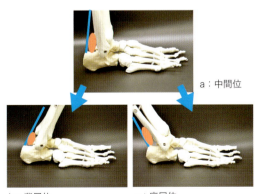

青はアキレス腱
赤は脂肪体（kager's fat pad）

【図3-1-15】足関節底屈、背屈におけるkager's fat padの形態変化

長期固定により脂肪体が萎縮、線維化すると柔軟に形態を変えることができなくなります。

図3-1-15のように、足関節中間位に比べ背屈位では、KTの体積は小さくなります。この体積の変化に応じてKFPも形態変化する必要がありますが、萎縮や線維化により脂肪体の移動低下をきたした場合、KTの変化に対応できず背屈制限因子となります。

足関節背屈時にKTは減少し、KFPはそのスペースから前後方向や上下方向などあらゆる方向に移動します。

図3-1-16のように、KFPを四方八方に移動させて脂肪体の柔軟性を獲得していきます。

KFPには、自由神経終末も入り込んでいるため、疼痛が生じますので、注意して行ってください。

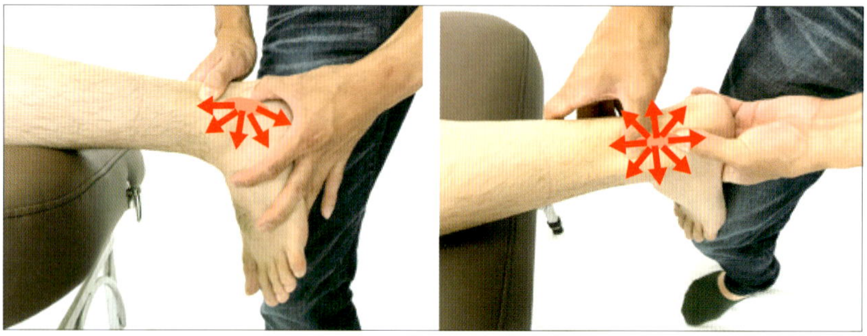

【図3-1-16】kager's fat padの流動性向上を目的としたアプローチ

4 遠位脛腓関節による制限とアプローチの理論と技術

足関節（距腿）関節は距骨（距骨滑車）と脛骨、腓骨（天蓋）との間にできる滑膜性関節です。

距骨の前方は後方に比べ幅広になっており、4.2〜5.0mmの差があります（図3-1-17）。

背屈に伴って幅広の距骨全面が脛腓関節に入り込んでいくため、背屈時には遠位脛腓関節は1mmから2mm程度広がります[7,8,10〜13]。

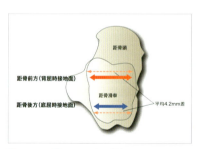

【図3-1-17】距骨滑車の前方・後方の幅の差

遠位脛腓関節が広がらず、距骨の前面が入り込めないと背屈制限が生じます。この場合、背屈時に遠位脛腓関節が開くようにすると背屈がスムーズになります。

図3-1-18のように、腓骨と脛骨とは下腿骨間膜により結ばれています。

この骨間膜は、脛骨から腓骨方向に下方に走行する線維が多く存在します。

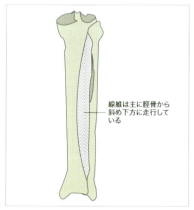

【図3-1-18】下腿骨間膜と線維の走行方向

また、足関節は底屈位から背屈方向に動いた際に腓骨は挙上するとされています（図 3-1-19）。

背屈方向に動くと腓骨は挙上しますので、図 3-1-20 のように背屈により、下腿骨間膜の走行は下方から上方に変化します。骨間膜の走行が変化することで、遠位脛腓関節は開排しやすくなり幅広の距骨前面が通過しやすくなります。

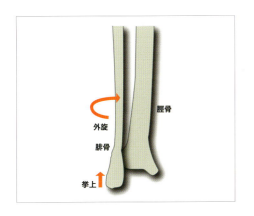

【図3-1-19】背屈に伴う遠位脛腓関節の動き

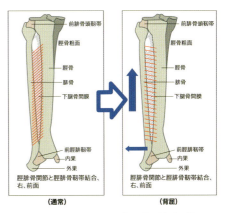

【図3-1-20】背屈に伴って遠位脛腓関節が開排するメカニズム

骨間膜に起始をもつ筋の過剰使用による収縮や萎縮などで腓骨挙上が制限されると、骨性の制限因子につながる可能性があります。

この遠位脛腓関節の開排は、背屈 5°から脛腓間距離が増加し始め、背屈 15°から 20°で最も距離が増加します[14]（表 3-1-1）。

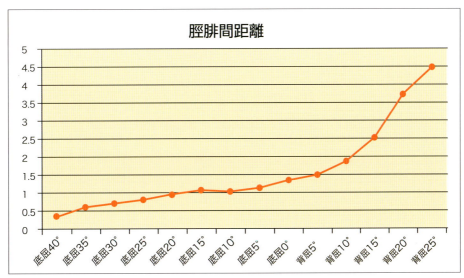

【表3-1-1】足関節背屈角度と遠位脛腓間距離

そのため、背屈5°以上を獲得したい場合には遠位脛腓関節の開排を目的として腓骨を挙上方向に誘導すると効果的です（図3-1-21a、b）。

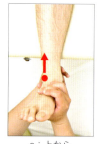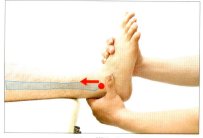

a：上から　　　　　　　　　b：横から

【図3-1-21】腓骨挙上を誘導しながら背屈運動を行う

3．底屈制限の影響

　足部の底屈制限が生じると、歩行時の衝撃吸収・蹴り出し（ロッカーファンクション）に影響がみられます。歩行動作において身体を前方へ運ぶことが最も重要な動作課題です。前方への推進力は、身体重量を前方へ落下させる力を駆動力として使っています。その身体重量を前方への動きに変換する役割がロッカーファンクションです[1]。

　歩行立脚相のイニシャルコンタクトの際、踵には体重の1.3〜1.5倍程度の強い衝撃を受けます。その衝撃を吸収する役割を果たすのが、ローディングレスポンス時の前脛骨筋の遠心性収縮です。前脛骨筋の遠心性収縮により、身体重量の落下を抑制することができ、衝撃吸収としての役割を果たします（ヒールロッカー機能（図3-1-22a））。この際に必要な底屈角度は5°とされています（図3-1-22b）。

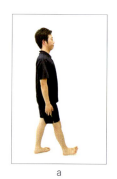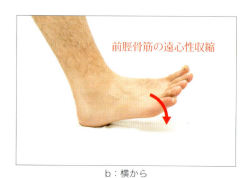

a　　　　　　　　　　　b：横から

【図3-1-22】歩行立脚相時（イニシャルコンタクト）の足関節の底屈運動

　足関節底屈制限が生じると、踵接地直後の前脛骨筋の遠心性収縮が起こらず、身体重量の衝撃吸収・前方への力の変換ができずに、前方への推進力が弱く、歩行効率が悪くなります。

　ヒールロッカー後に、前脛骨筋が下腿を前方へ引っ張ることで膝関節の軽度屈曲を誘導します。そこから、大腿四頭筋が収縮して膝関節の屈曲を制動し衝撃吸収を行いますので、足関節の底屈制限があると膝関節での衝撃吸収にも支障が起こります。

　歩行の立脚相のプレスイング時には、下肢振り出し準備のために足関節底屈15°程度の可動域が必要になります。ターミナルスタンス時に、足関節背屈により伸張された腓腹筋が、反対側の立脚肢に荷重が移動した際にバネのように縮み、足関節の底屈と膝関節の屈曲を誘導することができます（図3-1-23）。

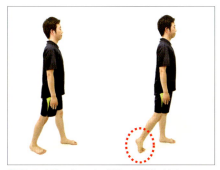

【図3-1-23】プレスイング時の足関節底屈

　底屈制限があると、ターミナルスタンス時に蓄えた腓腹筋のエネルギーを遊脚のサポートとして活かせず歩行効率が悪くなります。

4．底屈制限に対する制限因子とアプローチの理論と技術

　足関節底屈制限は、ギプス固定やテーピング固定など背屈位固定により底屈制限を呈します。

　外傷や障害などで長期間の足関節背屈固定により生じる場合と、後方重心位による姿勢保持で下腿前面筋の過剰収縮で足関節底屈制限をきたす場合があります。

1 前脛骨筋と長趾伸筋による制限とアプローチの理論と技術

　前脛骨筋は図3-1-24のように、脛骨上外側2/3、下腿骨間膜、下腿筋膜から起始し、内側楔状骨と第一中足骨底内側に停止します。足関節の背屈と内返しの作用がある前脛骨筋は、背屈筋の中で最も距腿関節運動軸から離れており、強力な背屈筋であることがわかります。

　また、長趾伸筋は図3-1-25のように、脛骨の外側顆、腓骨前面の上部3/4、下腿骨間膜の上部、下腿筋膜、筋間中隔から起始し、第2～第5趾の中節骨・末節骨の趾背腱膜に停止します。足関節の背屈・距骨下関節回内と足趾の伸展作用をもつ長趾伸筋は、前脛骨筋の補助的作用をもちます。

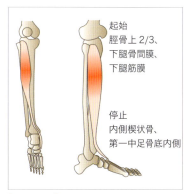

【図3-1-24】前脛骨筋

　足関節背屈位での長期固定で生じた前脛骨筋や長趾伸筋の伸張性低下には、各筋のストレッチングが効果的です。

　前脛骨筋は、足部回内・足関節底屈が最も伸張されます。足関節底屈方向に伸張しながら、前脛骨筋の付着部である内側楔状骨、第一中足骨底を遠位方向に動かすように操作を加えると、効果的に筋の伸張を出すことができます（図3-1-26）。

　長趾伸筋は第2～第5趾の中節骨・末節骨屈曲、距骨下関節回外位での足関節底屈が最も伸張されます。母趾を含めて足趾全体を屈曲位で保持します。その状態から足関節底屈方向へゆっくり動かしていきます（図3-1-27）。

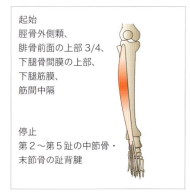

【図3-1-25】長趾伸筋

母趾を含めて全足趾を屈曲位で行い、長母趾伸筋ストレッチも含めて行っていけば効果的です。

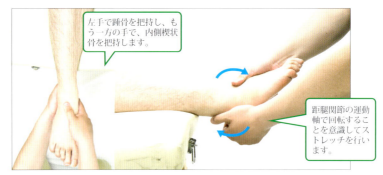

【図3-1-26】前脛骨筋のストレッチング

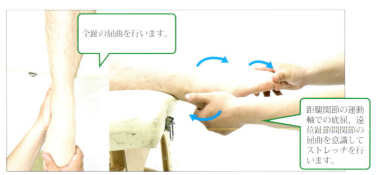

【図3-1-27】長趾伸筋のストレッチング

2 後方重心位による下腿前面筋過収縮に対する制限とアプローチの理論と技術

股関節屈曲位、膝関節屈曲位で立位姿勢を呈する場合や後方重心位で足関節背屈位、足趾伸展で姿勢を保持している場合は、前脛骨筋や長趾伸筋の過剰収縮で足関節底屈制限をきたしている場合があります（図3-1-28）。

この場合、足趾が伸展位で立位時も床面に足趾が接していない、もしくは足趾に体重をかけられていません。

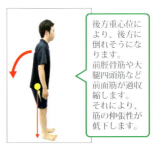

【図3-1-28】後方重心位による下腿前面筋の過収縮

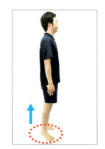

【図3-1-29】重心の前方移動を意識したトレーニング

その際は、下腿前面筋のストレッチは対症療法であり、後方重心となっている姿勢の原因に対する根本的なアプローチが重要です。

股関節伸展、膝関節伸展位でヒールオフ（図3-1-29）など、前方重心位で姿勢保持できるように考えていきます。

3 距骨前脂肪体（pretalar fat pad）

距骨の前には pretalar fat pad（以下：PFP）が存在します（図3-1-30）。

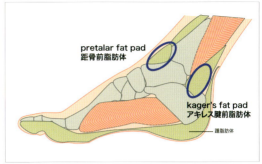

【図3-1-30】足部周囲に存在する脂肪体

足関節の背屈、底屈によりこの空間の体積が変化します。図3-1-31のように、足関節背屈時は距骨前の空間は広がりますが、底屈時には距骨前の空間は狭まります。

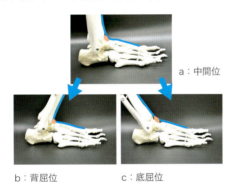

【図3-1-31】足関節の肢位とpretalar fat padの体積変

底屈時に距骨前の空間現象に伴って脂肪体の移動が四方に分散する必要がありますが、足関節背屈位での長期固定により脂肪体の柔軟性が低下し、移動量が減ると底屈制限が生じます。

その場合、図3-1-32のようにPFPの流動性を出して四方八方に移動させていくと効果的です。

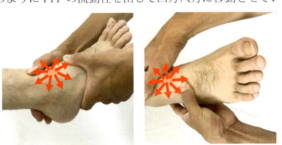

【図3-1-32】pretalar fat padへのアプローチ

脂肪体は、温熱により流動性が増すので、徒手的介入前に患部にマイクロウェーブや超音波装置などで温めることも効果的です。

足関節の背屈、底屈ともに臨床現場で多く経験する可動域制限の1つです。姿勢制御、動作制御には足関節戦略が重要だといわれていて、足関節の柔軟性と剛性が求められます。

今回、足関節の柔軟性を獲得する理論と技術を紹介しましたが、様々な可動域制限因子が存在するため、1つひとつ原因を探り、その原因に合わせたアプローチを選択していくことが大切です。

3-2 距骨下関節に関する症状と動作

1．小さな可動域の距骨下関節がなぜ大事？

　足部は身体の中で地面に接している唯一の部位であり、距骨下関節は足部と下腿をつないでいるため動きの「カギ」だと考えています。人によって違いはありますが、身体には動きやすい方向とそうでない方向があり、この方向の重要な決定因子が距骨下関節にあると考えています。

　距骨下関節は大きく分けると、回内・回外の2つの動きがありますが、それらを評価するのは困難なことが多いと思われます。しかし、距骨下関節の確固たる評価方法や、距骨下関節からの上行性の運動のつながり（運動連鎖）が理解できると、容易に、かつ楽しく疼痛軽減やパフォーマンスアップが可能となり、臨床の多くの場面で足部からのアプローチが評価・治療において良いサポーターとなるでしょう。

　今回は、距骨下関節について、その評価方法と確かめ方、および実際に臨床で行ったアプローチを紹介します。

1 距骨下関節の可動域

　距骨下関節の可動域は約30°あり、中間位から回外は回内の2倍の可動域があるといわれています（図3-2-1）。

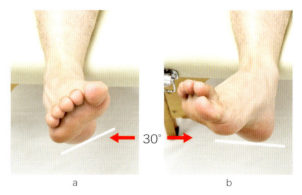

【図3-2-1】a：回外位　b：回内位

2 距骨下関節中間位と回内・回外異常

　距骨下関節の中間位は開放性運動連鎖（OKC）で外果の上下のラインをそろえたときの踵骨底面の向きで評価します。この肢位は距骨下関節が最も適合しているときです。

　距骨下関節中間位を評価したとき、踵骨底面が内側を向いている状態を距骨下関節回外異常、外側を向いている状態を回内異常といいます（図3-2-2）。

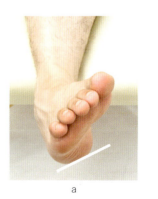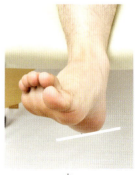

【図3-2-2】a：回外異常　b：回内異常

3 距骨下関節指標中間位

ここで重要なことは、距骨下関節は個人差・個体差があるということです。左右の距骨下関節でも中間位の肢位は異なるため、左右それぞれの評価が必要です。

前述で距骨下関節異常について述べましたが、一般的には異常でもその足部にとって距骨下関節が最も適合している肢位が中間位となります。

どのような足にも中間位は存在し、中間位から回内、回外と動きだす基準点となる位置があり、それを「距骨下関節指標中間位」（図3-2-3 c）とし、評価時に中間位を間違えないようにします。

4 距骨下関節指標中間位の評価方法

1．臥位、または座位で膝蓋骨を正面に向けます（図3-2-3 a）
2．下腿の捻転と足尖の向きをみます（図3-2-3 b）
　　＊足尖の向きに合わせて自分の身体の向きを変えます
3．Ⅰ：下腿から踵骨外側面を結んだ外果の上下のラインをそろえます（図3-2-3 c）
　　Ⅱ：仮の地面をイメージします
　　Ⅲ：踵骨底面の向きで距骨下関節指標中間位を回内か回外か評価します

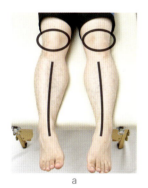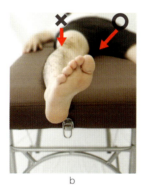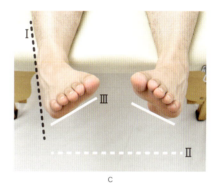

　　　　　a　　　　　　　　　　　　　b　　　　　　　　　　　　　c

【図3-2-3】a：膝蓋骨を正面に向けています　b：足尖の向きに自分の目線を合わせます　c：距骨下関節指標中間位の評価
左右距骨下関節ともに指標中間位評価は回外位ですが、右距骨下関節のほうが左より回外が大きくなっています

5 脚位延長と短縮

距骨下関節回外位は踵骨の上に距骨が乗り、機能的に脚位を延長します（図3-2-4 a）
距骨下関節回内は踵骨の上に距骨が落ちる形になり、機能的に脚位を短縮します（図3-2-4 c）

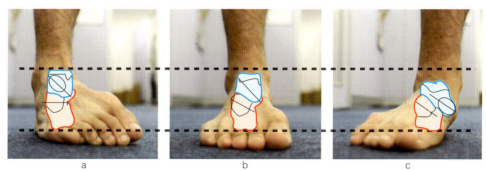

　　　　　a　　　　　　　　　　　　　b　　　　　　　　　　　　　c

【図3-2-4】距骨と踵骨を正面からみた図　a：距骨下関節回外位（脚位延長）　b：中間位　c：回内位（脚位短縮）

6 歩行時の距骨下関節の動き

歩行時の距骨下関節回外は強固で可動性のない状態、回内は足部を柔軟な可動性のある状態にしているといわれています（図3-2-5）。

歩行時はIC直後からLRにかけては距骨下関節を回内にして地面の状態に適応できるようにしています。LRからは蹴り出しの準備期間になり、この時期に距骨下関節は最大回内位になります。そして、肢位は回内位ですが運動方向は距骨下関節を回外方向にし、徐々に強固な状態にしています。MStの後期に距骨下関節は中間位になります。TStからは肢位も回外位になり、1列の可動性を少なくして蹴り出しを行いやすくしています。

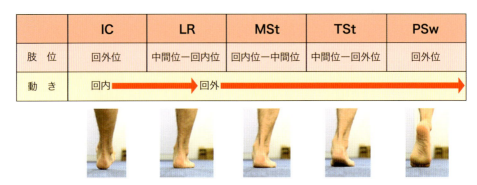

【図3-2-5】距骨下関節の肢位と動き

7 距骨下関節からみた体幹回旋と歩行評価

体幹回旋時の距骨下関節の動きは歩行時の距骨下関節の動きと結びつけて評価をすることができます（図3-2-6）。体幹左回旋時の右距骨下関節は回内位になります。この右距骨下関節は歩行ではLR〜Mstの距骨下関節の動きになります（図3-2-6 a、b）。体幹右回旋時の右距骨下関節は回外位になり、歩行ではTSt〜PSwの肢位である回外位の動きの確認ができます（図3-2-6 c、d）。この時に距骨下関節が回外することで母趾での力強い蹴り出しが可能となります。

体幹回旋時に距骨下関節の回内・回外の動き、距骨下関節からの運動連鎖がスムーズにできなければ歩行時には何らかの影響がみられますので、歩行評価で悩んだときに体幹回旋動作で距骨下関節の動きの評価をすると、歩行とのつながりがみえてきます。

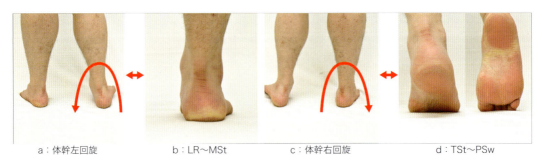

a：体幹左回旋　　b：LR〜MSt　　c：体幹右回旋　　d：TSt〜PSw

【図3-2-6】a：立位体幹左回旋　b：歩行LR〜MStの足部後面
c：立位体幹右回旋　d：歩行TSt〜PSwの足部後面

2. 距骨下関節の可動域制限はなぜ起こる？

1 全身からの影響

　全身の各部位は他部位と互いに影響し合っていて、それらの筋力、重心位置、アライメントなどの要因が姿勢や動作を決定しています（運動連鎖）。距骨下関節は、骨盤や体幹のアライメント（図3-2-7）により回内位・回外位、さらには過回内・過回外にして対応することがあります。

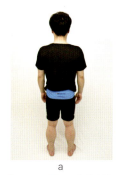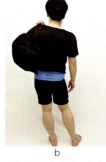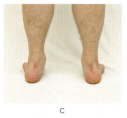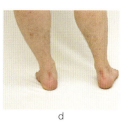

【図3-2-7】a：静止立位　b：鞄を持った状態の立位　c：aの足部　d：bの足部

　開放性運動連鎖（OKC）では距骨下関節指標中間位が回外位で、閉鎖性運動連鎖（CKC）で回内位になる足は多くみられます（図3-2-8）。OKCでの距骨下関節指標中間位がその距骨下関節の最も適合している状態なのですが、CKCで回内位になることで常に距骨下関節の適合性を崩しています。他には、立位骨盤左挙上位の場合も骨盤は左側にスウェーし、図3-2-7 b、dの下肢・距骨下関節のような状態になり、これらのような状態が続くことで距骨下関節のアライメントは崩れ、可動域制限が起こると考えられます。

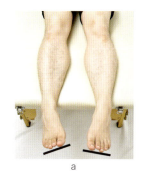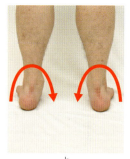

【図3-2-8】指標中間位　a：OKC　b：CKC

　なお、距骨下関節の可動域は中間位から回内位は約10°、回外位は約20°です。これらの可動域を超えてしまっている状態を過回内・過回外といいます。

2 靴と中敷きの影響

　靴は同じメーカーでも内側アーチや横アーチの高さ、前足部と後足部との高低差、ミッドソール・アウトソールの形状などの違いがあります。靴のアーチが高すぎるもの、アウトソールが柔らかすぎるもの、踵が摩耗したもの、中敷きに穴が開いたものなど、足に合わない靴を履いていると距骨下関節はそれに対応し、足部の構造は崩れてしまいます（図3-2-9）。

　スポーツシューズは、通常の靴とはアッパーやヒールカウンターの強度の違い、アウトソールの形状の違いがみられます。野球のスパイクは同じメーカーでも金具の向き・位置・本数が異なり、サッカーシューズもポイントの位置に違いがあります。アウトソールの違いにより、踏み込み方が異なることもあるためフォワードランジなどの評価を行う際は注意をする必要があります。

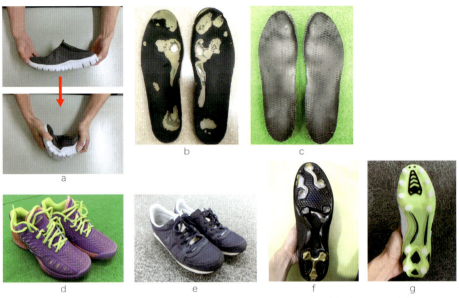

【図3-2-9】a：柔らかい靴　b：穴が開いている中敷き　c：インソール作製後約半年使用している中敷き
　　　　　 d：テニスシューズ　e：スニーカー　f：野球のスパイク（裏）　g：サッカーシューズ（裏）

3．各制限因子に対してどんなアプローチができる？

1 距骨下関節指標中間位を確かめることが重要

　まず、距骨下関節指標中間位が回内・回外なのかを確かめる必要があります。アプローチは評価した方向に運動連鎖を利用し、下肢・体幹を誘導します。評価時に重要なことは、OKCでの距骨下関節指標中間位評価のみで回内・回外を決定するのではなく、いくつかの評価を組み合わせて確かめることです。

　評価方法は以下の4通りです。
　1）距骨下関節指標中間位においての評価（図3-2-3）
　2）腸骨稜の左右高低差（図3-2-10 a）
　　　腸骨稜の低い側：機能的脚位延長をとるため、OKCで距骨下関節は反対側に比べ回外方向になります（CKCでは回内位になることもあります）。
　　　腸骨稜の高い側：機能的脚位短縮をとるため、OKCで距骨下関節は反対側に比べ回内方向になります。
　3）体幹回旋評価（図3-2-10）
　　　腸骨稜の低い側は回旋量が大きい➡距骨下関節指標中間位は回外位
　　　体幹右回旋量が大きい場合、右距骨下関節指標中間位は回外位。左は右よりも回外は小さい（回旋時足底が浮いていない状態）。過回内・過回外での体幹回旋は、距骨下関節からの良好な運動連鎖が行われていない可能性があるため、足底が浮かない範囲で行い体幹回旋を評価します。

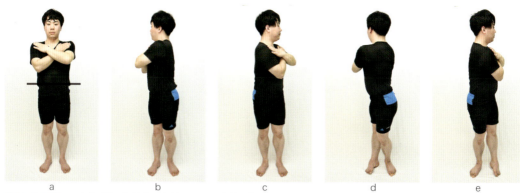

【図3-2-10】a：立位（線は腸骨稜の高さ）　b、c：体幹回旋　　d、e：過回外、過回内での回旋

4）フォワードランジテスト評価（図3-2-11 a、c）

　　○：前方荷重時、足部・膝関節の動揺なし

　　×：前方荷重すると足部・膝関節の動揺あり（足底の内側もしくは外側が浮く）

　　➡パッドを挿入し評価します。

フォワードランジテスト評価＋パッド挿入

距骨下関節指標中間位の方向にパッドを挿入し評価します。

　指標中間位が回外位のときは載距突起、回内位のときは立方骨に挿入しフォワードランジを行い足部が踏み込めるか評価します（1mmシートを靴の載距突起もしくは立方骨の下に敷くかインソールに貼り評価）（図3-2-12）。

　➡パッドを挿入し安定すれば、距骨下関節指標中間位は正しく評価できています。

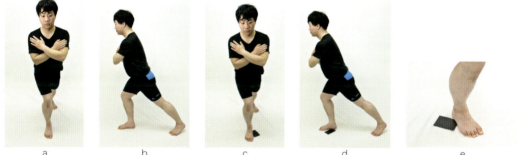

【図3-2-11】フォワードランジ c、d は載距突起の下に、e は立方骨の下にパッドを入れ踏ませています

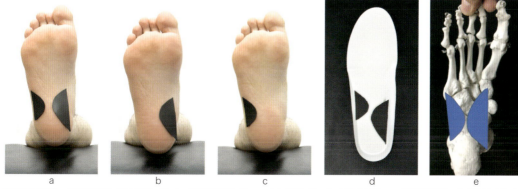

【図3-2-12】a：載距突起・立方骨パッド　b：載距突起パッド　c：立方骨パッド　d：中敷きの裏　e：足底骨模型にパッド貼付イメージ

2 アプローチに対する考え方

指標中間位の状態を立位で構築（図3-2-13）します（臥位の状態を立位にします）。

この状態をつくり上げることができれば、中間位から回内、回外への動作を行うことが可能になり、歩行でも距骨下関節の回内・回外の動きができ足部から負担なく歩くことが可能となります。アプローチ例（図3-2-14）として、下肢・体幹への運動連鎖を利用した誘導は距骨下関節指標中間位の向きと同じ方向にします。

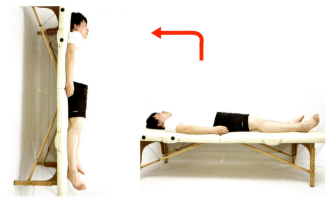

【図3-2-13】OKCで距骨下関節指標中間位評価した状態を立位にするイメージ

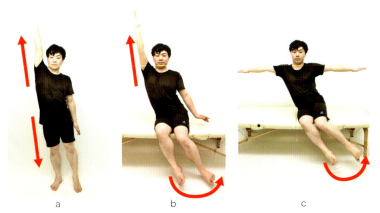

【図3-2-14】右距骨下関節指標中間位が回外なら、右側へのシフトエクササイズを行います

シフトエクササイズを行うことで上行性（下から上に向かって影響を及ぼす運動連鎖：足首→膝→股関節）にも下行性（上から下に向かって影響を及ぼす）にも距骨下関節指標中間位の状態で立位保持が可能となります。

4．距骨下関節からの運動連鎖を臨床にどう活かせば良い？

1 立位での距骨下関節からの運動連鎖

人はバランスを保ちながら立位保持を行っています。そのバランス調節をどこで補正しているのか考える必要があります。

距骨下関節は回外すると脚位延長し、回内すると短縮します。図3-2-15より、右膝屈曲位でバランスを保持するためにはどのような状態で代償を行い、アプローチをしていくのかを考えなければいけません。

Ⅰ．右距骨下関節を回内することで脚位を短縮しようとします（図3-2-15 e）。

Ⅱ．右膝屈曲位にして骨盤の左右差を整えようとします（図3-2-15 a、b）。
Ⅲ．骨盤が傾いているので体幹で補正しています（図3-2-15 a、c）。

　距骨下関節の機能的脚長差の考えを利用すると、左下肢は短縮傾向にあるため、左距骨下関節は回外し、機能的に脚位を延長することで左下肢の短さを補います（図3-2-15 d、e）。

2 アプローチ

　距骨下関節指標中間位評価や腸骨稜の左右差から、左距骨下関節回外方向への運動連鎖を利用しました。
・左方向へのシフトエクササイズ
・左舟状骨、立方骨誘導からの左距骨下関節回外アプローチ（図3-2-25）
　アプローチ後は右膝を伸展しても体幹の傾きはなくなりました（図3-2-15 f）。

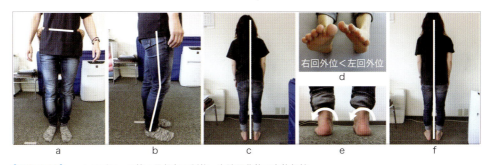

【図3-2-15】a、bアプローチ前：骨盤左下制位、右膝屈曲位で立位保持
　　　　　　cアプローチ前：右膝伸展位　d距骨下関節指標中間位　e立位足部後方
　　　　　　fアプローチ後：右膝伸展しても体幹の傾きはありません

①膝伸展すると右骨盤挙上（図3-2-16 a）
②骨盤の高さを調節すると右膝屈曲しての代償をとります（図3-2-16 b）

　図3-2-16（b）は、図3-2-15（a）の状態を再現しました。右足に靴を履くことで右下肢は長い状態になります。しかし、この状態では骨盤や体幹が大きく傾いてしまうため、代償で右膝屈曲位にすることで左右の安定性を保っています。このときの距骨下関節は、左は機能的に長くするために回外位、右は短縮させたいので回内傾向にしていることが考えられます（評価は前述の距骨下関節指標中間位を確かめるための評価方法を参照）。

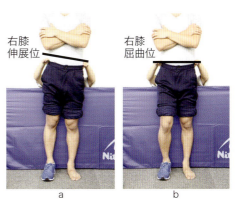

【図3-2-16】図3-2-15aを再現するために靴を履いた状態の立位

　仮にCKCで左距骨下関節が回内位だとすると、回内位のままでは右下肢は短縮傾向になり、運動連鎖の破綻が起きてしまいます。機能的、構造的に回外方向への動きを出すことで距骨下関節からの良好な運動連鎖により、立位が安定し結果的に歩行も安定してくると考えられます。これらのことは変形性膝関節症患者に比較的多くみられます。

5．姿勢制御、運動制御（特に歩行）における距骨下関節の関係

1 正常な距骨下関節の動きと変形性膝関節症患者の距骨下関節

1）正常な状態の立位

　距骨下関節は中間位を維持できることで、回内・回外への動きが可能です。どちらにも動ける状態がつくれていると、他の関節への負担が軽減されます。

　足部は地面に接している唯一の部位であり、距骨下関節が安定していることは下肢・体幹など、上行性の機能が安定します。

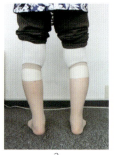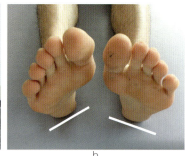

【図3-2-17】a：変形性膝関節症患者の立位　b：距骨下関節指標中間位

2）変形性膝関節症の立位

　距骨下関節指標中間位（図3-2-17 a）は両側とも回外位（右＞左）ですが、立位になると回内位になります。この時点でこの距骨下関節は回内の可動域を使い切っています。

3）歩行における正常な距骨下関節の動きと変形性膝関節症患者の距骨下関節

　距骨下関節は回外➡中間位➡回内➡中間位➡回外と歩行周期に合わせて動くことで上行性のスムーズな動きを出せます。

　IC～LR：回外接地することにより接地時の衝撃を緩和し、直後に回内になり地面の状態に適応できるようにしています。

2 正常な距骨下関節の動き（図3-2-18）

　LR～MSt：動きが回外方向に転換し、蹴り出しの準備をはじめます。
　TSt～PSw：動きも肢位も回外位となり母趾で蹴り出しを行いやすくします。

3 変形性膝関節症患者の距骨下関節の動き（図3-2-19）

　歩行時立脚期において常に距骨下関節は回内位をとっています。回内接地すると接地時の衝撃が緩和されず、床反力の力が強く膝にかかることが考えられます。

　LR～MSt：距骨下関節は回内位のままなので横足根関節も機能せず、足圧重心は外側に移動せず、内側を移動していると考えられます。足圧重心は本来なら足底外側方向に向かい5列（3・4・5趾）を働きやすくさせます。回内接地だと、外側に重心を移動できず、常に重心は内側を移動します。

　TSt～PSw：距骨下関節は回内なので1列を使えず、蹴り出しが行いにくい状態になります。歩行全体をみると、距骨下関節の回内・回外の動きは横足根関節、列、足趾を機能させると同時に前方への推進力を得ています。

　立脚期中、距骨下関節は回内位で歩行しており、前足部の機能が働かないため、力は左右へゆれてしまい、結果的に膝関節の動揺が出てしまうのではないかと考えられます。

	IC	LR	MSt	TSt	PSw
肢位	回外位	中間位ー回内位	回内位ー中間位	中間位ー回外位	回外位
動き	回内 → 回外 →				

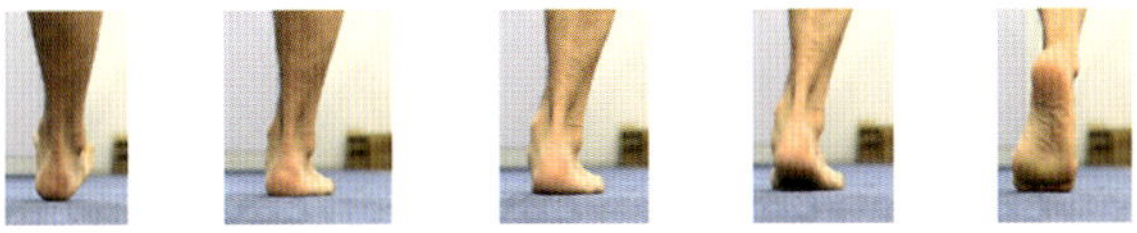

【図3-2-18】正常な距骨下関節

	IC	LR	MSt	TSt	PSw
肢位	回内位	回内位	回内位	回内位	回内位
動き	回内 →				

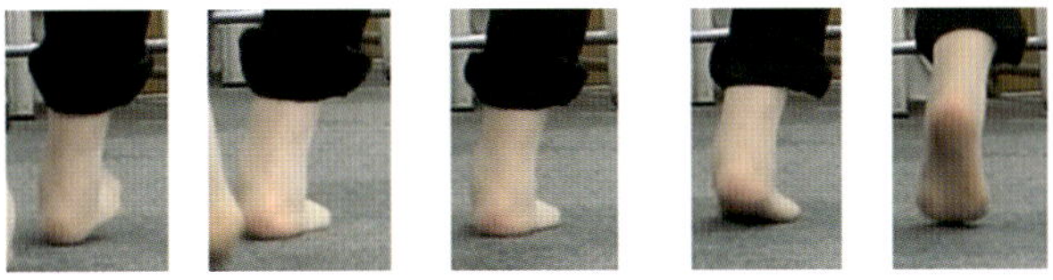

【図3-2-19】変形性膝関節症患者の距骨下関節回内異常

6．距骨下関節からのアプローチ紹介

1. 投球時の肘下がりを距骨下関節回外誘導テーピングで変化させます
2. 肩関節挙上の疼痛と可動域を徒手で距骨下関節回外誘導と運動連鎖を使い変化させます
3. 舟状骨・立方骨を利用した距骨下関節誘導アプローチ
4. 運動連鎖を一致させたアプローチ（臥位・座位・立位）

1 投球時の肘下がりを距骨下関節回外誘導テーピングで変化

患者紹介：大学3年生　男子、投手、右投げ左打ち
疼痛：投球時、加速期での肩の痛み、投球翌日は肩関節挙上の可動域低下
距骨下関節指標中間位評価：右回外位＞左回外位（CKCでは両側とも回内位）

1）テープなしでの投球（図3-2-20）：wind-up～右距骨下関節は回内位になり（b、c）、足趾で踏ん張れず右下腿内旋することで右膝が大きく屈曲し地面に落ちるような動作がみられ、右骨盤が下制し体幹の右傾斜が起きます（c）。それにより右肘が下制しています（c、d）。
2）テープを巻いての投球（図3-2-21）：wind-up～cockingまで右距骨下関節は回外位から中間位で保持可能（a～c）なため、歩行時の蹴り出しのように強固になり、右距骨下関節からの良好な運動連鎖が骨盤・体幹へとつながり右下肢・体幹は崩れることなく、左下肢への荷重移動（d）が行いやすくなります。
＊距骨下関節、指標中間位評価の足部と、回外誘導テープの巻き方（図3-2-22）

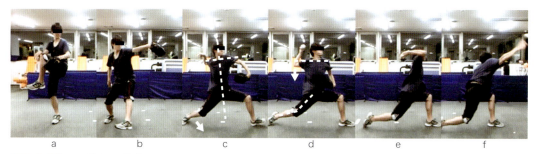

【図3-2-20】テープなしでの投球

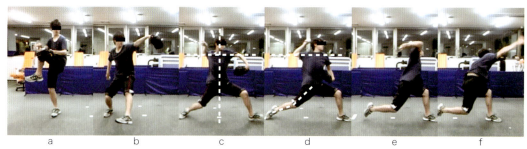

【図3-2-21】距骨下回外誘導テープを巻いての投球

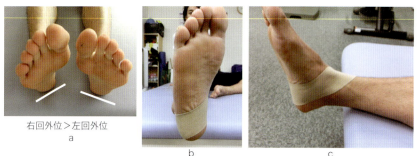

右回外位＞左回外位
a

【図3-2-22】a：距骨下関節指標中間位評価　b、c：距骨下関節回外誘導（ニトリート EB50 使用）

2 肩関節挙上の疼痛と可動域を徒手で距骨下関節回外誘導と運動連鎖を使い変化

患者紹介：32歳　女性、介護職

疼痛：右肩の挙上時の痛み、可動域制限

立位評価：右肩・右骨盤下制位、右距骨下関節回内位（図3-2-23 a）

距骨下関節指標中間位（図3-2-23 d）：右回外位＞左回外位（CKCでは両側とも回内位）

アプローチ：舟状骨・立方骨誘導、距骨下関節からの運動連鎖・体幹右方向へのシフト

Ⅰ．右舟状骨・立方骨の誘導（図3-2-25 a、b）を行い、右距骨下関節回外を誘導します。

Ⅱ．右距骨下関節指標中間位評価では回外位、立位評価では、右骨盤下制位より、左右のバランスをとるために、右下肢は脚位延長していることが考えられるので、アプローチは右下肢伸張エクササイズ（図3-2-24 a）、座位で右側へのリーチ動作エクササイズ（図3-2-24 b）を行いました。

＊Ⅰのみのアプローチでも改善はしましたが、Ⅱを行い、右距骨下関節から下肢・骨盤・体幹・肩甲骨と誘導した後のほうが、肩関節屈曲の可動域・疼痛の改善がみられました。

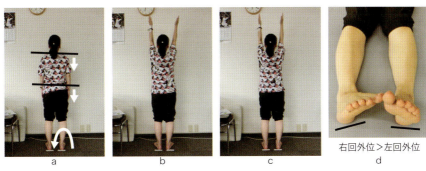

【図3-2-23】a：アプローチ前　b：アプローチ後　c：距骨下関節指標中間位

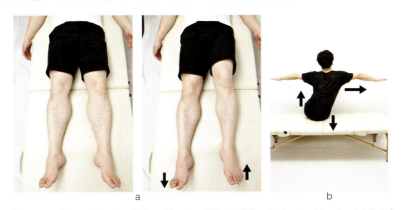

【図3-2-24】a：臥位で右下肢伸張（右距骨下関節は回外位で行う）　b：右シフトエクササイズ

3 徒手的アプローチ

舟状骨、立方骨の誘導で距骨下関節回内・回外誘導を行います。

　距骨下関節回外誘導：舟状骨を距骨内側方向へ誘導（図3-2-25 a）
　　　　　　　　　　　＋立方骨下制誘導（図3-2-25 b）
　距骨下関節回内誘導：舟状骨を距骨外側方向へ誘導（図3-2-25 d）
　　　　　　　　　　　＋立方骨挙上誘導（図3-2-25 e）

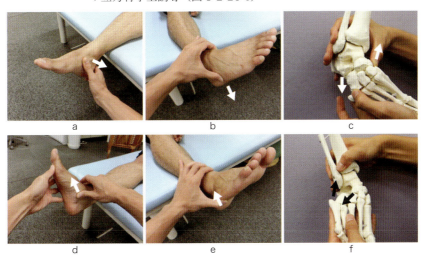

【図3-2-25】a：舟状骨内転　b：立方骨下制　c：骨模型での舟状骨・立方骨誘導（回外）
　　　　　　d：舟状骨外転　e：立方骨挙上　f：骨模型での舟状骨・立方骨誘導（回内）

4 運動連鎖を一致させたアプローチ（臥位・座位・立位）（図3-2-26）

距骨下関節指標中間位が右回外位で左は右よりも回外が少ない状態、もしくは回内位の場合のアプローチ。

・右距骨下関節は回外方向、骨盤右下制位、体幹右側伸張位（左側屈）
・左距骨下関節は回内方向、骨盤左挙上位、体幹左側収縮位

距骨下関節指標中間位評価に合わせて上行性の運動連鎖を利用します。どの肢位でも評価からアプローチの方向性を一致させることが重要です。

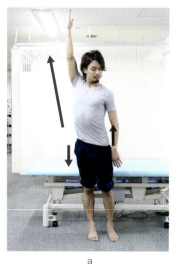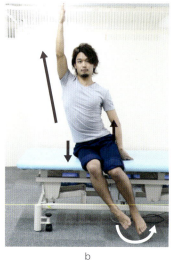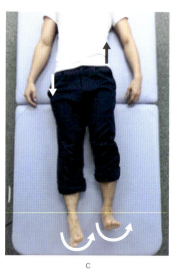

【図3-2-26】a：立位　b：座位　c：臥位

なお、距骨下関節は小さな可動域であるにもかかわらず、アプローチすることで身体のバランスを一気に変えられる大きな役割を担う部位（カギ）です。その際、最も大事なことは評価です。距骨下関節は回内・回外と2方向しかありませんが、その方向性を間違えると疼痛を引き起こしたり、パフォーマンスの低下を招いたりしてしまいます。そのため1つの評価から答えを導き出すのではなく、いくつもの評価を組み合わせて目の前の身体の状態を確実に評価し、より良いアプローチをつくり上げていくことが大事だと考えます。

3-3 扁平足とアーチの症状と動作

1．アーチってなぜ大切？

1 アーチを構成する要素

足部アーチには、中足部を頂点として、内側縦アーチ（medial longitudinal arch：MLA）、外側縦アーチ、横アーチが存在します（図 3-3-1）。

1）内側縦アーチ

　筋：母趾外転筋、短母趾屈筋、短趾屈筋、前脛骨筋、長母趾屈筋、後脛骨筋

　骨：踵骨・距骨・舟状骨・内側楔状骨・中間楔状骨・外側楔状骨・第1～3中足骨

　靭帯：底側踵舟靭帯

2）外側縦アーチ

　筋：長腓骨筋、短腓骨筋、小趾外転筋

　骨：踵骨・立方骨・第4・5中足骨

　靭帯：長足底靭帯

3）横アーチ

　筋：長腓骨筋、母趾内転筋

　骨：内側楔状骨・中間楔状骨・外側楔状骨・立方骨・第1～5中足骨底

　靭帯：深横中足靭帯

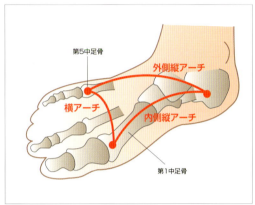

【図3-3-1】足の3つのアーチ

MLA、外側縦アーチともに踵骨（calcaneus）結節を起点とし、内側は距骨（talus）・舟状骨（navicular）・内側楔状骨（medial cuneiform）を通り、第1中足骨に至ります。外側縦アーチは起点から立方骨（cuboid）を通り、第5中足骨に至ります。

横アーチは、後方横アーチと前方横アーチに大別されます。

後方横アーチは、内側、中間、外側の3つの楔状骨と立方骨からなり、骨と靭帯に支えられ、極めて強固に構成されています。前方横アーチは第1～第5中足骨頭の位置にあります（図3-3-2）。

荷重により中足骨は背屈するので3つのアーチすべては構造上、必ず平坦化します。

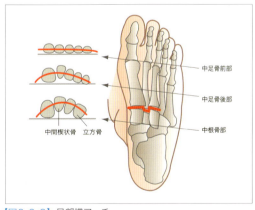

【図3-3-2】足部横アーチ

2 アーチの大切さ

アーチが低下することで、扁平足を呈します。扁平足には先天性のもののほか、外傷や麻痺、炎症を原因とするものもありますが、発育に伴う体重増加、活動量の増加が原因となる場合や靭帯の弱化、筋力低下によりアーチが扁平化するものがあります。特に体重増加などの静力学的負担に耐えられずに、アーチの低下をきたすものを、一般的に静力学的扁平足（static flat foot）といい、扁平足の中で最も多く90％を占めるとされています[1]。

扁平足により疼痛などの諸症状を訴えるものは16％であり、扁平足でも無症候性であることが多く、逆に足アーチの低下がみられなくても、足の酷使によって慢性の疼痛を生ずることがあります[2]。

扁平足により、衝撃を吸収する機能（スプリング機能）が低下し、地面と接する箇所の圧力が増加します[3]。圧力が集中したことで疼痛および胼胝（たこ）が発生します[4]。

扁平足と関係の深い足部周囲の疾患として外反母趾、後脛骨筋炎、足底腱膜炎、鵞足炎や膝蓋靭帯炎などを引き起こします[5]。

扁平足を呈する症例の多くに筋力低下が見受けられますが、先天的な要素で姿勢筋緊張が低い症例や、general Laxityといわれる全身的な関節弛緩を呈する症例も多く見受けられます。扁平足の根本的要因、症状にみられる背景も考慮していく必要があります。

3 姿勢や歩行におけるアーチの役割

軟部組織の緊張を高めることで足部の安定性を高めるトラス機構と、足趾を伸展することで足底腱膜が巻き上げられ、アーチの剛性を高めるウィンドラス機構を有することでアーチを維持しています。

歩行において、立脚初期ではMLAは低下し、トラス機構によって足部の安定性を高め、立脚終期には足趾が伸展、ウィンドラス機構によってMLAが上昇し、足部の剛性を高め、効率的に床反力を得ています（図3-3-3）[6]。

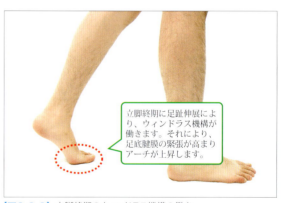

【図3-3-3】立脚終期のウィンドラス機構の働き

立脚終期に足趾伸展により、ウィンドラス機構が働きます。それにより、足底腱膜の緊張が高まりアーチが上昇します。

後足部の外反角度が増大するにつれて歩行速度が減少することや[7]、アーチ高率の低い群および中等度群が高い群と比較して重心位置が有意に内側へ偏位すること[8]などの報告があるように、後足部やアーチが姿勢、歩行に対して影響を及ぼすことが考えられます。

臨床現場では、扁平足かどうかではなく、扁平足による足部周囲の疼痛発生の有無、合併症の有無を指標として大切にします。

4 アーチと荷重

荷重がかかると踵骨は床面に対して底屈・外反方向に作用します[9]。横足根関節では舟状骨と立方骨がほぼ一体となって動き、垂直荷重が作用することで背屈および外反運動をするとされています。つまり、荷重により舟状骨、立方骨レベルでの横アーチは、アーチ外側に位置する立方骨の接地点を支点として内側に倒れるように変形すると考えられます（図3-3-4、3-3-5）。

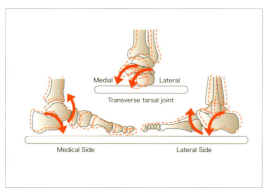

【図3-3-4】荷重による足部の動き①

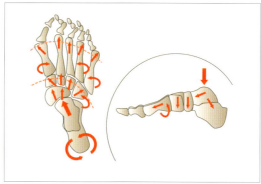

【図3-3-5】荷重による足部の動き②

また、体重の増加や活動量の増加、筋や靭帯の弱化などで足アーチの力学的平衡が破綻して骨配列から得られるアーチ支持力が低下し、骨配列が崩れることからアーチの低下が始まります。

まず距腿関節で距骨にかかり、そこから3ヵ所に分散されていくと考えられますが、扁平足では距骨の前内方への滑りが起こるため、体重は内側縦アーチによりかかります[10]。

荷重時に、内側の広がり5mmと外側の広がり7.5mmと報告があり、横アーチも荷重により平坦化するという報告は上記の現象と一致します[11]。

5 アーチと筋力

筋の要素よりも靭帯や骨格構造が本来のアーチの役割を担っていると考えられてきました[12,13]。

図3-3-6は足部アーチの静的剛性割合を示したものです。足底腱膜が最も剛性に関与しており、長・短足底靭帯、底側踵舟靭帯の関与がわかります。

これらの組織は、随意的に働かせることができませんが、外在筋の関与や足内在筋[14〜16]の要素が重要であると考えられます。

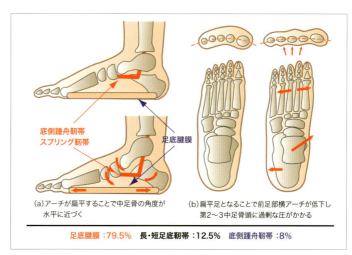

【図3-3-6】足部アーチの静的剛性割合

6 踵骨の傾き

踵骨は、荷重がかかることで床面に対して底屈・外反方向に傾きます。距骨は筋の起始・停止をもたないため、踵骨の傾斜に伴い同じ方向に傾斜します。

足部は緑枠の lateral unit と赤枠の medial unit とに区別されますが、medial unit は lateral unit の上に載っているため、lateral unit のアライメントに影響を受けます。

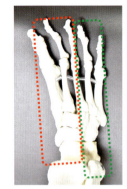

【図3-3-7】上からみた lateral unit と medial unit

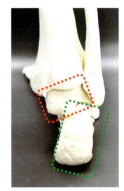

【図3-3-8】後方からみた lateral unit と medial unit

踵骨の内側傾斜により距骨の内側傾斜が連鎖するため、前足部の扁平化を予防する上で緑枠の lateral line の安定性向上は必要になります（図3-3-7、3-3-8）。

2. 扁平足に対するアプローチの理論と技術

1 足関節外来筋のトレーニング

アーチは、筋が大きく関与していることがわかりますが、従来から扁平足に効果的とされてきたタオルギャザーや母趾屈曲エクササイズは効果を示さないことが近年わかってきました[17,18]。

図3-3-9のように、荷重下で足関節底屈位にて足部の回内外動作を行う後脛骨筋のトレーニングが内側縦アーチ保持に重要です[19]。また、足趾自動屈曲運動で DIP 関節の屈曲運動が生じない第1趾 MP 関節屈曲、第2～第5趾 PIP・MP 関節屈曲運動、いわゆる内在筋のトレーニングで縦アーチ、横アーチ共にアーチ形成のトレーニングを実施します[20]。

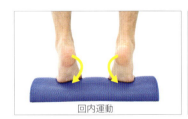
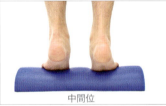
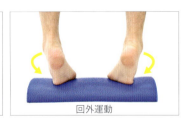

【図3-3-9】後脛骨筋トレーニング：足関節最大底屈位での回内外運動

2 足部内在筋のトレーニング

　内在筋は、表層に母趾外転筋・短趾屈筋・小趾外転筋、第二層に足底方形筋・虫様筋、第三層に短小趾屈筋・母趾内転筋・短母趾屈筋など、第4層（深層）に骨間筋が存在します（図3-3-10）。

　内在筋は、距腿関節を跨がないため、足関節の底背屈などの大きな関節運動を伴いません。距腿関節の底屈、背屈を伴うなど運動方法を間違えて行っていることが多いので注意が必要です。

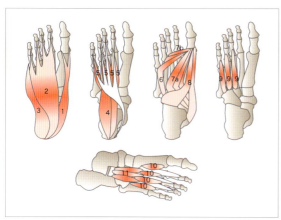

1：母趾外転筋
2：短趾屈筋
3：小趾外転筋
4：足底方形筋
5：虫様筋
6：短小趾屈筋
7：母趾内転筋
8：短母趾屈筋
9、10：骨間筋
11：虫様筋

【図3-3-10】足部内在筋

　内在筋のトレーニングには、図3-3-11のようにDIP関節伸位、PIP関節屈曲位でのエクササイズが効果的です。

　内在筋トレーニングでは、足長を短くするshort footがポイントになります。

　また、非荷重条件においてアーチの保持に足底内在筋が積極的に関与しないこと、片脚立位かつ荷重の内側偏位に伴い足底内在筋の活動が増加するため、非荷重ではなく荷重下でトレーニングしていきます。

　荷重下でのトレーニングとして、踵を挙上しないで重心を前方に移動していくと、内在筋が働きます。この時、踵が挙上すると外来筋が優位に働き始めますので注意してください（図3-3-12）。

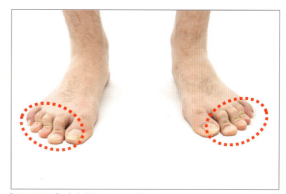

【図3-3-11】内在筋トレーニング

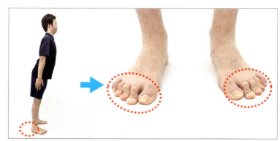

【図3-3-12】踵を挙上しないで重心の前方移動

荷重下でのトレーニングが難しい場合は、図3-3-13のように非荷重下でshort footを意識して行います。

高齢者と若年者の内在筋の筋厚を調査した報告では、短趾屈筋（高齢群0.79±0.14cm、若年群0.97±0.17cm）と小趾外転筋（高齢群0.72±0.11cm、若年群0.85±0.11cm）で有意に高齢者群が低値を示しました[21]。内在筋でも特に筋力低下が著しい筋の短趾屈筋は、静的制御組織で最も剛性に関与する足底腱膜から起始します。ゴルフボールの形を利用してshort footをつくり、ゴルフボールが足底から飛び出していかないようにして短趾屈筋を働かせます（図3-3-14）。

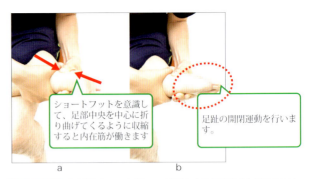

【図3-3-13】内在筋トレーニング　a：踵骨と中足骨頭を会わせるように運動する。距腿関節の動きを伴わないようにする　b：足趾を開排する

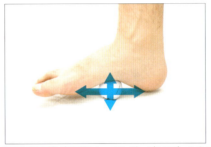

【図3-3-14】内在筋トレーニング　ゴルフボールを足底で転がす
内在筋が働かないとゴルフボールが飛び出てしまう

足趾運動機能を高めるには、足趾の柔軟性が重要です[22]。
図3-3-15のように踵骨と中足骨頭間距離を広げるようにして短趾屈筋をストレッチします。
また、手の位置を変えて踵骨と足趾基節関節伸展で長趾屈筋をストレッチしたり、踵骨と母趾伸展により長母趾屈筋をストレッチしたりします。

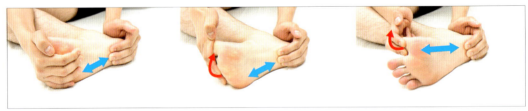

【図3-3-15】左から短趾屈筋、長趾屈筋、長母趾屈筋のストレッチ

ホームエクササイズとして効果的なストレッチに図3-3-16のように竹踏みエクササイズも指導します。

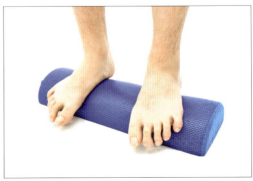

【図3-3-16】足趾の柔軟性エクササイズとしての竹踏み

3 扁平足に対するインソール

扁平足に対するインソールとして、疼痛が強い場合や足底筋の疲労が強い場合、即時効果を期待してパフォーマンスを上げたい場合には処方します。

1）踵骨の内外側傾斜を予防する

踵骨の内側傾斜を予防する貼付ポイントの1つに踵骨の載距突起があります（図3-3-17）。

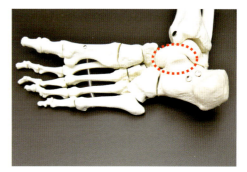

【図3-3-17】踵骨の載距突起

載距突起は内果の真下に触診できます。片方の手で載距突起をモニタリングして、足底から押し込んだ際に載距突起が下腿方向に向かって挙上する場所を探してインソールパッドを貼付します（図3-3-18、3-3-19）。

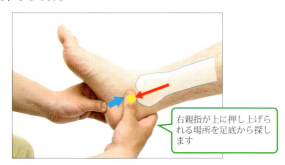

【図3-3-18】載距突起の触診

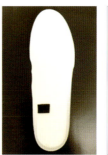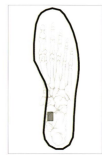

【図3-3-19】載距突起を挙上するインソールパッド

3．楔状骨のパッド

楔状骨は3つのアーチの頂点に位置します。楔状骨の降下が著しい場合はインソールパッドにて中間楔状骨を挙上します。

楔状骨は、内側から内側楔状骨、中間楔状骨、外側楔状骨の順番に配列されています（図3-3-20）。中間楔状骨を触診し足底から上に圧迫して両骨が挙上するポイントを探します。

ポイントを探したらインソールパッドを貼ります（図3-3-21、3-3-22）。インソールパッドを貼ることにより、アーチの低下を防ぎ、疼痛改善が期待できます。

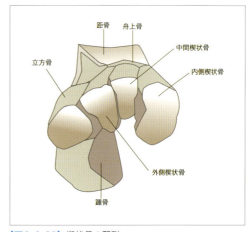

【図3-3-20】楔状骨の配列

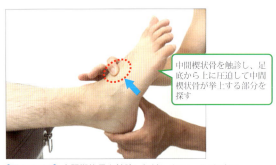
【図3-3-21】中間楔状骨を触診しながらインソールパッドの貼付位置を確認する

中間楔状骨を触診し、足底から上に圧迫して中間楔状骨が挙上する部分を探す

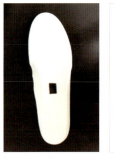
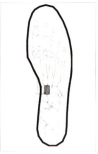
【図3-3-22】中間楔状骨を挙上するインソールパッド

【インソールアプローチに対して】

インソールは、扁平足には非常に有効な手段の1つです。

内在筋エクササイズなどのセルフトレーニングによって、アーチを挙上していくことが、最も大切ですが、内在筋エクササイズをすることが難しい高齢者や、数日後に大事な試合を控えているスポーツ選手などの即効性が必要な場合は、インソールアプローチを選択することをおすすめします。

市販のインソールパッドは大きく高価です。

テーピングのテープを重ねて貼ったり、ダンボールや安価なスポンジパッドを貼っても効果はあります。

臨床場面とニーズにあわせて選択していくことをおすすめします。

3-4 浮腫に対するアプローチ

1. 浮腫の理解に必要な基礎知識

浮腫とは、組織間隙に生理的代償能力を超えて過剰な水分の貯留した状態を指します。健常者でも起こりうる症状で、日常生活のなかでもよくみられる症状です。臨床場面においても、疾患を問わず様々な場面でみられるので、浮腫について理解した上で、実際の評価法からのアプローチを紹介します。

1 浮腫を理解するための基礎知識

1）毛細血管

血管は分子量が小さい水や電解質は通しますが、分子量が大きいタンパク質は通さない半透膜の性質をもっています。この性質を利用し、組織側の間質と血管内物質の交換の役割を果たすのが毛細血管です。この物質間の移動は血管外へ水分を押し出す力の毛細血管内圧と血管内へ水分を引き寄せる力の血漿膠質浸透圧で決定されます。

血漿膠質浸透圧は血漿タンパクによる浸透圧です。通常、動脈側の毛細血管では、毛細血管内圧が血漿膠質浸透圧より大きいため、間質側へ水分が移動し、静脈側の毛細血管では毛細血管内圧が血漿膠質浸透圧より小さくなるため血管内に水分が移動します。この関係性をStarlingの仮説と呼びます。普段は平衡状態が保たれていますが、毛細血管内圧が血漿膠質浸透圧より大きくなると間質に水分が移動し浮腫の原因となります（図3-4-1）。

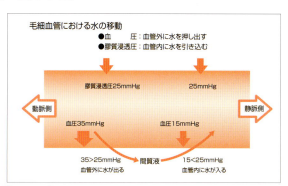

【図3-4-1】Starlingの仮説

2）血管透過性

血管と組織との間で起こる物質の移動のしやすさを血管透過性といいます。通常時は分子量の大きなタンパク質や血球等は移動しにくくなっています。

3）リンパ管

リンパ管はリンパ系臓器と共にリンパ系を形成します。リンパ系は水が間質から血液へ流れるもう一つのルートです。動脈側の毛細血管から外へ移動した水分の90％は静脈側の毛細血管で回収され、残りの10％はリンパ管で回収されています。リンパ管は直接毛細血管に運び込まれないタンパクなどを間質から運び出す役割を担っています。

2 浮腫発生の機序

浮腫発生の機序には、① pressure（静脈圧）、② protein（タンパク質）、③ permeability（浸透性）、④ paralysis（麻痺）、⑤ pendency（下垂）の5つのPが関与するといわれています。

浮腫の原因となる疾患は様々であり、成因としては毛細血管内圧の上昇、血漿膠質浸透圧の低下、血管透過性の亢進、皮下組織圧の低下、リンパ管の異常が挙げられます。

1）毛細血管内圧の上昇

心機能や腎機能が低下すると還流が阻害され循環血漿量が増加し、毛細血管内圧が上昇して、組織間隙に水が流出し体液が過剰な状態になります。

2）血漿膠質浸透圧の低下

血中のアルブミンが減少すると、血漿膠質浸透圧が低下して毛細血管内圧とのバランスが崩れ、過剰な水分を血管内に引き込めなくなります。そのため、細胞間質に水分が溜まります。

3）血管透過性の亢進

炎症反応や、アレルギー反応により血管の透過性が亢進することで、血管から水が間質に出やすくなり、浮腫の原因となります。

4）皮下組織圧の低下

皮下組織では毛細血管の動脈側から出てきた水分が皮下組織圧により静脈側へ入り、余った水分がリンパ管に入ります。しかし、皮膚状態の悪化により皮膚の緊張度が低下すると、皮下組織圧が低下し静脈側へ水分を戻すことができなくなり皮下組織に水分が溜まります。

5）リンパ管の異常

リンパ管が閉塞されると、組織間からの水分の流出が妨げられ、浮腫をきたします。

また、局所的な異常を要因とし、局所的にみられる局所性浮腫、局所的な異常と腎機能、体液性因子などの原因が加わり、全身的にみられる全身性浮腫とに大別されます（表3-4-1）。

浮腫の成因	全身性浮腫	局所性浮腫
毛細血管内圧の上昇	心不全 腎不全・腎炎など	静脈性浮腫 （静脈瘤・深部静脈血栓症） 廃用性浮腫（下肢の下垂）など
血漿膠質浸透圧の低下	肝硬変 ネフローゼ症候群 蛋白漏出性胃腸症 その他（栄養障害や広範囲の熱傷など）	全身性浮腫に起因する 局所的な浮腫
血管透過性の亢進		アレルギー性・炎症性浮腫・血管性浮腫 （クインケ浮腫）など
皮下組織圧の低下		高齢者・廃用性浮腫など
リンパ管の異常		リンパ浮腫など
その他	内分泌疾患による浮腫 ・甲状腺機能低下、亢進症 ・クッシング症候群など 薬剤性浮腫・特発性浮腫	脂肪性浮腫 妊娠に伴う浮腫 リウマチ・膠原病 悪性腫瘍の進行、薬剤性浮腫など

【表3-4-1】リハビリ対応となる浮腫の原因疾患

3 浮腫の評価

浮腫の評価をするには浮腫の性状を知っておく必要があります。性状による分類は、軽い圧迫により圧痕を残す圧痕性浮腫（pitting edema）と、非圧痕性浮腫（non-pitting edema）とに分けられます（表3-4-2）。

	圧痕性浮腫（pitting edema）		非圧痕性浮腫（non-pitting edema）
病態	水分のみが間質に貯留しているため、圧痕が残る		水分とともにムコ多糖類やタンパク質などの血漿由来物質の蓄積や炎症細胞の浸潤のため、圧痕が極めて速やかに戻る
	fast edema 圧痕の戻りが40秒以内	slow edema 圧痕の戻りが40秒を超える場合	

【表3-4-2】浮腫の性状による分類

※10秒ほど皮膚を圧迫した後、40秒以内に元に戻った場合、アルブミン減少による膠質浸透圧の低下（fast edema）、戻らない場合は心不全による静脈圧上昇（slow edema）と考えられます（図3-4-2、3-4-3）。

1）腫のアセスメントスケール（表3-4-3）

触診による浮腫の分類は以下の4段階で示されます。1＋ではわずかに圧痕を認める程度ですが、2＋になると圧痕が明らかになり、3＋では静脈や骨が不明瞭となります。4＋ではみてわかるほどの高度な浮腫になります。

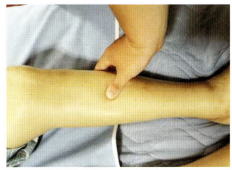
【図3-4-2】浮腫の圧迫テスト　触診中

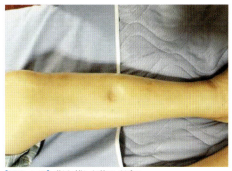
【図3-4-3】指を離した後のくぼみ

スケール	程度	状態
1＋（痕跡）	2mm程	ごく軽度の浮腫
2＋（軽症）	4mm程	皮膚を押すとわずかにへこむ
3＋（中等）	6mm程	指で押したのちへこむが、15～30秒後元に戻る
4＋（重症）	8mm程	四肢が正常サイズの1.5～2倍程

【表3-4-3】浮腫のアセスメントスケール

2）Nohria 分類（表 3-4-4）

　視診・触診で末梢循環の状態を判断できます。この分類では四肢の状態から組織循環の状態をアセスメントすることができます。

		うっ血所見	
		なし	あり
組織還流の低下	なし	warm&dry A	warm&wet B
	あり	cold&dry L	cold&wet C

【表3-4-4】Nohria 分類

3）周径（図 3-4-4）

　浮腫の状態を評価する際に周径を記録しておくと浮腫の程度が把握できます。この場合左右の差を比べるよりも、同一部位で時間帯による変化や、経過による変化を確認していくほうが状態の把握ができます。経過をみる場合は同一時間での差を見比べるとよく、同一部位を計測する許可をもらえれば位置のマーキングをしておくと誤差が少なくなります。

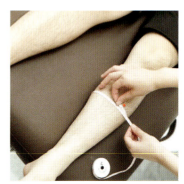

【図3-4-4】周径の計測

4 浮腫に対する治療

　浮腫に対する治療は、浮腫の原因となっている疾患への原治療が基本となります。セラピストの介入のみによって原疾患が改善されることは稀であり、セラピストの介入は循環還流を改善することにより、浮腫を軽減させることが主となります。現在、臨床で行われているアプローチ方法を紹介していきます。

1）圧迫療法（図 3-4-5）

　弾性包帯や、弾性ストッキングなどの弾性着衣を使用し、圧迫をする方法は従来から行われています。圧迫療法の効果としては、①毛細血管からの漏れ出しの減少、リンパ管から皮膚・皮下組織への逆流の減少、②静脈の血流改善、③筋ポンプ作用の改善が挙げられます。

　①に関しては、弾性包帯や弾性着衣で皮膚表面から圧迫することで、皮下組織内の毛細血管にも圧がかかり、毛細血管からの漏れ出しを減少することができます。

　②は、圧迫により皮膚の下にある静脈の働きが活性化され、静脈のうっ血を改善させやすくなります。また、重力で皮下組織の水分が物理的に移動するため、圧迫することで水分の移動を減少させます。

　③は物理的な圧迫を加えることが、筋ポンプ作用の補助となるためです。しかし、圧迫療法を行う際、圧が強くなると食い込んでしまい、浮腫の改善がみられないこともあります。食い込んでしまっている場合は圧の確認、弾性着衣のタイプの変更や日常生活での食い込まないような動きを指導することで、食い込みにくくする必要があります。また肥満によって身体が太くなると、食い込みやすくなるため、体重コントロールも重要です。

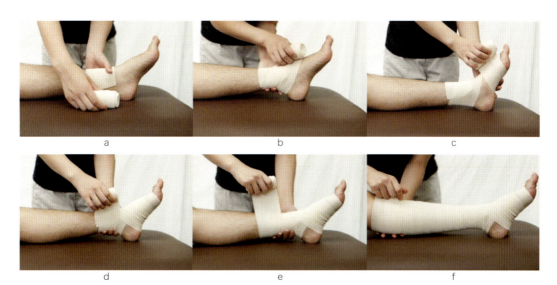

【図3-4-5】弾性包帯の巻き方　a～fの順に

手順1．内果から始めて、外側に向かって1周巻きます（a）
手順2．足部で2から3周巻きます（b）
手順3．幅が半分くらいずつ重なるように末梢から巻いていきテープ等で固定します（c～f）

2）運動療法（図3-4-6、3-4-7）

　運動療法でも抹消運動によって筋ポンプ作用を促すことが目的となります。そのため自動運動を主で行うよう心掛けます。下肢全体の運動を行うよう、腿上げや踵上げ等の簡単な運動を繰り返し実施します。

　圧迫療法との組み合わせ、弾性包帯や、弾性着衣を着用した状態で運動療法を行うことも効果的です。

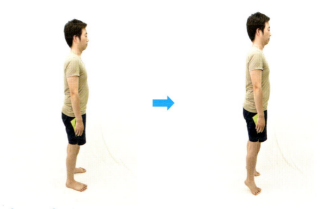

【図3-4-6】立位での踵上げ運動

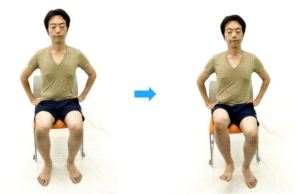

【図3-4-7】座位での腿上げ運動

3）生活指導（図3-4-8、3-4-9）

　治療を行う際には、直接的な介入のみだけでなく日常生活の指導を行うことも重要となります。指導内容は、①患肢の挙上、②長時間の患肢の下垂を避ける、③適度に運動を行い使い過ぎは避ける、④患肢の締め付けを避ける、⑤肥満の解消等、様々です。

　生活指導を行い、セラピストが関わっていない時間でも浮腫予防を行うことで、浮腫の軽減を図ることができます。

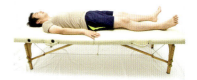
【図3-4-8】通常の臥位姿勢

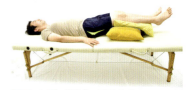
【図3-4-9】指導後の臥位姿勢

4）徒手療法（図3-4-10 ～ 3-4-12）

　徒手療法の目的は患肢に溜まった水分の流れを改善することです。注意点としてはマッサージのような強い力で行うのではなく、優しい力でゆっくりと行うことです。その際、膝窩部や鼠径部にあるリンパ節に軽い刺激を与え、滞りを少なくしてから行うとより効果的です。方向としては、リンパ節への刺激は中枢部から抹消へ、水分の流れを促す際は末梢から中枢へ水分を流すように行っていきます。

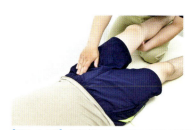
【図3-4-10】鼠径部のリンパ節への軽い刺激

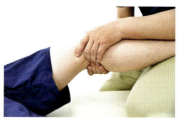
【図3-4-11】膝窩部のリンパ節への軽い刺激

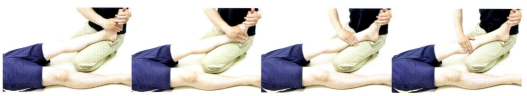
【図3-4-12】末梢から中枢へ水分の流れを促す

5）スキンケア

　前述のように皮膚の状態が悪化することで浮腫が出現する場合もありますが、浮腫によって皮膚状態が悪化している場合もよくみられます。これは血管外に水が多い状態になるため、皮膚が引き延ばされ、破れやすくなるためです。皮膚損傷後、褥瘡になるケースもあるため、浮腫が出現している場合のスキンケアも必要となります。

清潔を保持することはもちろんですが、皮膚が脆弱となっているため、過度な刺激は避けるようにします。

5 各疾患に対する治療の際の注意点

各疾患に対して介入する際の注意点をまとめます。

1）心疾患、腎疾患

心疾患、腎疾患の浮腫に対しては、原疾患に対する治療を最優先する必要があり、特に全身性浮腫の場合には、セラピストの介入で改善を求めることは難しいといえます。また、過剰に静脈還流を促すような手技を行った場合、心臓に過度の負荷を与えてしまう場合もあるため十分に注意することが必要です。下肢の挙上を行うとより心臓への負荷をかけてしまうため、心疾患の場合は軽負荷での運動程度にとどめたほうが安全です。

2）脳血管疾患

脳血管疾患では麻痺側に限局し浮腫がみられることがよくあります。麻痺（paralysis）は浮腫発生の機序の5つのPに含まれていますが、麻痺が血管にどのように機能的障害をもたらすのかについては明確にされていません。しかし、活動量低下に伴い筋ポンプ作用が低下し、浮腫が出現している可能性は高いと考えられます。脳血管疾患の浮腫に対してアプローチする際には血栓の有無などを考慮する必要があります。

3）外科的術後

外科的手術を行った場合、急性期に浮腫を認める場合が多くあります。筋組織などを侵襲したことによる炎症反応に起因するものと、安静のため不動に伴う筋ポンプ作用の低下が考えられます。下肢の術後には観血的空気圧迫装置が用いられ、早期予防が行われていますが、介入する際には血栓の有無を考慮していく必要があります。

4）炎症

炎症時にはヒスタミンなどの化学伝達物質の作用により血管の拡張、血管透過性の亢進が起こるため浮腫が引き起こされます。また、疼痛物質であるブラジキニンはヒスタミンの約15倍もの血管透過性亢進作用があるとされ、結果として浮腫を生じさせます。この炎症期には浮腫に対してセラピストが介入するのは望ましくなく、特に蜂窩織炎のような感染症に起因する炎症の場合には禁忌とされています。

5）リンパ浮腫

リンパ浮腫に対しては、複合的理学療法を中心とした保存的治療（複合的治療）が行われます。複合的治療とは圧迫療法、圧迫下での運動療法、リンパ誘導マッサージ、スキンケアに加え日常生活の指導を組み合わせて行っていくことです。

浮腫は様々な疾患に付随して起こり、また改善もみられにくいといえます。原因を把握し、適切な介入をしていくことで対象者の負担を減らしていくことが重要と考えられます。

3-5 下肢の痺れの症状と動作

1．痺れのいろいろ

　痺れとは、長時間の正座や肘を机の角にぶつけたときに感じるビリビリした感覚です。
　しかし、人によって表現方法は様々で、「ビリビリ・ピリピリ・ジンジン」などの主観的訴えが主なものといえます。大きな原因としては、感覚神経障害、血液循環障害、心理・社会的ストレスなどがあり、痺れの範囲や強さは環境的な要因によっても変化します。
　痺れが強くなると転倒による怪我や熱傷の危険性、作業の巧緻性や動作効率の低下、睡眠障害など日常生活に大きな支障をきたします。また、痺れは抑うつ状態や自尊感情の低下にもつながりやすいことから、セラピストは、痺れの状態を把握し身体機能の状況を理解し治療することで、activities of daily living（以下：ADL）や quality of life（以下：QOL）の向上となります。

1 痺れとは

　脳血管疾患・末梢神経障害・ヘルニア・脊柱管狭窄症など臨床上で痺れの症状を訴える人は多く、また要因は複数あります。また、人により痺れの強度にも違いがあります。
　脳卒中後の痺れは、麻痺のある側の手足、身体や顔、口の周りなどに常時感じる場合が多いです。そのため、中枢性の痛みと痺れは同時に感じられる人が多い印象がありますが、どちらかが単独で出現する場合もあります。
　臨床上、末梢神経障害は、関節や筋肉などの不適合によって痺れや痛みが出現することが多いです。総腓骨神経領域の障害や足根管症候群等があり、整形外科領域で最も多く遭遇する痺れだと思われます。またこの場合、MRIやCTなどの画像と現象を照らし合わせながら治療を進めることが望ましいです。
　椎間板ヘルニアは、椎間板の一部が突出した状態を指します。障害された神経支配領域に感覚障害を起こし、運動神経麻痺による筋力低下をきたすことがあります。さらに、腓返り（ふくらはぎがつる）などの痙攣も起こりやすくなります。まれに、排尿障害を認めることもあります。
　評価の段階で、糖尿病と神経圧迫による痺れの判別は困難なため、経過をみながら判断していきます。また、糖尿病の合併症で多いものに脳血管障害があります。脳血管障害の影響で、麻痺の程度やADLの改善が遅くなります。
　同じ診断名の痺れは多く存在しますが、その人により感じ方や背景が異なるため、個別に評価を進めていくことが必要です。
　脊柱管狭窄症には、大きく分けて次の3つのタイプ（神経根型・馬尾型・混合型）があります（表3-5-1）。

神経根型	片足だけにしびれや痛みが出ることが多い
馬尾型	両足にビリビリと強い痺れや麻痺の出ることが多い。馬尾型が進行すると、腸や膀胱の働きに関係する神経が圧迫され、排尿・排便障害などを伴うこともある
混合型	神経根と馬尾神経、両方の神経が圧迫されるタイプ

【表3-5-1】脊柱管狭窄症のタイプ

2 痺れのメカニズム

　身体を動かすときの指令は、脳が司っています。痺れは、麻痺の一種であり軽度麻痺の症状といえます。しかし、必ずしも脳に障害があるとはいえません。一般的に、血液の循環の滞りや圧迫することによる神経障害が多いです。

　また、日常生活動作の中で偏った動きや生活の特性があります。例えば、寝る姿勢・家具の位置・仕事環境などによっても偏った動きとなります。場合によっては、ストレス（仕事、家庭、地域等のコミュニティー）が引き金になることもあります。

　また既往歴として、足関節捻挫や膝関節捻挫が多く聞かれます。その足関節や膝関節の疼痛を回避するためにとっている動きによっては偏った動きになり、痺れることもあります。女性に多いケースでは、ヒールの高い靴やサイズの合っていない靴を履いたりすると、痺れが出ることもあります。

　軸索（神経細胞のもつ突起）に巻き付く髄鞘の巻き付く回数が多いと、神経は太くなります。髄鞘が軸索を巻く回数と伝導速度との間には密接な関係があります。神経線維の太いものほど伝達スピードが速くなります。

　手足の感覚を脊髄そして脳に伝えます。

　障害を受けると最初にAδ線維を通じた部分的にはっきりとした速い鋭い痛み（fast pain）を感じ、しばらくしてからC線維を通じた部分的にぼんやりとしたジンジンとした鈍い痛み（slow pain）すなわち遅れて焼け付くような痛みを感じることになり、以上の理由で、痛みは2度感じるといわれています。

　末梢神経線維が機械的な圧迫や循環障害を受けると、有髄線維の太いほうから順に、最後は無髄線維も機能を停止します。また、脳腫瘍や椎間板ヘルニアの際の神経症状の分析から同じような太さの有髄線維が圧迫された場合、知覚障害が常に先に出現し運動障害は遅れて出現します。つまり感覚線維のほうが運動線維よりも、障害に対する抵抗が弱い。すなわち有髄線維は循環障害の影響を受けやすく、血流の変化で真っ先に影響を受けます。

　長時間の正座により下腿筋の血行障害が起こりますが、太い神経は酸素不足に弱く、血液循環が悪くなると、うまく情報を脊髄に伝えられなくなります。まず血行障害により有髄で太いAβ線維のほうが影響を受けます。そのため最初に触覚が減少してきます。脊髄での触覚線維（Aβ）による痛覚線維（AδとC線維）への抑制が消失（脱抑制）します。この段階では痛覚、ことにslow painを伝達する無髄

表在感覚	温度覚、痛覚、触覚
深部感覚	関節位置覚、圧覚、振動覚
Aα	筋紡錘からの感覚線維（group Ia, Ib線維）脊髄α運動細胞からの遠心性運動線維
Aβ	触覚・振動知覚・位置覚を司る体性感覚線維
Aγ	脊髄γ運動細胞からの遠心性運動線維
Aδ	速い痛みfast pain（チクッとする痛み）と温度覚を伝達する感覚線維
C線維（無髄）	最も細い。遅い痛みslow pain（ジーンとする痛み）を伝達する感覚線維

【表3-5-2】体性感覚と線維についての簡易表
※ A線維（有髄）は太いほうからα、β、γ、δの4群に分かれる

線維（C線維）の機能は障害されていないので、痛覚線維を流れるインパルス（活動電流）は脊髄で何の抑制も受けずに高位中枢へ上行することとなり、「ジンジン・ビリビリ」という「ゆっくりと感じる痛み（slow pain）」が感じられるようになってきます。

　最後にC線維の機能が抑制され、時間がたつとC線維は活動を制止し感覚は脱失し足は全く「無感覚」になります。運動神経も比較的太く、酸素不足で麻痺することになり、急に立ち上がろうとしても、足がどこにあるのかわからず、認識もできず、また力も入らないため、ふらつきや転倒することもあります。

3 痺れの要因

1）生活歴、仕事歴

　痺れている部位とは異なる場所に問題があるケースもあるため、多角的に情報収集し、整理することが重要です（表3-5-3）。

　生活歴からは、「人となり」をうかがうことができ、その人に合わせた治療や声かけ、また運動療法を実施できます。また、今まで行ってきたスポーツも聴取すると治療のヒントとなります。その際に運動の種目やポジションを聴取し、その動作特性の癖があるのかを予想することができます。もちろん、その方の一日の流れを聴取していくことも大切です。

　仕事歴からは、業務内容を聴取し、デスクワークなのか重労働なのか、どのような環境なのかなど、できるだけ具体的な質問をします。仕事特性を聞きだすことで、立位での動きが多いのか、しゃがみ込む姿勢が多いのかなど、問題となる動きを予想します。動作のイメージをしながら問診をすることで患者も気付かない動作の癖を見いだします。

　既往歴からは、本人も気にとめなかった怪我から偏った動きを一時的にとっており、その後痺れの原因になることは臨床上多くみられます。

Q. 徐々に痺れになってきたのか 　→徐々に痺れてきたのであればADL上で引き起こしている場合があります 　　特に捻挫の場合は、治療せずにそのままにしているケースを臨床上多く経験します
Q. 食事・睡眠はとれているか 　→極端にとれなくなったことで、身体に栄養がいかなくなりバランスが崩れる場合があります
Q. 最近、重たいものを持ったか 　→急性期なのかが判断できます
Q. 家族と同居しているか 　→負担軽減を頼める相手がいるのか判断できます
Q. 家族の介護をしているか 　→介助方法または動作の問題なのか判断できます
Q. 家庭内や会社でのストレス 　→社会的・心理的ストレスを抱えることによるものなのか判断できます
Q. 過去に同じ症状になったことがあるか 　→動作の修正ができておらず、代償動作により痺れをごまかしていたか判断できます

【表3-5-3】問診の具体例

2）社会的・心理的要因

　心身相関という言葉があるように身体と感情は相関する傾向にあります。春木ら[1]によると、恐怖と名付けられる情動を経験し、それを反復すると動きは緊張し、筋がかたくなります。身体は緊張という感覚になり、心は緊張という気分になると述べています。また、解剖学上でも自律神経や内分泌系の中枢である視床下部は、情動の中枢である大脳辺縁系と密に連絡をとりながら働き、また、脳と内臓諸器官・免疫系の間も同様の情報伝達系が存在して影響し合っています。そのため、働き過ぎや仕事上での対人関係による葛藤、家族関係、心の深い悩みなどのストレスが、私たちの交感神経を過剰に緊張させ、病気をつくることが圧倒的に多いのです。

　また、家族や会社での重圧など、ストレスを運動で発散することができず、様々な要因で痺れの引き金になることもあります。

3）内部疾患

　堀田[2]によると、内科的な原因としては糖尿病やアルコール性の痺れがあり、これは末梢神経が病気によって障害されて生じるものです。ビタミンBの欠乏や薬の副作用で痺れが出る場合もあります。

　糖尿病には、「糖尿病神経障害」「糖尿病網膜症」「糖尿病腎症」の3大合併症があり、神経障害が最も頻度が高く症状も早期に出現します。手足の先に痛みや痺れといった症状が生じ、気付かないうちに末梢神経が障害され、次第に身体に様々な症状が出現します。

　糖尿病性神経障害では、手足に痛みや痺れが左右対称に現れます。こうした、痛みや痺れなどの自覚症状がある人は約15％程度といわれていますが、自覚症状がない人も含めると30～40％にみられます。痺れは、糖尿病患者において頻度の高い合併症といえます。

4）整形外科的疾患

①腰部脊柱管狭窄症（表3-5-4）

　日本整形外科学会[3]によれば、症状は、歩行と休息を繰り返す間欠性跛行です。腰痛はあまり強くなく、安静にしているときには症状はほとんど出ません。腰椎を過伸展位で動作を行うと、ハムストリングスや膝下部に痺れや痛みが出て歩行困難になります。前かがみになると痺れや痛みは軽減します。

特徴	・歩き始めで痺れや重だるさが出現します ・骨盤後傾位で楽になります ・腰をそらせる姿勢で悪化します ・下半身が冷たく感じます ・下肢の感覚が低下します ・重症になると50m程度の歩行になります
動作	・痺れにより感覚が低下しているため、動作の荷重感がわからなくなります ・長時間歩くと痺れが強くなるため、耐久性（体力・筋力）が低下します ・前傾姿勢で楽になるので円背姿勢になります 　→股関節屈曲・膝関節屈曲・足関節背屈位になります

【表3-5-4】腰部脊柱管狭窄症の特徴と動作

②総腓骨神経麻痺（表3 5 5）

　日本整形外科学会[4]によると、下腿の外側から足背ならびに第5趾を除いた足趾背側にかけて感覚が障害され痺れます。足関節と足趾の背屈が困難となり、下垂足（drop foot）になります。最も多いのは、腓骨頭部（膝外側）の外部からの圧迫により生じるものです。下肢の牽引などで仰向けに寝た姿

勢が続いたり、ギプス固定をしているときに、腓骨頭部が後ろから圧迫されると起こります。

特徴	・下腿の外側部から足の甲にかけて痺れ、感覚低下を引き起こします ・足関節背屈角度が減少します（鶏状歩行） 　→スリッパ・サンダルが歩行時に脱げます 　→靴下・靴が履きづらくなります 　→段差や障害物につまずきます ・長時間同じ姿勢でいたり、テーピングや装具等の圧迫が加わると痺れが出現します
動作	・荷重感覚が低下するため、動作時に視覚的フィードバックが多くなります 　→頭頸部が下方を向きます ・足関節の背屈が低下するため、痺れている側の下肢を高く上げます 　→股関節屈曲が強く出現します ・寝返り動作・立ち上がり動作の際、感覚に左右差があるため、動作を行うと偏りが出現します ・下垂足のため、床をすらないように膝を高く上げ、つま先から接地することが多くなります

【表3-5-5】総腓骨神経麻痺の特徴と動作

③足根管症候群（脛骨神経麻痺）（表3-5-6）

　足根部で神経や血管が圧迫され、足底や足趾に痺れや血流障害が起こるのが足根管症候群です。

　足根管を通る神経などには、脛骨神経・長母趾屈筋腱・長趾屈筋腱・後脛骨筋腱・後脛骨動脈・後脛骨静脈があります

　踵と足裏に通る神経（後脛骨神経）は、内側足底神経・外側足底神経・内側踵骨枝の3つに分かれます。

特徴	・足関節の捻挫・骨折・変形などの外傷で起こります ・血流障害で起こります ・安静時には感じません ・灼熱感があります ・足部のアーチが低下します（特に内側アーチの低下） ・足底の痺れ・痛みがあります ・夜間に痛みがあります ・片方の足だけに症状があります
動作	・荷重感覚が低下しているため、偏った動作になります ・足部のアーチが低下しているため、身体に左右差がさらに出ます

【表3-5-6】足根管症候群（脛骨神経麻痺）の特徴と動作

4 アプローチ

　痺れを回避するため、動作に偏りが出現し、姿勢だけでなく関節が変形することもあります。日常生活で偏りのある動きをするため、脊柱・骨盤帯の不安定性が伴っていることが臨床上多くなります。また、運動イメージが崩れてしまい、自分で修正が利かなくなります。そのため、局所のアプローチだけではなく、身体が連動していることを意識し、自ら動かしながらアプローチすることが望ましいと考えます。

1）足底筋のアプローチ（図3-5-1）

足関節底屈位にしてから足趾屈曲します（外在筋の活動を極力なくした状態で内在筋の活動を増やします）。

ポイントは母趾内転筋の活動をさせることです。

足底筋群を活性化することで、内側アーチ・外側アーチ・横アーチを形成することができます。

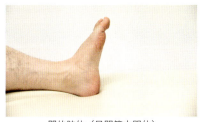
開始肢位（足関節中間位）

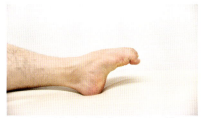
終了肢位（足関節底屈・足趾屈曲）

【図3-5-1】足底筋のアプローチ

2）四つ這い（肘伸展位と肘屈曲位）（図3-5-2～3-5-4）

四つ這い姿勢にて評価・運動療法を促します。開始姿勢としては、①頭頸部は中間位、脊柱はエロンゲーションを意識してもらいます。②肩甲帯の真下に手関節（手指外転位）、骨盤帯の真下に膝関節が来るように位置させます。③足関節は、床に足趾を屈曲させるように指示します。

このポジションにすることができたら、患者に頭側から尾側方向へ動かすように指示をします。ポイントとしては、三平面（矢状面・前額面・水平面）の動作を確認します。その際に、左右差や動きの遅延の有無などを確認します。脊柱のエロンゲーションをキープすることで四肢の問題点が出現しやすくなります。セラピストが動作を評価したのち、患者の感覚と照らし合わせます。動きが出ていない部位を意識しながら、反復して行います。

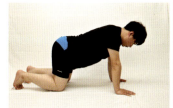
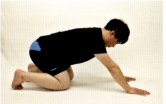

【図3-5-2】四つ這い動作
四つ這い姿勢の開始（左）と終了（右）姿勢

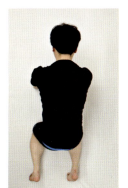
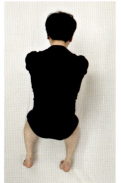
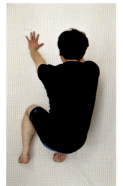

【図3-5-3】手指外転位
特に母指を外転位にするのがポイント

【図3-5-4】上方からみた四つ這い動作

身体に何らかの偏りがある場合、図3-5-4のような動作になることが多く、正中位を保つことができず、右に変位し始めています。最終域でも右側に変位しています。歩行やADL上での動作と変位が相関していることが、臨床上多く見受けられるため動作分析の評価としても使用できます。

3）四つ這いの別法（図3-5-5）
　肘関節を伸展できない場合、バランス能力が低い人や痛みが出現する場合は、段差に肘関節を屈曲させると負担は軽減します。円背姿勢が強い人や場所が狭い場合に有効です。

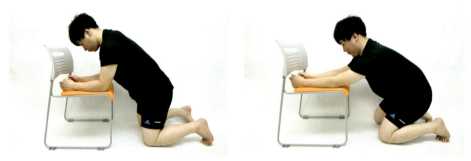

段差を使用し、身体の負担を軽減したい場合に行います。評価のポイントは同様
過度な円背や身体の負担を軽減したい場合に椅子を利用し、上肢・肩甲帯の重さをとる
【図3-5-5】四つ這いの別法

4）体幹トレーニング（図3-5-6～3-5-8）
　背臥位にて肩関節（中間位）・股関節・膝関節を90°屈曲させます。脊柱は、エロンゲーションを意識させます。上肢と大腿部の間にバランスボールを挟み、身体全体を左右に動かします。ポイントとしては、支持基底面が狭くなるにつれて姿勢制御がとれなくなり、動作を遂行できなくなることです。こちらも患者との感覚を照らし合わせ、フィードバックします。脊柱・骨盤帯の安定性を高めることにより、動作が円滑になり痺れの軽減を図ります。

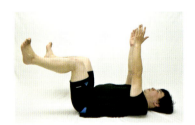

【図3-5-6】体幹トレーニング開始肢位

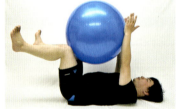

【図3-5-7】バランスボールを挟む

肩甲帯は肩関節の挙上が入らないように注意し、上肢は尺骨側、下肢は大腿内側でボールを支持する

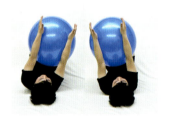

【図3-5-8】頭部・肩甲帯の安定性

脊柱のエロンゲーションを保持しながら行います
ポイント
・あごが上がらない
・肩関節が挙上しないこと
・大腿部が下がらないこと
・脊椎のエロンゲーションを保持

5）寝返り動作（図3-5-9）

　寝返り動作は、歩行動作と関連があるといわれています。

　寝返り動作は、上肢の反対側へのリーチとそれに伴う体幹・骨盤帯、また頭頸部の動きです。上肢の支持基底面は、脊柱から肩甲帯につながり、下肢は、脊柱から腸骨・大腿骨・下腿と連動していきます。寝返り動作中は、すべてにわたって脊柱のエロンゲーションを維持します。また、肩甲帯が安定したリーチと視線運動を連動させます。患者に指導することが大切ですが、脊柱を固定するのではなく、ずれたセグメントを元に戻すようなイメージで行います。動作を行う中で痺れが強く出現し、恐怖感が先行するときは、できる範囲で行うことや運動から意識を逸らし、リーチする物などに意識を向けると動作を継続できます。

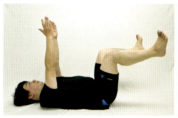
a
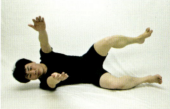
b
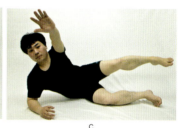
c

【図3-5-9】寝返り動作

　痺れは自覚的症状であり、訴えが強いわりに客観的所見に乏しい場合が多いです。痺れは特にその時々の感情や心理によって軽くも重くもとらえてしまうことがあります。そのため、訴えをあまり深刻にとらえて患者を逆に不安にさせるようなことは避けるようにします。患者の訴えに真摯な態度で耳を傾け、丁寧に評価し、慎重に対応・治療することが必要だと考えます。

　痺れに関わる様々なアプローチがあり、どれも効果があると思います。しかし大切なのは、評価を行い、その人に合った治療を提供することです。また、セラピストが手をかけすべてアプローチをしてしまうと患者は依存してしまいます。運動を促し、身体の安定化を図り、循環をよくすることは身体的精神面にもよい影響があると思います。

3-6 外反母趾の症状と動作

1．外反母趾の病態と保存療法

1 外反母趾に対する理学療法のエビデンス

　外反母趾は、第1基節骨が第1中足趾節間関節（MTP関節）で外反をきたし、第1中足骨が第1足根中足関節で内反する前足部障害の1つです。加齢に伴い発生率が増加し、男性に比べ女性に多いとされています[1]。また、幼少期において発症する例もあり、Kleinらによると、児童の14.2%が母趾外反角10°以上であったと報告されています[2]。外反母趾は、ハイヒール使用の有無や扁平足・回内足、足部内在筋の筋力低下など、様々な要因により、発症リスクが高まります。

　外反母趾に対する保存療法については、日本整形外科学会の外反母趾診療ガイドラインにより、効果と推奨レベルが述べられています[3]（表3-6-1、3-6-2）。靴指導や薬物療法に関する推奨Gradeは、"委員会の審査基準を満たすエビデンスがない、あるいは複数のエビデンスがあるが結論が一様でない"レベルであるとされています。また、装具指導の推奨Gradeは、"行うことを考慮してもよい。弱い根拠に基づいています"レベルではあるものの、不適合や過矯正により、装具療法で疼痛が増強する可能性があると記載されています。一方、運動療法は、装具療法と同様で"行うことを考慮してもよい。弱い根拠に基づいています"と記載されていますが、装具療法とは異なり、運動療法の継続による不都合に関する言及もありません。

　つまり、軽度から中等度の外反母趾に対しては保存療法が主体であり、疼痛に対しては運動療法、変形に対しては運動療法と装具療法のエビデンスが報告されています。そのため外反母趾に対する保存療法を考える上ではその病態の主となる変形の発生メカニズムと疼痛の原因を理解する必要があります。

Grade	内　容	内容補足
A	行うよう強く推奨します 強い根拠に基づいています	質の高いエビデンスが複数あります
B	行うよう推奨します	質の高いエビデンスが1つ、または中等度の質のエビデンスが複数あります
C	行うことを考慮してもよい 弱い根拠に基づいています	中等度の質のエビデンスが少なくとも1つあります
D	推奨しません 否定する根拠があります	肯定できる論文がないか、否定できる中等度までの質のエビデンスが少なくとも1つあります
I	委員会の審査基準を満たすエビデンスがない、あるいは複数のエビデンスがあるが結論が一様でない	

【表3-6-1】推奨Grade（文献3より改変）

保存療法の種類	Grade	コメント
靴指導	I	靴指導では除痛効果を期待できます
薬物療法	I	薬物療法はほかの保存療法との併用で除痛効果を期待できます
装具療法	C	装具療法では、軽度から中等度の外反母趾に対して除痛効果を期待できますが、装具使用中止後その効果は低下します 変形矯正を目的とした装具療法では、装着中HV角3°〜7°程度の変形矯正効果を期待できます
運動療法	C	運動療法（母趾外転筋訓練）では軽度から中等度の外反母趾に対して若干の変形矯正効果を期待できます 運動療法（母趾モビライゼーション、マニピュレーション）では軽度から中等度の外反母趾に対して除痛効果を期待できます
保存療法を続けることの不都合	I	不適合、過矯正が要因となり、装具療法で疼痛が増強する可能性があります

【表3-6-2】保存療法の推奨 Grade（文献3より改変）

2 外反母趾変形の発生メカニズム

外反母趾変形は、段階的に進行することが知られています[4]。初期には内側関節包や内側側副靱帯が弛緩します。その後、第1足根中足関節において第1中足骨が内反し、骨頭が内側に偏位します。骨頭の内側への偏位により、外側種子骨や深横中足靱帯、第1基節骨底に付着する母趾内転筋が緊張するため、母趾の基節骨が外反します。また、第1中足骨頭の内側への偏位により、内・外側種子骨が第1中足骨頭下の関節面から外側へ亜脱臼します。さらに進行すると、内・外側種子骨は外側へ脱臼し、母趾が回内します。母趾の回内とともに母趾外転筋・腱が底外側に偏位するため、母趾の外転運動が障害されます。そして、母趾の外反により、長母趾伸筋・腱や長母趾屈筋・腱が外側に偏位するため、外反変形が増大します。外反母趾変形が進行すると、運動療法は無効であり、手術療法が必要である[5]といわれるため、発症・進行を予防することが重要です。

また、外反母趾患者は、二次的に第2・3趾の槌趾変形や、母趾の巻き爪や陥入爪、長期的な第2・3MTP関節背側脱臼や母趾MTP関節症変形、リスフラン関節症を生じることがあります[6]。

3 外反母趾の疼痛の原因

臨床において、外反母趾を有する患者には、どのような問題が生じるのでしょうか。嶋は、外反母趾患者の臨床症状について、表3-6-3の疼痛部位を挙げています[7]。

靴を履いた状態では、MTP関節内側部への圧迫刺激により、疼痛が生じます。特にハイヒールなどの硬い靴を履く習慣があると、バニオンと呼ばれる、第1中足骨頭内側に生じる皮下滑液包の炎症が生じます。これは足部の形状と合わない靴を履いた結果であり、靴と足趾が擦れた際に疼痛を訴えます。実際に、外反母趾発症時の疼痛の状況についての実態調査では、全例がMTP関節周囲に疼痛を訴えていると報告されています[8]。

母趾MTP関節内側部痛
中足痛
母趾指節間（IP）関節内側部痛
第2趾背側部痛
第5中足骨頭部痛
第1足根中足関節部痛

【表3-6-3】外反母趾の疼痛発生原因

また、外反母趾変形が進行すると、靴を履いていない状態でも疼痛が生じるようになります。この原

因として加藤は、第1中足骨の回内・内側種子骨の外方変位により、固有底側趾神経が内側種子骨の直下に位置するようになる点を挙げています[9]。外反母趾角の増大とともに、種子骨の回旋角度の増大がみられたという報告もあり[10]、母趾球に荷重することで、固有底側趾神経が圧迫され、疼痛が生じます。

外反母趾患者に生じる中足痛は、一般に第2あるいは第3中足骨頭部に生じ、胼胝形成を伴います。この原因として、外反母趾変形に伴う第2・3中足骨頭部の圧の上昇が挙げられます[4]。第1中足骨内反により、相対的に第2・3中足骨突出度が増大し、同部位の圧が上昇します。

第2趾背側部痛は、外反母趾変形の重症化による第2趾の背側偏位により生じます。変形の重症化により、母趾が第2趾の足底側に入り込むため、第2趾が背側に偏位し、ハンマー趾変形が生じます。また、第2趾背側部が靴に当たり、有痛性の胼胝が形成されることもあります[4]。

4 外反母趾とその他関節のアライメントへの影響

外反母趾患者の足部アライメントは、扁平足・開帳足傾向であることが知られています。3次元足部形状測定装置を用いた研究では、高齢外反母趾患者の足部の特徴として、アーチが低下し踵骨の回内が強くなる傾向があったと報告されています[11]。後足部の過剰な回内は、脛骨の内旋や膝関節の外反・外旋を生じさせます。これに伴い、骨盤前傾や股関節屈曲・内転・内旋を生じさせ、腰椎の前弯が増強している症例も存在します[12]。

2．外反母趾の評価

1 アライメント評価

母趾のアライメントを評価する方法は、いくつか報告されています[13]。代表的な評価方法には、第1中足骨長軸と、第1基節骨長軸が成す角度を表す母趾外反角（HVA）、第1中足骨長軸と第2中足骨長軸とが成す角度である第1第2中足骨角（M1M2角）、第1中足骨長軸と第5中足骨長軸の成す角度を示す第1第5中足骨角（M1M5角）があります（図3-6-1）。それぞれ、HVAは20°以上、M1M2角は10°以上、M1M5角は30°以上で、外反母趾を疑います。

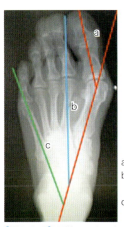

a：母趾外反角（HVA）
b：第1第2中足骨角（M1M2角）
c：第1第5中足骨角（M1M5角）

【図3-6-1】母趾アライメントの評価

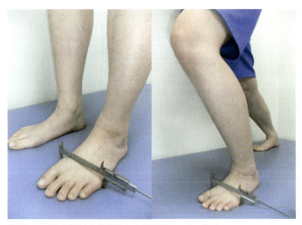

【図3-6-2】下腿最大前傾位による足部アーチの測定

外反母趾に関連する、扁平足や開帳足といった足部アーチ障害の測定も、様々な方法があります。しかし、従来の方法では、足部アーチの静的な状態をとらえることはできても、動的な状態を捉えることは困難です。そこで、筆者らは動的な足部アーチの測定として、下腿最大前傾位での足部アーチの測定結果を報告しています[14〜16]（図3-6-2）。静止した立位姿勢での足部アーチの測定と、前足部に荷重した下腿最大前傾位での測定を行います。静止立位の値を下腿最大前傾位の値で減じた値を求めることで、前足部に荷重した際の足部アーチの柔軟性を計測しています。

2 歩行分析

　臨床において、外反母趾を有する患者は、他関節疾患を有している例も少なくありません。外反母趾による疼痛のみならず、歩容の変化に伴う膝関節部痛や股関節部痛を訴える患者は、多くみられます。実際に、外反母趾患者の歩容については、3次元動作解析器を用いた研究により、非外反母趾患者と比較して、表3-6-4に示すような変化がみられると報告されています[17]。特に前足部に荷重するterminal stanceからpre swingにおいて運動学的異常が出現し、この際に疼痛も発生します。

　足関節背屈制限により、heel offが早期に起こることで、中足骨頭部への荷重圧の増大が生じます。さらに母趾背屈減少により、フォアフットロッカー機能が制限され、前方への動きが制限されます[18]。

　外反母趾の起因ともなる扁平回内足では、歩行中の足部の剛性を高められないために、歩容に変化を及ぼします。剛性が低い足部に荷重負荷を加えると、代償的に筋活動が過剰となります。その結果、足趾屈曲位での歩容となり、terminal stanceからpre swingでのロッカー機能が生じなくなります。

母趾背屈運動の減少
母趾外反・回内の増加
前足部底屈減少と回内位傾向
前足部外転位傾向
後足部底屈位傾向
脛骨内旋位傾向

【表3-6-4】外反母趾患者の歩行異常

外側への荷重増大
母趾直下の圧低下
第2〜5趾先端の圧増大
母趾への最大圧や圧時間の減少
第2〜5趾先端の最大圧増加

【表3-6-5】外反母趾患者の足底圧異常

また足趾の過剰な屈曲により、立脚相の後半での足関節背屈に制限が生じると、膝や股関節部への機械的ストレスを増大させます。つまり、外反母趾に伴う歩容の変化が、他関節疾患の発生に関与してしまいます。ただし、股関節内転・内旋運動を強めた踏み込み動作を行わせると、足部は回内し、前足部は外転します。つまり、足趾が変形しているから股関節や膝関節の運動学的な異常が生まれているか、股関節や膝関節の運動学的な異常が足趾の変形を助長しているかは明らかではありません。足趾の運動学的変化をその他の関節の運動学的変化に原因を求めるのではなく、①足趾の運動学的変化を引き起こしている直接的な機能障害と、②足趾変形を修飾する多関節の影響とに分けて考えるべきと考えています。

　また、足底圧分布測定器を用いた研究では、外反母趾患者の歩行時の足底圧について、表3-6-5に示すような変化が生じると報告されています[19,20]。

　歩行時の足底圧の変化により、圧の集積が生じる第2・3中足骨頭部底側や2〜5趾先端部に胼胝が形成され、中足骨頭部痛が生じます。この第2・3中足骨頭部への足底圧の変化は、疼痛回避のための代償とも考えられます。しかし、Cansecoは外反母趾変形に伴う足趾屈筋の走行の変化により母趾屈曲作用が低下するため、母趾列での蹴り出しができず、第2・3中足骨頭部に圧の集積が生じるとしてい

ます[17]。また、この足底圧の変化が、歩行中の後足部内反の減少や脛骨外旋の減少を生じさせます。

3 関節不安定性

　Dietzらは、歩行時の第1列の動きを2次元的に記録し、外反母趾患者では、第1趾足根中足関節の可動性の増大がみられたと報告しています[21]。第1趾足根中足関節の可動性増大は、第2・3・4趾中足骨直下の最大圧との間に正の相関関係をみせるとされており、外反母趾患者の歩容の変化や歩行時痛に関与します。外反母趾の変形や疼痛の予防においては、母趾MTP関節の外反に目を奪われてしまいやすいですが、母趾MTP関節の外反変形や疼痛を増悪させるのは第1中足骨の回内です。そのため足根中足関節の回内可動性を評価することは運動療法の方針を立てる上で非常に重要になります。また踏み込み動作など前足部に荷重をかける動作により疼痛を再現し、その際に第1中足骨の頭部や体部、底部などをセラピストの手やテーピング、インソールパッドなどで支持します。どの部分を支持した際に疼痛や変形が減るか、もしくは変化がないかを確認することも重要な評価になります。

4 筋力

　外反母趾症例では、足部内在筋の弱化がみられます。超音波画像診断装置を用いた報告では、母趾外転筋や短母趾屈筋の筋厚や生理学的断面積が、非外反母趾例と比べて減少していたと報告されています[22]。また開帳足を伴う例では、母趾内転筋の筋力も低下していることが予測されます。しかし、これらの筋力を定量的に評価することは極めて難しく、超音波やMRIなどの画像による評価も重要になります。

5 関節可動域

　前述のように、外反母趾では扁平足を合併することが多いです。扁平足では、距骨下関節の過度な回内を伴い、後足部外反と前足部外転が生じます[23]。そのため、正常な底背屈軸から偏位が生じてしまいます。そのため、回内を伴わない純粋な足関節背屈可動域が低下していると考えられます。
　また、母趾の変形に伴い母趾外転筋が底側に偏位します。つまり、母趾外転筋の屈曲作用が増強してしまうために、母趾の伸展可動域が制限されると考えられます。

6 他関節の機能障害

　荷重・非荷重における、母趾や足部、脛骨など下肢アライメントを観察します。Khakisらは、後足部回内に伴い、下腿および大腿部は内旋し、骨盤が前傾することを報告しています[24]。つまり、外反母趾に多い扁平回内足では、距骨の内旋を介して脛骨が内旋し、いわゆるknee-inの肢位となるため、荷重時の後足部回内やアーチの降下量を測定することは重要になります。
　また、足部アーチ機能に関わるウィンドラス機能の評価も実施します[25]。足関節中間位で母趾および四趾を他動的に伸展させ、抵抗感を確認します。ウィンドラス機能が十分に発揮されない者は、抵抗感なく30°以上伸展します。

3．外反母趾の治療とその効果

　外反母趾患者では、第1中足骨内反・第1基節骨外反などの変形自体が、疼痛の発生に関与すると考えられます。そのため、変形を是正するプログラムが必要となります。外反母趾患者では、第1基節骨の外反、第1中足骨の内反・回内、内側種子骨の外方変位により、足部内在筋の作用に変化を及ぼします。足部内在筋の作用に変化が生じるため、治療プログラムには工夫が必要となります。

1 母趾外転筋

　母趾外転筋は、踵骨隆起・舟状骨粗面・内側足底筋間中隔から起始し、内側種子骨や基節骨底に停止します。外反母趾変形により、母趾外転筋は停止部が変位し、走行が変化します（図3-6-3）。母趾外転筋の走行の変化により、外転作用が減弱し、屈曲作用が増強します。母趾外転筋の伸張性低下は、外反母趾変形を助長させるため、伸張性を改善させる必要があります。

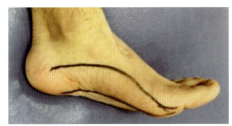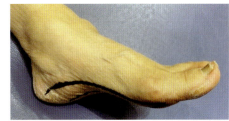

【図3-6-3】外反母趾患者の母趾外転筋の走行の変位　左：非外反母趾者　右：外反母趾患者

　母趾外転筋のストレッチは、ダイレクトストレッチにて行います。外反母趾変形によって変位した母趾外転筋を正確に触診し、起始部と停止部を遠ざけるように伸張を加えます（図3-6-4）。
　一方、母趾外転筋の外転作用は、外反母趾変形に拮抗する作用で、早期からの母趾外転運動が必要になります。実際に、外反母趾変形が重症化するにつれて、母趾外転筋力が減少することや[20]、外反母趾患者の母趾外転筋は、筋厚や生理的断面積が減少すること[22,26]も報告されています。佐本は、初診時に母趾外転筋運動ができるかについて、約70％は可能ですが、できない患者のほとんどが高齢者か重度変形を有する例であったと述べています[6]。そのため、母趾外転筋に対する筋力訓練では、患者の母趾外転運動を、徒手的に介助しつつ実施します（図3-6-5）。また、経皮的電気刺激による筋力訓練も、分離運動が難しい母趾外転筋のトレーニングには効果的です。セルフトレーニングを処方する際は、母趾外転運動を、患者自身の手で誘導するように指導します。

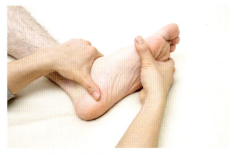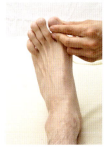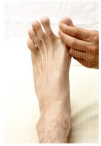

【図3-6-4】母趾外転筋のダイレクトストレッチ　　【図3-6-5】母趾外転筋訓練の徒手介助

2 母趾内転筋

　外反母趾変形により、母趾内転筋の形態にも変化が生じます。母趾内転筋は斜頭と横頭とに分かれ、両頭は第1基節骨底に停止します。外反母趾患者では、第1中足骨内反・基節骨外反変形により、母趾内転筋が伸張されます。また、第1中足骨内反により、深横中足靱帯が伸張されます。そのため、第1中足骨の内反作用をもつ、母趾内転筋の筋力増強は重要となります。さらに、母趾内転筋の斜頭線維は、足部横アーチの保持に関わり[27]、外反母趾患者の足部では横アーチの低下がみられることから、母趾内転筋の筋力増強訓練が必要となります。母趾内転筋の筋力増強訓練では、足趾間に指を入れ、母趾を内転するように行います（図3-6-6）。また、セルフトレーニングで行う際も同様に、足趾間に指を入れることで、運動方向がわかりやすくなります。

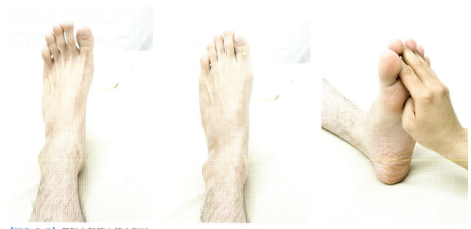

【図3-6-6】母趾内転筋の筋力訓練

　一方、外反母趾患者の足部内在筋筋力訓練として、タオルギャザーが指導される機会が多いです。実際に、足趾屈曲を主体とする運動療法による、足把持筋力の増強や最大歩行速度の向上に関する報告がされています[28, 29]。しかし、外反母趾に対する、タオルギャザーの効果を示した先行研究は、散見されません。また村田らによると、タオルギャザーのみの実施では、外反母趾患者の歩容を改善させる効果は少ないことが報告されています[30]。つまり、タオルギャザーのみの実施では、外反母趾に対する運動療法の効果は少ないのではないかと考えられます。

3 前脛骨筋

　前脛骨筋は、内側楔状骨の内側や第1中足骨底に停止します。前脛骨筋が収縮すると、第1中足骨の回内を制限するため、筋力増強訓練が重要となります。

4 長母趾伸筋・長母趾屈筋

　外反母趾変形により、長母趾伸筋腱と長母趾屈筋腱は外側に移動し、それぞれ背屈と底屈という機能を失い、内転力として作用します[31]。そのため、長母趾伸筋と長母趾屈筋のストレッチを行う必要があります。

5 足底筋膜

外反母趾患者の足底筋膜は、エコー上で肥厚が確認されたと報告されています[22]。外反母趾患者の歩容では、立脚終期の足趾背屈運動が減少すると報告されており[17]、足底筋膜の肥厚も要因の1つです。足底筋膜のストレッチでは、足趾の伸展を他動的に実施します。セルフエクササイズでも実施させるようにし、足趾伸展可動域の改善を目指します。

6 下腿三頭筋

これまで示しているように、外反母趾の歩行異常やアライメント異常には扁平足というアライメント異常が根底に存在していることが多いです。また歩行中の足関節の背屈運動の減少などの異常歩行を繰り返すことで、このときに必要になる下腿三頭筋の筋力も低下することが予測されます。特に中足骨頭部痛が生じているような症例では、下腿三頭筋の筋力低下は顕著になります。そのため、アライメントの修正に向けて、下腿三頭筋の筋力評価は重要になります。

7 荷重位訓練

村田らは、外反母趾患者の下腿・足部筋の訓練方法として、レンガ上両側足底内側接地立位を用いる方法を考案しています[30]（図3-6-7）。レンガ上両側足底内側接地立位により、toe off時の足底圧の母趾通過回数が増加したことから、歩容の改善が図れるとしています。また、我々は、歩行時の第2・3中足骨頭の圧集積に対して、軽度の段差を利用して母趾球荷重でのcalf raiseを実施しています（図3-6-8）。これは母趾球荷重を学習させるとともに、terminal stanceにおける足関節底屈筋の機能改善を図っています。また後足部を降ろす際に、足部を回外させ、足関節の底屈とともに小趾球を引き上げるように、足部の回内外をコントロールしてもらいます。これにより、母趾外転筋や母趾内転筋を賦活させ、荷重位置を母趾へと変化させ、疼痛や胼胝が改善すると考えています。実際に、calf raise前後の外反母趾患者の足底圧の変化を、図3-6-9に示します。calf raise実施前では、先行研究による報告通り、第2・3中足骨頭部に圧集積を認めます。一方、calf raise後には、圧が分散され、第1中足骨頭部にも荷重できており、疼痛もみられません。

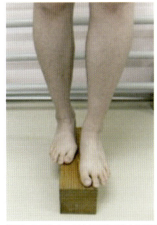
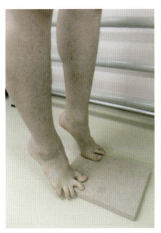
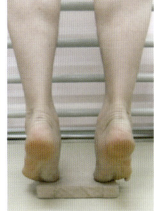

【図3-6-7】レンガ上両側足底内側接地立位（文献28より改変）

【図3-6-8】母趾球荷重でのcalf raise

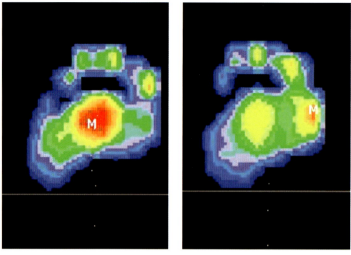

【図3-6-9】運動療法実施前後の terminal stance 〜 pre swing の荷重位置の変化
左：運動療法実施前　右：運動療法実施後

　外反母趾に対する保存療法は、ガイドラインに述べられているように、軽度から中等度の変形に対して実施される必要があります[3]。外反母趾の改善は、足部に生じる疼痛の軽減につながることから、早期からの運動療法を実施することが重要です。さらには、外反母趾を有することで、歩容の変化が生じ、他の関節疾患の原因となることも考えられます。外反母趾に対する運動療法は、足部のみならず、他関節疾患を改善することも可能なため、詳細な評価と適切な運動療法の処方が重要となります。

3-7　足関節捻挫の症状と動作

１．足関節はなぜ捻挫しやすいのか？

　捻挫と聞くと多くの人が足関節の捻挫をイメージするほど、日常生活や様々なスポーツ外傷の中でも発生頻度が非常に高いのが足関節捻挫です。しかし、発生頻度が高い外傷とはいえ、手術療法に至るケースが少ないため、再発予防への認識が低い印象もあります。
　ここでは、足関節がなぜ捻挫しやすいのか、靭帯の機能解剖、急性期〜回復期の臨床展開、後遺症、予防に対する着眼点とトレーニングを中心に述べていきます。
　足関節捻挫のうち約85％は足関節内反捻挫による外側側副靭帯の損傷といわれています。さらに外側側副靭帯のうちの約85％が前距腓靭帯の単独損傷で、約20〜40％が前距腓靭帯と踵腓靭帯の複合損傷です。なぜ、足関節は捻挫しやすいのか、なぜ外側側副靭帯の損傷が多いのかについて、靭帯の機能解剖を中心に紐解いてみます。

１　足関節の構造

　まず、一般的に足関節と称される距腿関節から確認します。
　距腿関節は距骨側が凹、脛骨側が凸のらせん関節です（図3-7-1）。距骨滑車と脛骨の下関節面、その両側に続く脛骨の内果関節面および腓骨の外果関節面（以下、果間関節窩）で構成され、腓骨外果と脛骨内果が距骨滑車を挟み込むことで成り立っています。

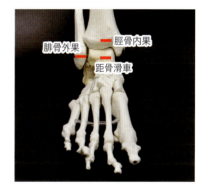

【図3-7-1】距腿関節は距骨側が凹、脛骨側が凸のらせん関節

　特徴としては、距骨滑車は前方が後方より広いため、底屈位では距骨滑車と果間関節窩の接触が弱まり関節に遊びが生じます。一方、背屈位では距骨滑車は果間関節窩にはまり込むため、関節の遊びは生じません（図3-7-2）。また、外果が内果の後下方に位置することから、内果のほうに足先は傾きやすくなっています（図3-7-3）。

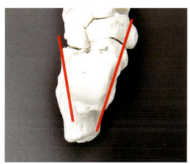

【図3-7-2】距骨滑車は前方が後方より広くなる

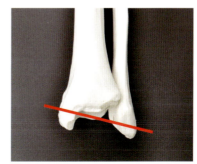

【図3-7-3】外果が内果の後下方に位置する

距骨滑車の関節面が内外側で異なることで、底背屈に伴い運動軸が変化し、底屈時に距骨は回外します。
　したがって、足関節は内返しが誘発されやすく、足関節内反捻挫が生じやすくなります。
　さらに、MP関節の背屈軸をみてみると、第1、2指は進行方向に直角に折れますが、第3～5指は40°近く外下方への角度が生じます。
　この現象により母趾球荷重では直進方向となりますが、小趾球荷重では足関節の内返しが誘発されやすくなります（図3-7-4）。

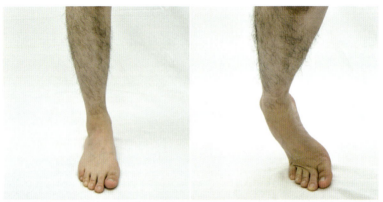

【図3-7-4】母趾球荷重と小趾球荷重の違い
母趾球荷重では直進方向となるが、小趾球荷重では足関節の内返しが誘発されやすくなる

2 足関節に関与する靱帯

　距腿関節には前距腓靱帯、踵腓靱帯、後距腓靱帯が存在しています。
　これらの靱帯は、すべて腓骨の外果から起こり、それぞれ距骨滑車前外側縁、踵骨外側、距骨外側結節に付着します。
　前・後距腓靱帯は距腿関節の関節包と癒合しますが、踵腓靱帯は関節包との癒合はなく、距骨下関節を超え腓骨筋腱と接触したのちに踵骨と付着します。外側部の靱帯は内側部の靱帯ほど強靭ではないことからも、外側靱帯損傷が多いことがわかります。
　また、足関節の肢位によりそれぞれの靱帯の緊張が変化します。
　足関節背屈では前距腓靱帯は弛緩、後距腓靱帯は緊張します。底屈位では前距腓靱帯は緊張し、後距腓靱帯は弛緩します。足関節背屈時、距骨上面は脛骨に対して前方へ転がり、同時に後方へ滑ります。これに伴い、後距腓靱帯は緊張を高め、前距腓靱帯は弛緩します。
　一方、底屈時は距骨上面が後方へ転がり、同時に前方へ滑ります。これに伴い、前距腓靱帯は緊張を高め、後距腓靱帯は弛緩します。
　踵腓靱帯は背・底屈時とも一定の緊張を保つことで内反不安定性の制動に大きな役割をもちます（図3-7-5）。

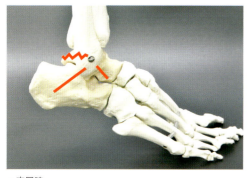
a 底屈時
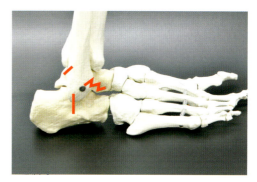
b 背屈時

【図3-7-5】踵腓靱帯は一定の緊張を保つ

3 力学的な観点から

スポーツにおける選手同士の激突やジャンプから着地動作の失敗、ステップ動作、方向転換などの回旋動作をイメージして考察します。

荷重位でのtoe-breakで小趾荷重となった場合、足関節内返しが引き起こされます（図3-7-6）。この際、接地足の外側側副靱帯が引き伸ばされるトルクが働きます。さらに股関節内転運動により重心が外側へ偏位するのに加え、膝関節伸展位に近づけばさらに大きくなります。

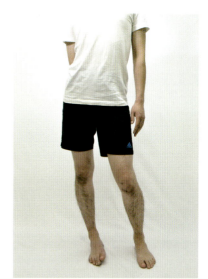

【図3-7-6】荷重位でのtoe-breakで小趾荷重となった場合

方向転換などの回旋動作時にも、接地足の同側方向の場合、主に股関節内旋が起こります。また膝関節伸展によって回旋が増強されます（図3-7-7）。また、何らかの原因で、足部が路面につかまり固定された状態で後下方に回旋すると、前距腓靱帯は遠位側が路面につかまり、さらに固定されます。近位の起始部は回旋に伴い後方へ移動するため、伸張ストレスとなります。

また、重心の側方偏位が強く働けば踵腓靱帯に同様の力が働き損傷に至ります。

以上のことから、足関節の構造、靱帯の機能解剖、力学的観点の3つのポイントから、足関節がなぜ捻挫しやすいのか、また発生頻度が高いのかわかります。

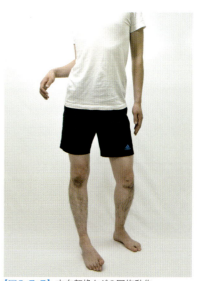

【図3-7-7】方向転換などの回旋動作

2．捻挫したらどうしたらいい？

1 急性期・回復期の臨床展開

　足関節捻挫では、初期の固定と早期の運動により再受傷の低下と機能的不安定性の増加を防ぐことができるといわれています[1]。したがって、急性期・回復期の治療においては、捻挫の再発や後遺症を起こさないように早期の理学療法の介入が望まれます。ここでは急性期・回復期における臨床上の評価、治療のポイントをまとめることとします。

2 急性期（1～2週）

1）検査・評価
　①問診
　　受傷機転、およびどんな動作で疼痛が起こるかを聴取し、どの靱帯が損傷しているかを評価します。また、過去に足関節捻挫を受傷したことがあるかを聴取することで、今後捻挫を繰り返しやすい症例なのかを判断することができます。
　②損傷度の確認
　　足関節捻挫は靱帯の損傷度によってⅠ～Ⅲ度に分類されます。Ⅰ度は前距腓靱帯の部分損傷、Ⅱ度は前距腓靱帯の完全損傷、Ⅲ度は前距腓靱帯、踵腓靱帯の完全損傷と定義されています。診断には、X線やエコー、MRIなどの画像診断、ストレステストを行います[2]（表3-7-1）。

anterior drawer：前方引き出しテスト
正常値0～3mm
talar tilt angle（°）：内反ストレステスト
30°底屈位で、徒手的に足関節内反を強制してX線前後像を撮影します。正常値は0～5°

【表3-7-1】主なストレステスト方法

　これらの検査が異常な場合、前距腓靱帯、踵腓靱帯、前方関節包の断裂を考えます。
　・前距腓靱帯の触診方法
　　前距腓靱帯は外果の前方から距骨頸の外側部に付着するため、外果を触れ、距骨頸に向かって前下方へ触診します。
　・踵腓靱帯の触診方法
　　踵腓靱帯は外果の遠位より踵骨の外側面に付着するため、外果下縁を触診します[3]（図3-7-8）。

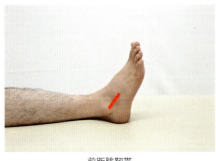
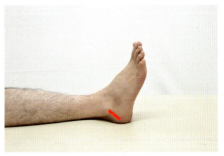

前距腓靱帯　　　　　　　　　　　踵腓靱帯

【図3-7-8】靱帯の圧痛評価

③炎症所見の確認

　腫脹、発赤、熱感、疼痛を確認します。強い炎症反応が認められた場合と認められない場合では治療方針が変わってくるため、炎症反応を把握する必要があります。早期に抑制しなければ結合組織の癒着が生じることで可動域制限が増加し、後遺症の残存につながるため、注意が必要です。

④ ROM

　足関節内反捻挫は、前脛腓靱帯損傷を合併しやすいです。また、前脛腓靱帯損傷を合併すると背屈時に前脛腓靱帯が伸張され、外果周囲に疼痛が出現します。したがって、足関節背屈可動域の可動域評価を行います[4]。

前脛腓靱帯、後距腓靱帯は背屈により伸張、前距腓靱帯は内返しや底屈により伸張、踵腓靱帯は距骨下関節の回外により伸張されるため、そのときの疼痛の有無を評価します。

2）治療

①炎症反応の抑制

　受傷直後、炎症反応が強い症例では、20分以内でアイシングを行います。20分以上行うと血流が滞り炎症反応・疼痛反応を起こす物質が受傷した箇所にとどまることになり、回復を阻害し慢性痛や再受傷の可能性を高めてしまいます。アイシングの唯一の利点は短期効果として疼痛閾値を上昇させることです。アイシングの方法としてはアイスパックを患部に当て、圧迫しつつ、アイスパックを固定します。アイシング中には、局所が動かせない場合でも、足趾を動かすように指導します。腫脹が進行しないようであれば、アイシングを止め、固定のみを行います。

②損傷靱帯の保護

　装具やサポーター、テーピング、ギプス固定などの方法があります。ギプス固定は確実に損傷靱帯の保護が行えるという利点があります。しかし、腫脹の管理が難しく、可動域制限の増加などの欠点も多いのが実情です。距骨傾斜角が10°以上ある重症例では、2週間のギプス固定を背屈位で行い、完全に動かさないことが推奨されています。しかし、足関節捻挫後の損傷靱帯の修復過程においても生理的な関節運動が治癒を促進し、靱帯強度を高めることが証明されています。この点からも、テーピングによる固定で損傷靱帯を保護しつつ、炎症反応を起こさない範囲内での運動機能を獲得することが重要です。可動域制限や疼痛などの二次的障害予防の観点からも利点が大きいといわれています[5]。

③機能低下の防止

　前距腓靱帯は背屈で弛緩するため、損傷後早期から背屈可動域訓練が可能です。しかし、前脛腓靱帯損傷を合併した症例で、背屈可動域訓練を進めると、脛腓間の不安定感を残存させることになるため、注意が必要です。可動域訓練を行う上での注意点として、受傷形態を理解した上で、損傷靱帯への伸張を回避することが必要です。

3 回復期（3〜4週）

1）検査・評価

①問診

　足関節捻挫では、どのように受傷したかによって損傷する靱帯や重症度が変化していきます。したがって、問診では受傷機転を聴取し、訴えている症状から損傷している組織は何なのか、受傷してからどの程度経過したのか、以前にも受傷したことがあるかを確認することが重要です。

②アライメント

静的アライメントではアーチ高・leg heel alignment・距骨の前方突出の評価を行います。ハイアーチやleg heel alignmentが内反の場合、外側距踵靱帯に伸張負荷がかかり足部の不安定性や捻挫癖になりやすいとされています[6]。また、距骨の前方突出について、足関節が背屈する際は脛腓関節に距骨が入り込みます。しかし、内反捻挫を受傷すると前距腓靱帯が損傷されることで距骨の前方突出が生じます。これにより背屈可動域の制限因子と足部の不安定性につながる傾向があります。次に動的アライメントは後足部の評価としてheel floor test（以下HFT）を行います（図3-7-9）。

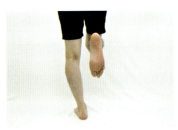
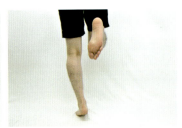

膝関節屈曲　　　　　片脚立位　　　　　カーフレイズ

【図3-7-9】heel floor test

5°未満の外反：陽性　5°以上の外反：強陽性
5°未満の内反：陽性　5°以上の内反：強陽性

HFTで片脚立位時の底面に対する踵骨軸の傾斜角を基準として、片脚やスクワット時およびカーフレイズの変化量を評価します。HFTが陰性の場合、距骨下関節が回外位であり、立脚後期やジャンプ動作中に足部は内反し捻挫を繰り返しやすい状態となります[7]。また、入谷らは歩行において距骨下関節の回外で下腿は外旋、大腿は内旋が起こるとしています[8]。したがって、股関節のアライメント評価も行い、大腿が外旋していれば距骨下関節回外による捻挫を再び起こしやすいことが推察されます（図3-7-10）。

距骨下関節の運動連鎖

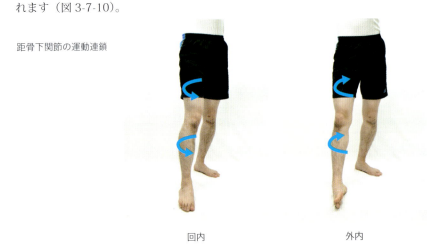

回内　　　　　外内

【図3-7-10】アライメント評価

③ROM

足関節背屈や内返し、外返しによって前距腓靱帯・距踵靱帯・前脛腓靱帯や腓骨筋腱・後脛骨筋腱の損傷の有無について急性期同様に評価します。腓骨筋腱の損傷においては外果後方の圧痛の確認や足関節外返しでの動作時痛の有無を評価します。後脛骨筋腱は内果後方の圧痛や足関節内返しの動作時痛で評価します。また、足関節の背屈制限がある場合、距骨前後径の形状から足関節内反を引き起こしやすくなるため足関節背屈の評価も行います。

④筋力

　足関節は骨の形状により内反しやすいです。したがって、外反に作用する筋である長腓骨筋の筋力評価が重要です。長腓骨筋の評価では母趾球で底側および外反方向に蹴り出せるかを確認します。また、長腓骨筋・後脛骨筋の交叉する部分は足関節の安定性を図る機能があり、これをクロスサポートメカニズムといいます。このことからも、長腓骨筋の筋力が大切であるといえます。次に足部の安定性を高める筋として長母趾指屈筋・長趾屈筋を評価します。この二つの筋は足底で交差していて、舟状骨を押し上げる働きがあります。よって、内側アーチが高くなり足部は安定します。次に短腓骨筋や小趾外転筋の筋力評価を行います。歩行時の足部は外側縦アーチの低下により立脚中期に距骨下関節は軽度回外位で接地します。したがって、外側縦アーチの維持に必要な短腓骨筋や小趾外転筋の筋力評価も重要です。

⑤関節覚（運動覚・位置覚）

　足関節捻挫では靱帯損傷により固有受容性感覚が低下していることがあります。感覚情報の減少は筋収縮反応の低下を招き、さらなる病態の悪化や損傷の再発を招くと考えられます。したがって、評価としてロンベルグ試験や関節覚の検査を行います。

2）治療

① HFT が陰性

　HFT が陰性の場合、長腓骨筋の筋力が低下している可能性が考えられます。したがって、足関節外反作用のある長腓骨筋の筋力トレーニングを行います。筋力トレーニングは、ゴムチューブを利用したエクササイズや母趾球荷重を意識した片脚立位エクササイズなどを行います。また、母趾球荷重のトレーニングを行う際は長母趾屈筋の過用や短縮により距骨の後方への滑り込みを制限する可能性があります。したがって、距骨の前方突出や後足部のアライメントの観察をする必要があります[6]（図3-7-11）。

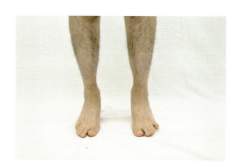
母趾球荷重を意識したカーフレイズ

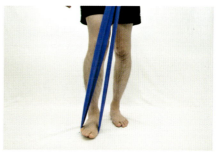
母趾球荷重を意識したゴムチューブトレーニング

【図3-7-11】母趾球荷重を利用したトレーニング

②短腓骨筋の筋力低下

　ゴムチューブを利用したエクササイズや足趾を伸展させてのカーフレイズなどを行います[6]。

③足関節背屈の可動域制限

　距骨の前方突出・遠位脛腓関節の可動性低下・下腿三頭筋の短縮が考えられます。距骨の前方突出に対して距骨を遠位脛腓関節に押し込みながら背屈を行うなどのモビライゼーションを行います。次に遠位脛腓関節の可動性低下においては近位脛腓関節・遠位脛腓関節それぞれのモビライゼーションを行います。脛腓関節のモビライゼーションでは下腿三頭筋の短縮に対してはリラクゼーションなど

を行います。
④関節覚（運動覚・位置覚）

　dynamic joint control exercise（以下 DYJOC）を行います。DYJOC は固有受容器を利用した運動療法で不安定盤を用いて片脚立位を行う方法です。そこからの感覚情報をもとに適切な筋収縮を行って、傾きを水平に調節するという反応を時間的空間的に反復学習させるものです。

3）治療法・まとめ
・初期はテーピングやサポーターなどの装具、ギプスで固定します。
・炎症反応を抑制し、結合組織の癒着を起こさないようにします。
・前脛腓靭帯損傷の有無を評価した上で、損傷早期から背屈可動域訓練を行います。
・足関節背屈制限の予防のため距骨や後足部のアライメントを評価します。
・慢性足関節不安定症などの後遺症の予防として腓骨筋や長母趾屈筋の筋力トレーニングをします。
・背屈制限のある場合の距骨のモビライゼーションを行います。

3．捻挫の後遺症とアプローチ方法

1 足関節捻挫の後遺症とは

　足関節捻挫受傷後、生活レベルの回復や競技復帰を果たすために評価し、治療戦略が立てられ、様々なアプローチがされますが、最終的に何らかの症状が慢性的に残存するケースがあります。このような後遺症が残存した状態は、足関節捻挫後遺症（chronic ankle instability：CAI）と呼ばれています。この CAI は特に足関節の不安定感が主症状です。また構造的不安定性（mechanical instability：MI）の有無にかかわらず、足関節捻挫に不安定感を覚える状態のことを機能的不安定性（functional instability：FI）と呼び、Freeman らが提唱した概念によると、CAI はこの MI と FI の両者を含めたものと定義されています（図 3-7-12）。

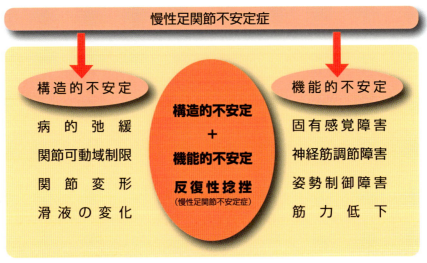

【図3-7-12】慢性足関節不安定症の症状に関わる因子

2 慢性足関節不安定症

　足関節捻挫後遺症の主症状である不安定感の原因は、靭帯損傷による構造的な不安定性の増加、あるいはその他の機能低下による不安定性の増加が考えられます。機能的な問題点でも、筋力低下だけでなく、足部の固有感覚の低下も1つとして考えられています。足関節外側靭帯には固有受容器が存在していることが報告されていて[9,10]、捻挫により固有感覚が低下すると考えられています。感覚低下も問題になるため、臨床現場においては、この不安定感が構造的な問題に起因しているのか、あるいは機能的な問題に起因しているのかを判断するのは難しいといえます。また、前述した足関節捻挫後遺症は構造的不安定性と機能的不安定性の両者を含めたものという定義同様、不安定症もこの両者が混在しているケースも多くみられます。この状態を抱えたまま、日常生活やスポーツ競技に復帰すると、反復性の捻挫に陥ることも多いと考えられます。また、不安定感を覚えたまま動くことによる姿勢や動作異常、その異常動作などによる足部周囲筋以外の筋群の過用（over use）による、二次的な疼痛の出現も考えられます。

3 変形性足関節症

　足関節での変形性関節症は、原疾患に続発して生じる二次性関節症がほとんどを占めます。足関節捻挫後の不安定性の残存から、距腿関節内側付近などに変化が生じるケースが少なくありません。Harrington[11]は、捻挫受傷から10年以上の期間に捻挫の再発や外側不安定感の症状が持続する36名を対象に、長期における関節症の発生率を調査しました。これによると、5名が距腿関節内側部分での関節裂隙の狭小化と骨棘を伴う重度の退行性変化、8名が内側優位の中等度の関節症、15名が内側、前方、後方での骨棘を伴った軽度の関節症を呈し、全体の78％で退行性変化を認めました。さらに、荷重位でのX線検査では、内側関節裂隙の狭小化を示す割合が高かったことを報告しています。また、骨だけでなく、軟骨部分の変形も忘れてはなりません。距骨滑車の内側縁あるいは外側縁に生じ[12]、進行すると距腿関節の変形を生み、手術療法の適応になることもあります。これらのように、足関節捻挫が慢性化、あるいは反復化してしまうと、靭帯の損傷はもちろん、骨や軟骨などの構造的安定性に関与しているものにも影響を及ぼしてしまい、二次性の関節症を生じることが考えられます。

4 軟部組織のインピンジメント障害

　足関節捻挫後の症状として、前外側（前距腓靭帯付近）に疼痛、腫脹が生じることが多くみられます。この疼痛について、Wolinら[13]は9例の症例を報告し、前外側部分での軟部組織の絞扼（entrapment）が原因として、meniscoid lesionと名づけました。この軟部組織のインピンジメントについて、Ferkelら[14]は、距腿関節内で軟部組織が背屈時にインピンジメントするといわれており、インピンジする軟部組織は肥厚・増殖した滑膜組織や靭帯組織が考えられると報告しています。足関節捻挫において靭帯自体は、損傷あるいは伸張されていることが多く、これらの靭帯の変化は生じた以降、元の状態になるのは難しいため、このようなインピンジメント障害をきたすことがあると考えられます。

5 臨床展開

　臨床において、外傷歴のない慢性足関節不安定症で理学療法が処方されることはまれなケースです。まず、捻挫や外傷を機に受診し、足関節外側靭帯損傷と診断されます。その後、問診をした際に過去の

外傷歴を含め、捻挫を繰り返した経緯があるかどうかを聴取し、初めて慢性足関節不安定症ではないかと考えます。よって、現場においては問診等で患者の話を聞くことが重要となります。

問診では、スポーツ歴や競技種目、過去どのくらいの期間で捻挫を繰り返し受傷しているのか、受傷した際の動きはどのような動きだったかなどが適切な治療を提供する上で重要となります。

回復期のリハビリを経て、日常生活も問題なく行える程度に落ち着いてくると患者は急激に活動量を上げたいと申し出てくることは少なくありません。特にスポーツをしている学生で多くみられる印象です。学生であってもポジションを奪われてしまうことの不安感があります。よって、セラピストは患者の精神状態にも配慮することが必要となります。

したがって、病態と足部の状態について患者とコミュニケーションを図り、主治医とどこまで運動を行ってよいのか話し合いをしておく必要があります。例えば、主治医に足部や全身・精神状態を踏まえ、競技復帰までにかかる期間の想定や運動の制限の設定を提案します。患者には、主治医と想定した復帰までの期間や運動制限を説明し、それまでに実施しなければならない自主トレーニングの指導を行う必要があります。場合によってはサポーター等の検討を行う必要もあるでしょう。

では、どのようなことを評価し、トレーニングはどのようなことを行っていくのかを筆者が担当した症例を通して以下に述べます。症例は右足関節に数回の捻挫経験があり、今回も捻挫し、右足関節外側靭帯損傷と診断され、理学療法施行となりました。介入は亜急性期から回復期にかけて行っています。本症例では回復期以降のアプローチに焦点を絞って述べます。

[症例紹介]

急性期、回復期に行った理学療法についてはP208～212を参考にしていただき、疼痛がほぼ消失したDay＋4wから述べます（表3-7-2）。

【初期介入】
症例は受傷から3日で痛みが引かないため受診。競技はフットサル。Dr.からは損傷の程度は1度程度であり、1wの松葉杖を処方し、痛みに応じて荷重はフリーとした。杖なし歩行が可能となったため、理学療法の処方となった。レントゲン所見では骨折はなし。前方引き出しテストは陽性。急性期には内出血はないが腫張と熱感が残存しており、前距腓靭帯に圧痛が認められた。遠位脛腓靭帯には圧痛はない。右足関節外側靭帯損傷で理学療法が処方され、慢性足関節不安定症の疑いもあることから再発予防も考慮して、理学療法を進めるように指示があり、介入開始となった。理学療法評価は右記の通り。

受傷機転：ボールキャリアーのフェイントに引っかかり、右足を一歩踏み込んだときに捻挫した

問診：あまり意識したことはないが、強い踏み込み時には不安定な感じはあった気がする

痛み
生活時 NRS:3/10　ジョギング NRS:6/10

ROM-t		Rt.	Lt.
足関節	背屈	15°	NP
	底屈	50°P	NP
	内返し	35°P	NP

MMT	Rt.	Lt.
大殿筋	4	4
中殿筋	4	4
大腿四頭筋	4	4
前脛骨筋	5	5
腓骨筋	4	4

【回復期の理学療法後】
介入後の変化

ROM-t	Rt.
右背屈	15°→20°

痛み　生活時 NRS:3/10→0/10
　　ジョギング NRS:6/10→0/10　不安定感あり

問診（訴え）：
すぐに競技復帰したい
ポジションがなくなるのが不安

追加評価

片足立位：左右共に2分以上可能
外側荷重　右側で不安定感の訴えあり

つま先立ち：
右足部：3～4趾に荷重あり

ハーフスクワット：膝関節の軽度の前方突出　股関節の屈曲の不足

SEBT：内側と前内側でリーチの左右差あり

【表3-7-2】介入した症例データ

表記の結果から、右足関節の内反外反の協調性の低下、固有感覚受容器（位置覚、運動覚）の低下による右足関節の動的安定性の低下、右腓骨筋群の筋力低下による足関節の剛性の低下により、右足関節の外側に荷重がかかりやすくなり、競技中に捻挫を繰り返してしまっていると評価しました。また、これらの機能低下が本症例の慢性足関節不安定症の原因であり、機能的不安定性を呈していると評価しま

した。加えて、股関節周囲筋と膝関節周囲筋の協調性の低下が今回の受傷の原因であると評価しました。そのフローチャートを下記の図に示します（図3-7-13）。

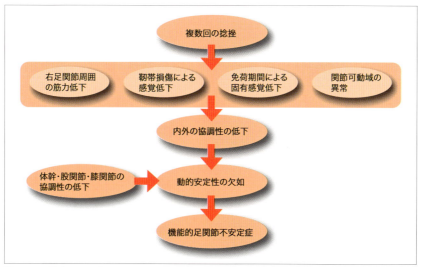

【図3-7-13】複数回の捻挫から足関節不安定症に陥るフローチャート

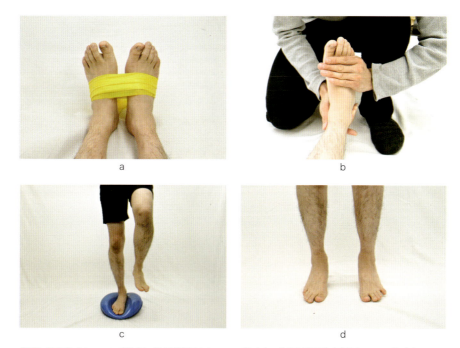

【図3-7-14】トレーニング内容　腓骨筋筋力トレーニング（a）、外返し等尺性収縮トレーニング（b）、バランスボードでのバランストレーニング（c）、母趾球を意識したつま先立ちトレーニング（d）

上記の機能低下に対して、以下の各トレーニングを実施しました。

①右足関節の剛性の低下に対して、外返し等尺性収縮を用いて行いました。自主トレーニングとして腓骨筋の筋力トレーニングを足関節底屈位での外転（図3-7-14a、b）で10回3セットを指導しました。

②足関節の固有感覚受容器の低下に対して、バランスボードを使ったバランストレーニングを実施しました。左右共に片足ずつ行い、徐々にキャッチボールなどを加えた外乱刺激をより多く取り入れながら行いました。これらのトレーニングは反応速度の低下に対するトレーニングとしても行いました。（図

3-7-14c)

③外側荷重に対しては、背臥位で、母趾球で押すように底屈を行い、その後つま先立ちでも同様に母趾球を意識してもらいながら実施しました。これらはバランストレーニング時にも、意識して行ってもらうよう指導しました。（図3-7-14d）

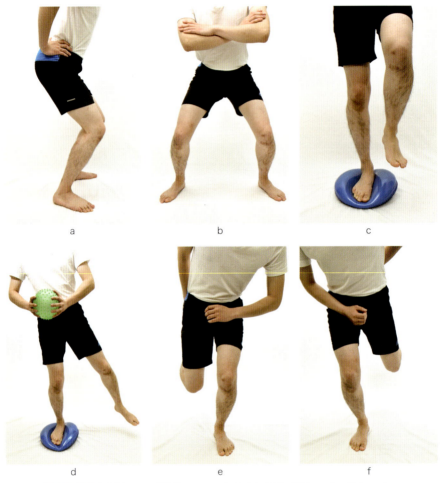

【図3-7-15】自主トレーニング内容　ハーフスクワットおよびサイドウォーキング（a〜c）、バランスボード上でのボールを使ったバランス訓練（d）、カッティングを合わせたサイドステップ（e、f）

④股関節、膝関節の協調性の低下に対してハーフスクワットを実施した後ハーフスクワットの姿勢でウォーキングやサイドウォーキングを実施し（図3-7-15a〜c）、スターエクスカーションバランステスト（star excursion balance test：SEBT）と同様の方向にランジ動作を行いました。

⑤理学療法トレーニングと並行し自主トレーニングの動作確認、進行状況、疼痛の確認、メンタルケアなども行いました。セラピストが患者に説明した復帰までのプランと自主トレーニングを表3-7-3にまとめました。

1W	2W	3W	4W
ストレートラン	トラックラン	軽度アジリティー系	フィールド合流
ジョギングから開始し50mダッシュまで	ジョギングから開始し200mダッシュまで	短い距離の俊敏な方向転換トレーニング開始	コンタクトプレイは避け50%程度から開始

自主トレーニングメニュー（1W～4W）
①不安定な足場での片足立位＋リフティングorキャッチボール（図3-7-15 c、d）
②ハーフスクワット姿勢からサイドウォーク
③カッティングを入れたサイドステップ（図3-7-15 e、f）
④腓骨筋を中心とした筋力トレーニングなど

【表3-7-3】自主トレーニングの経過と内容

Day＋8w経過した時点で痛み、不安定感もなく合流できたと話がありました。

慢性足関節不安定症は局所的な問題に対して機能面を評価し理学療法を行っていくことも大切ですが、精神面でのケア、自主トレーニングの状況確認が重要となると考えられます。また、再発予防としては、問診から得られた情報や動作からバランスを崩しやすい姿勢についても評価し、介入していくことが重要になると考えました。

6 後遺症アプローチ・まとめ

足関節捻挫は、スポーツ従事者のみならず、誰でも後遺症が残存することがあります。患者が高齢者の場合には、歩行等のメカニカルストレスが各関節への負担を増加する恐れや、転倒の要因の1つとなります。また、スポーツ従事者の場合には、パフォーマンスの低下によりさらなるケガの要因や再発の可能性もあります。したがって、構造的側面と機能的側面から理学療法評価を行うことが重要となります。中でも、局所的な機能だけにとらわれず、姿勢や動的バランスなどに注目しながら治療を行うことで、よりスムーズに安定した動作で競技復帰が可能になると考えられます。

4．足関節捻挫の予防に対する着眼点とトレーニング

1 足関節捻挫の予防に対する着眼点

足関節は内返しが誘発されやすく足関節内反捻挫が生じやすいとされています。また、ストップ、着地、カッティングなどの減速動作時に、進行方向に対してつま先が内側を向いて接地する動作で生じやすいことがわかっています[15,16]。

足部の機能改善を図りながら、全身の静的アライメントおよび動的アライメントを評価し、アライメントを崩す要因を分析し、その修正を目的とした理学療法アプローチが求められます。

まず、予防に対する着眼点について、以下の表にまとめます（表3-7-4）。

可動域	内外旋中間位における背屈・底屈 底背屈中間位における回内・回外 ショパール関節における内転・外転 リスフラン関節における内転・外転
筋力	腓骨筋群、前・後脛骨筋、足趾屈筋群・伸筋群 腓腹筋、ヒラメ筋、股関節周囲筋群、体幹筋群
静的アライメント	leg heel alignment、外反母趾、内反小趾、扁平足 膝関節脛骨外旋、脛骨外方偏位、片脚立位
動的アライメント	両脚・片脚カーフレイズ、スクワットテスト、振り向きテスト heel floor test、スターエクスカーションバランステスト(SEBT) サイドステップ、サイドホップ、アジリティドリル

【表3-7-4】足関節捻挫の予防に対する着眼点

2 予防のためのトレーニング

　足部機能と体幹機能からの双方向的なアプローチが必要になります。ここでは、体幹機能の改善と動作のトレーニングについて述べます。

　足関節捻挫を既往にもつ症例において、片脚立位の不安定感や側方への動作における外側方向への制動性低下が多くみられます。表3-7-2の症例紹介では体幹の機能低下が認められました。身体の重心が存在する体幹の機能改善は動作時の支持性・制動性向上において非常に重要だと考えられます。

　以下に、足関節捻挫を予防するためのトレーニングを紹介します。

1）体幹・下肢のトレーニング
①ドローイング（図3-7-16）
　インナーマッスルである腹横筋を鍛えることで、①正しい姿勢保持、②四肢運動時の土台となる体幹の固定性向上、③動作における反応速度の向上の改善をねらいます。

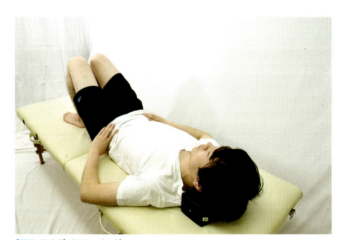

【図3-7-16】ドローイング

②サイドブリッジ（図3-7-17）
　側方動揺の制動に関与する体側の筋群の強化を目的に行います。

③ボディーアーチ（図3-7-18）
　スポーツ動作に限らず日常生活動作の中でも上、下肢を対角線上に使うことが多いため、そのバランス向上は重要です。

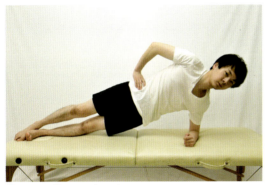
【図3-7-17】サイドブリッジ

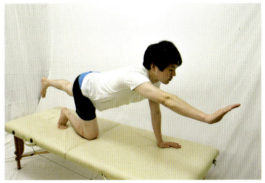
【図3-7-18】ボディーアーチ

④スタンディング・ワンレッグ・サイドアップ
　セラバンドを用いた体幹・股関節外転筋群のトレーニングを行います。
　膝関節および足関節にセラバンドを巻き、側方へ片足を広げます。殿筋に負荷をかけるためには、体の軸を傾けないように行います。ハーフスクワットの肢位から開始します（図3-7-19a）。セラバンドの位置は足部や膝周囲に巻き、セラバンドの色により負荷量を調節します（図3-7-19b、c）。代償動作が入らない負荷量で行うことが重要です（図3-7-19d）。

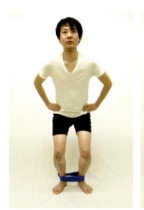
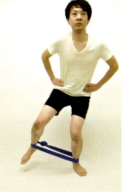
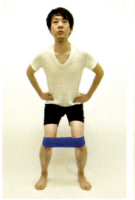
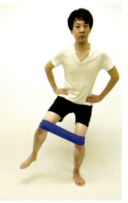

a　　　　　　　　　b　　　　　　　　　c　　　　　　　　　d
【図3-7-19】スタンディング・ワンレッグ・サイドアップ

2）動作トレーニング
①シングル・フット・サイド・トゥ・サイド・アンクル・ホップ（図3-7-20）
　片足で一方へホップします。コーンを使用する場合は、右足で右側のコーンの横に着地し、次に左足で左側のコーンの横に着地します。左右にホップし続けます。

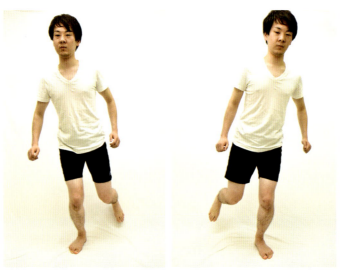
【図3-7-20】シングル・フット・サイド・トゥ・サイド・アンクル・ホップ

②サイド・トゥ・サイド・アンクルホップ（図3-7-21）
　両足で左右にジャンプします。足は肩幅に開いた状態を保ち、両足で同時に着地します。

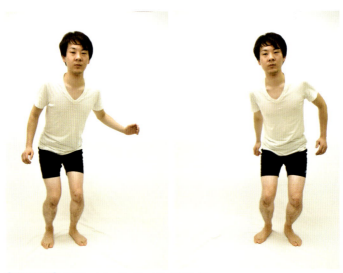
【図3-7-21】サイド・トゥ・サイド・アンクルホップ

③シングル・レッグ・ラテラル・ジャンプ（図3-7-22）

　右足で立ち、一方向にジャンプし再び右足で着地します。反対の足を用いて繰り返します。

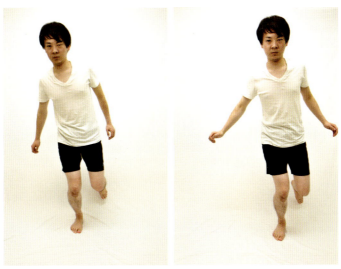

【図3-7-22】シングル・レッグ・ラテラル・ジャンプ

④ヘキサゴンドリル（図3-7-23）

　六角形の一辺に向かってジャンプし、開始位置へ戻ります。次に六角形のまわりを決められた回数、あるいは時間、ジャンプまたはステップを繰り返します。

負荷量については

Ⅰ．右足踏み切り→左足着地（反対足も同様）

Ⅱ．両足踏み切り→両足着地

Ⅲ．右足踏み切り→右足着地（反対足も同様）

Ⅳ．その他
- 移動距離の延長
- 時間の延長
- スピードを速める

　など症例の機能に合わせて負荷量を上げていきます。

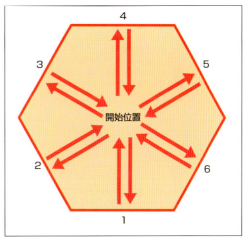

【図3-7-23】ヘキサゴンドリル

⑤スタンディング・ロング・ジャンプ・ウィズ・ラテラル・スプリント（図3-7-24）

　上方、または前方へジャンプし、直立姿勢を保つようにして両足で着地し、着地後すぐに横（右または左）に3mスプリントします。

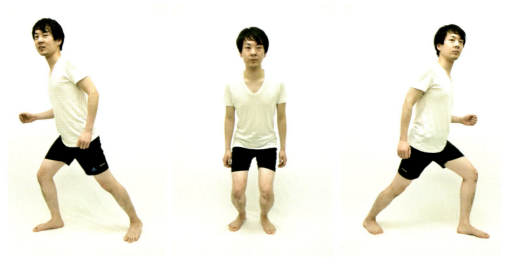

【表3-7-1】主なストレステスト方法

　足関節捻挫は非常に発生頻度が高く、臨床においても遭遇することが多いです。しかし、よくみられる外傷のため軽視されやすい傾向にあります。適切な処置やリハビリテーションが行われずに放置すると、足関節不安定症などの後遺症が残る可能性があります。その状態で運動を行うことで再受傷をきたしやすくなります。このように何度も繰り返し受傷することで足関節機能は低下していきます。

　足関節捻挫、固有感覚受容器の障害から足関節捻挫後遺症による関節機能障害までを考慮して、リハビリテーションに取り組むことが重要となります。今回紹介した様々なトレーニングは足関節機能および体幹機能を高めて、足関節捻挫の予防につながるものです。

　スポーツにおける受傷においては、より早い競技復帰と受傷前より高いパフォーマンスの獲得が望まれます。受傷機転から損傷部位を想定し、損傷程度を考慮して、検査と治療の計画を立てることが重要です。

引用・参考文献

第1章

1-1. 変形性股関節症の症状と動作

1) 稲葉 裕：疫学・自然経過．日本関節学会，変形性股関節症診療ガイドライン，南江堂，2007
2) 石井清一 他：標準整形外科．第8版：206-209，医学書院，2004
3) 森本忠嗣 他：変形性股関節患者の主訴（患者自記式）の検討．Hip Joint, 34：663-666, 2008
4) 牛田享宏：運動器の痛み―メカニズムと課題―．理学療法学 第37巻第4号：319-322，2010
5) 山本昌樹 他：変形性股関節症の筋機能低下へのアプローチ，運動・物理療法8：114-117 南江堂，1997
6) 石田和人 他：変形性股関節症における股関節外転筋の筋電図周波数特性，理学療法学 25：450-455
7) 前沢克彦 他：変形性股関節症の自然経過における股関節外転筋力の検討，Hip Joint 21：80-84，1995
8) 久野譜也 他：筋の科学事典，筋の代謝と筋繊維組成：115-158 朝倉書店，2002
9) 近藤 健 他：上腕二頭筋の運動単位数の計測とその臨床応用に関する研究，リハ医学 32：367-375
10) Gapeyeva H, et al : quadriceps femoris muscle voluntary isometric force production an relaxation characteristics before and 6 months after unilateral total Arthrosc 15：202-211, 2007
11) 田中清介：変形性股関節症―病態・診断・治療，メジカルビュー，1997
12) 中川法一：変形性股関節症の病期別理学療法ガイドライン，理学療法 19：121-129, 2002
13) 葛山智宏 他：変形性股関節症に対するセルフエクササイズ，理学療法 25：1044-1051, 2008
14) Robertsson O, et al : Instracapsular pressure and pain in coxarthrosis. J Arthroplasty 10：632-635, 1995
15) Hoeksma HL, et al : Comparison of Manual therapy and exercise therapy in osteoarthritis of the hip : A randomized clinical trial. Arthritis Rheum 51：722-729, 2004
16) Hoeksma HL, et al : Manual therapy in osteoarthritis of the hip. Outcome in subgroups of patients. Rheumatology (Oxford) 44：461-464, 2005
17) Kettelkamp DB, et al : Development of a knee scoring scale. Clin Orthop Relat Res 107：93-99, 1975
18) 古川良三 他：股関節可動域と日常生活動作の関連 術前・術後の股関節機能評価を中心に．理・作療法 16：13-21, 1982
19) Pauwels F : Biomechanics of the Locomotor Apparatus：76-105, Springer- Verlag. Berlin Heidelberg-New York, 1980
20) Yoshimura N, et al : Occupational lifting is associated with hip osteoarthritis. a Japanese case-control study J Rheumatol 27：434-440, 2000
21) 吉岡利忠，関口千春，重松 隆：筋肉．骨カルシウム代謝．宇宙医学・生理学，宇宙開発事業団編，57-92 社会保険出版，1998
22) LeBlanc AD, Schneider VS, Evans HJ et al : Bone mineral loss and recovery after 17 weeks of bed rest. J Bone Miner Res 5：843-850, 1990
23) Jingushi. S, Ohfuji S, Sofue M et al : Multiinstitutional epidemiological study regarding osteoarthritis of the hip in Japan, J Orthop Sci, 15：626-631, 2010
24) 二ノ宮節夫：リハ医のための股関節手術―その適応と術式の選択―．リハビリテーション医学 35：330-333, 1998
25) 森島達観，廣瀬士朗：関節温存手術症例における対側股関節の長期自然経過．Hip Joint 34：546-550, 2008
26) 伊藤 浩，松野丈夫：特集：見落としやすい整形外科疾患―診かた治しかたのコツ―．MB Orthop. 22（12）：59-66, 2009
27) 神戸晃男，山本美紗子：変形性股関節症．PTジャーナル・第45巻第5号：435-441, 2011
28) 木下豪紀，関 雅之，徳橋泰明：ロコモシリーズ5 変形性股関節症．日大医誌 72 (6)：299-304，2013
29) 山本謙吾：人工関節の問題点とトピックス．東医大誌 63：121-131, 2005
30) 高山正伸，福本貴彦 他：小切開による人工股関節置換術と理学療法．理学療法ジャーナル 48：251-257, 2014
31) McLaughlin. J. R., Lee. K. R. : The outcome of total hip replacement in obese and non-obese patients at 10- to 18- years. J Bone Joint Surg Br 88：1286-1292, 2006
32) Ateschrang. A., Weise. K., Weller. S , et al. : Long-term results using the straight tapered femoral cementless hip stem in total hip arthroplasty , a minimum of twenty-year follow-up. Arthroplasty 29：1559-1565, 2014
33) Riede. U., Luem. M., Ilchmann. T., et al. : The M. E Muller straight stem prosthesis , 15 year follow-up. Survivorship and clinical results. Arch Orthop Trauma Surg. 127：587-592, 2007
34) 越智隆弘：骨盤・股関節 最新整形外科学大系，中山書店 142-143, 2006
35) 小林敦郎：人工股関節全置換術と理学療法～臨床所見をどう治療アプローチに活かすか～，静岡理学療法ジャーナル 31：1-8, 2015
36) Vaccaro AR, ed : Hip, pelvic reconstruction, andarthroplasty. Orthopeadic knowledge update 8. Rosemost : American Academy of Orthopeadic Surgeons, 411-424, 2005
37) Siguier T, et al : Mini－inciseon anterior approachdoes not increase dislocateion rate : a study of 1037 total hip replacements. Clin Orthop Relat Res 426：164-173, 2004
38) 神宮司誠也：人工股関節全置換術における後方アプローチ アプローチ概論を含めて，臨整外 51：789-794, 2016
39) 伊藤 浩，人工股関節置換術とそのリハビリテーション，Jpn J Rehabil Med 2017：54：195-200, 2017
40) 高橋奈津子，御厨奈津子，湯浅真須美 他：股関節の術前・術後ケアの Do Not，整形外科看護 第14巻第1号 No1，37-44, 2009
41) 瀬川博之 他：人工膝関節及び人工股関節全置換術後C反応性蛋白（CRP）の変化．整形外科 53：355-358, 2002
42) 小栢進矢，建内宏重，高島慎吾：関節角度の違いによる股関節周囲筋の発揮筋力の変化―数学的モデルを用いた解析―，理学療法学 第38巻第2号：97-104, 2011
43) Hirschberg CG, Vaughan LL : Rehabilitation, A Manual for the Care of the Disabled and Elderly. JB Lippincott Co, 1976
44) Shimada T, Takemasa S, et al. : Effect of hip flexion contracture on posture and gait patterns. Bull Allie Med Scie Kobe 7：41-47, 1991

45) Potter PJ, Kirby RL, et al.: The effecs of simulated knee flexion contractures on standing balance. Am J Phys Med Rehabil 69: 144-147, 1990
46) 川崎修平, 松原正明, 鈴木康司 他：日常生活に必要な股ROMについて, Hip joint, 27: 238-241, 2001
47) Johnston RC, Smidt GL: Hip motion measurements for selected activities of daily living. Clin Orthop Relat Res72：205-215, 1970
48) 中村隆一, 斉藤宏：基礎運動学, 第6版, 237-245, 医歯薬出版, 2003
49) 佐藤香緒里, 吉尾雅春, 宮本重範, 乗安整而：健常人における股関節外旋筋群が股関節屈曲に及ぼす影響, 理学療法科学, 23 (2): 323-328, 2008
50) 中村隆一, 齋藤宏, 長崎浩：基礎運動学, 第6版, 376-377, 医歯薬出版, 2003
51) 対馬栄輝：股関節の運動機能と変形性股関節症の新たな評価 PTジャーナル第48巻第7号：577-584, 2014
52) 津村 弘：運動療法ガイド. 武藤芳照, 野崎 大地, 小松泰喜 (編)：運動療法疾患の運動療法 変形性股関節症, 第5版, 142-149, 日本医事新報社, 2012
53) Murry R, et al: Pelvifemoral rhythm during unnilateral hip flexion in standing. Clin Biomech (Bristol, Avon) 17: 147-151, 2014
54) 鉄永 智紀, 水谷 茂：変形性股関節症に対する保存的治療の効果, 日整会誌, 83：S419, 2009
55) 吉永 勝訓 関節痛み疾患へのアプローチ 354-366, 2002
56) Feland JB, et al: Effect of submaximal contraction intensity in contract-relax proprioceptive neuromuscular facilitation stretching Br J Sports Med 38: E18, 2004
57) 相澤純也, 他：変形性股関節症に対する的確・迅速な臨床推論のポイント. 理学療法28：176-189, 2011
58) 馬場智規：変形性股関節症に対するリハビリテーション 総合リハ・第39巻11号：1045-1051, 2011
59) 広松聖夫, 井上明生, 荘 念仁・他, 変形性股関節症に対する保存療法. リハビリテーション医学42：431, 2005
60) 広松 聖夫, 井上 明生 他：変形性股関節症に対する新しい理学療法―貧乏ゆすり（ジグリング）について Hip Joint 40：70-78, 2014
61) 三谷 茂, 黒田 崇之 他：50歳以下の進行期・末期股関節症に対する保存療法. Hip Joint40：63-69, 2014
62) 立山真治：股・膝関節の拘縮, PTジャーナル 第48巻 第3号 241-250, 2014
63) 南角 学 他：人工股関節置換術後患者の術後早期における靴下着脱方法と股関節屈曲可動域の関連, 理学療法学 24：241-244, 2009
64) 浅野正明, 松原正明 他：人工股関節置換術後の屈曲制限について, 臨床整形外科 35：1507-1511, 2000
65) 白倉 賢二：下肢人工関節後のリハビリテーション Jpn J Rehabli Med46：47-51, 2014

1-2. 大腿骨頚部骨折の疫学と病態

1) 古名丈人, 島田裕之：高齢者の歩行と転倒―疫学的調査から―, バイオメカニズム学会誌, 30 (3)：132-137, 2006
2) 日本整形外科学会診療ガイドライン委員会, 大腿骨頚部/天子部骨折ガイドライン策定委員会：大腿骨頚部/転子部骨折診療ガイドライン, 南江堂, 東京, 2011
3) Hagino H, Sawaguchi T et al: The risk of a second hip fracture in patients after their first hip fracture. Calcif Tissue Int90:14-21, 2012
4) 松林孝幸, 井卜哲郎 他：大腿骨頚部骨折患者の生命予後について, 整形・災害外科, 33：① 387-1391, 1990
5) 七田恵子, 遠藤千恵子 他：大腿骨頚部骨折患者の追跡調査―生存率と身体的活動性―, 日老医誌 25 (6)：563—568, 1988
6) 鈴木隆雄：転倒の疫学, 日老医誌40：85-94, 2003
7) 徳田哲男：高齢者の転倒―転倒を起こさないために―住環境, Geriat Med, 29：692-296, 1991
8) 玉井和哉, 大腿骨頚部骨折：松野丈夫, 中村利孝編：標準整形外科第12版, 804-811, 医学書院, 東京, 2015
9) 深貝志, 永田将一 他：前立腺癌の内分泌療法による骨密度の低下とその予測因子に関する検討, 第97回日本泌尿器科学会総会, 203, 2009
10) 骨粗鬆症の予防と治療ガイドライン作成委員会：骨粗鬆症の予防と治療ガイドライン2015年版, ライフサイエンス出版, 東京, 2015
11) 日本骨粗鬆症学会骨強度評価委員会：福永仁夫, 曽根照喜 他：大腿骨近位部BMD測定マニュアル, Osteoporosis Japan15 (3)：17-57, ライフサイエンス出版, 東京, 2007
12) 染谷操：Dual-energy X-ray absorptiometryによる骨量測定法を用いた骨粗鬆症の研究, 昭医会誌53 (2)：164-177, 1992
13) 工藤慎太郎：運動器疾患の「なぜ？」がわかる臨床解剖学, 97-106, 医学書院, 東京, 2016
14) Singh M, Nagrath A et al: Changes in trabecular pattern of the upper end of the femur as an index of osteoporosis. J Bone and Joint Surg52-A：4457-467, 1970
15) 村松福広：大腿骨頚部骨折/大腿骨転子部骨折, 病気がみえる vol11 運動器整形外科：330-33, MEDIC MEDIA, 東京, 2017
16) 加藤伸司, 下垣光, 小野寺敦志 他：改訂長谷川式簡易知能評価スケール（HDS-R）の作成, 老年精医誌2 (11)：1339-47, 1991
17) 井村慎一 他：日本整形外科学会股関節機能判定基準, 日整会誌69：860-867, 1995
18) T Matsumoto, A Kaneuji, et al：Japanese Orthopaedic Association Hip-Disease Evaluation Questionnaire (JHEQ)：a patient-based evaluation tool for hip-joint disease. The Subcommittee on Hip Disease Evaluation of the Clinical Outcome Committee of the Japanese Orthopaedic Association. J Orthop Sci, Jan：17 (1)：25-38, 2012
19) 神谷晃央, 竹井仁 他：全人工股関節置換術前の逆トレンデレンブルグ歩行の有無による前額面における歩行時姿勢や運動機能と回復過程の差異, 日保学誌15 (4)：219-230, 2013
20) Bennel KL et al：Intra-rater and inter-rater reliability of a weight-bearing lunge measure of ankle dorsiflexion. Aust J Physiother, 44：175-180, 1998
21) 黄川昭雄, 山本利春：体重支持力と下肢のスポーツ障害. Jpn. J. SpoltSSci. 5：837-841, 1986
22) 木藤伸宏：多関節運動連鎖から見た高齢者の転倒と予防のための保存的治療法, 井原秀俊, 加藤博, 他編：多関節運動連鎖からみた変形性関節症の保存療法 刷新的理学療法, 180-206, 全日本病出版会, 東京, 2010
23) 近藤仁 他：抵抗位置の違いが関節宇野津に与える影響―股関節屈曲筋力からみた低位抵抗の有効性―, Journal of Athletic rehabilitation3 (1)：95-100, 2000-2001
24) 松永信吾, 平野清孝：2ステップテストを用いた簡便な歩行能力推定法の開発, 昭医会誌63巻3号, 301-308, 2003
25) 柳田眞有, 大野洋一 他：高齢者の介護予防に有用な簡易姿勢評価法の検討, KMJ65：141 147, 2015
26) FRAX – WHO 骨折リスク評価ツール. http://www.shef.ac.uk/FRAX/?lang=jp
27) 角田憲治, 辻大士 他：地域在住高齢者の余暇活動量, 家庭内活動量, 仕事関連活動量と身体機能との関連性,

日老医誌 47（6）：592-599，2010
28) 牧迫飛雄馬, 島田裕之 他：地域在住高齢者における下肢機能評価と要介護の新規発生 Five-Times-Sit to Stand Test と Timed UP & Go Test のカットオフ値, 第51回日本理学療法学術大会, 9, 2016
29) 古沢俊祐, 鈴木大ら：高齢者外来患者における簡易脊柱後弯姿勢評価の有用性―ロコモティブシンドロームの早期発見を目指して―, 第29回日本運動器科学会, 155, 2017

1−3. 異常歩行

1) 姫野信吉：剛体バネモデルによる股関節骨頭合力の推定について. 関節の外科 18：1-6, 1991
2) 山田 実, 平田総一郎, 小野 玲：健常若年女性における骨盤傾斜角度変化と外転トルクの関係. 理学療法学 31. 397-401, 2004
3) 本多 裕一：補高による脚長差歩行時の股関節周囲筋活動に関する一考察 表面筋電図を用いた検討, 第49回日本理学療法学学術大会抄録集, 2014
4) 森本忠嗣, 會田勝弘, 園畑素樹 他：変形性股関節症の脚長差と腰椎側弯の関係：Hip-Spine Syndrome. 整形外科と災害外科 59（3）586-589, 2010
5) 中野渡達哉, 鈴鴨よしみ, 神先秀人 その他：人工股関節置換術後の機能的脚長差が健康関連QOLに及ぼす影響, 理学療法学 43：30-37, 2016
6) 岩永竜也, 上島正光, 亀山顕太郎 その他：距骨下関節回内外誘導による機能的脚長差の補正について, 第47回日本理学療法学学術大会抄録集, 2011
7) 寺田勝彦, 武田芳夫, 福田寛二 その他：人工股関節置換術後の股関節外転筋・内転筋機能とトレンデレンブルグ徴候との関係について, 理学療法学 25：362-367, 1998
8) 酒井規宇, 工藤慎太郎：歩行における中臀筋の筋収縮の様態, 第49回日本理学療法学学術大会抄録集, 2013
9) 田仲 陽子, 南角 学, 吉岡 佑二 他：変形性股関節症患者における患側の筋萎縮率は各筋によって異なる, 第47回日本理学療法学学術大会抄録集, 2011
10) 南角 学, 柿木 良介, 西川 徹 他：変形性股関節症患者の臼蓋形成不全は腸腰筋の筋萎縮と関連する, 第49回日本理学療法学学術大会抄録集, 2013
11) 加藤 浩, 大平高正, 今田 健 他：変形性股関節症に対する姿勢・動作の臨床的視点と理学療法. PTジャーナル 40：179-191, 2006
12) 生本尚志, 田篭慶一, 竹原ありさ その他：片側末期変形性股関節症患者の体幹側屈可動域の患健差, 第46回日本理学療法学学術大会抄録集, 2010
13) 熊谷 匡晃, 岸田 敏嗣, 稲田 均 その他：股関節内転制限および外転筋力が跛行に及ぼす影響について, 第47回日本理学療法学学術大会抄録集, 2011
14) 西村 圭二, 南部 利明, 北村 淳 その他：人工股関節全置換術後患者における下部体幹筋収縮の有無が股関節自動伸展運動軸に与える影響 瞬間中心に着目して, 第49回日本理学療法学学術大会抄録集, 2014
15) 関野 良祐, 釜野 洋二郎, 石井 真理子 その他：股関節内外転運動と側副筋の関連性, 第46回日本理学療法学学術集, 2010
16) 吉村ゆかり, 塩田悦仁, 手島礼子 その他：人工股関節全置換術早期における重心動揺の検討, 第50回日本理学療法学学術大会抄録集, 2014
17) Fay B. Horak：Postural orientation and equilibrium：what do we need to know about neural control of balance to prevent falls？, Age Ageing 2006；35-S 2：ii 7 -ii1 1
18) Dianne Lee：骨盤帯 臨床の専門的技能とリサーチの統合, 第4版：169-177 エルゼビア・ジャパン, 2013
19) 水島 健太郎, 畑中 生子, 山内 健太郎 他：変形性股関節症の股関節機能・跛行が足部アライメントに及ぼす影響, 第48回日本理学療法学学術大会抄録集, 2012
20) 建内宏重：バイオメカニクスと動作分析, 第1版, 83-92 ヒューマン・プレス, 2016

第2章

2−1. 変形性膝関節症の症状と動作

1) 田原尚直, 有水 淳, 緒方公介 他：膝関節鏡視時の関節内圧測定. 整形外科と災害外科 44：1-3, 1995
2) 宗田 大：膝痛 知る 診る 治す：メジカルビュー, 2011
3) 松原貴子, 沖田 実, 森岡 周：ペインリハビリテーション：三輪書店, 2011
4) 猪田茂生：半月板の部分切除後の歩行障害に対する運動療法, 整形外科リハビリテーション学会（編）：関節機能解剖学に基づく整形外科運動療法ナビゲーション 下肢・体幹, 157, メジカルビュー, 2008

2−2. 膝靭帯の損傷と治療法

1) Hara K, et al：Anatomy of normal human anterior cruciate ligament attachments evaluated by divided small bundles. Am J Sports Med. 37：2386-2391, 2009
2) Gabriel MT, et al：Distribution of in situ forces in the anterior cruciate ligament in response to rotatory loads. J Orthop Res. 22：85-89, 2004
3) National Collegiate Athletic Association（NCAA）. 1982-1999 participation statistics report. Indianapolis, 2000
4) 日本体育協会編：平成22年度日本体育協会スポーツ医・科学研究報告 No2 日本におけるスポーツ外傷サーベイランスシステムの構築. 日本体育協会, 2011
5) Koga H, et al：Mechanisms for noncontact anterior cruciate ligament injuries：knee joint kinematics in 10 injury situations from female team handball and basketball. Am J Sports Med. 38：2218-2225, 2010
6) Fauno P, et al：Mechanism of anterior cruciate ligament injuries in soccer. Int J Sports Med. 27：75-79, 2006
7) Kimura Y, et al：Mechanisms for anterior cruciate ligament injuries in badminton. Br J Sports Med. 44：1124-1127, 2010
8) Bere T, et al：Mechanism of anterior cruciate ligament injury in World cup alpine skiing：a systematic video analysis of 20 cases. Am J Sports Med. 39：1421-1429, 2011
9) Indelicato PA, et al：A perspective of lesions associate with ACL insufficiency of the knee. A review of 100 cases. Clin Orthop Relat Res. 198：77-80, 1985
10) McDaniel WJ, et al：Untreated raptures of the anterior cruciate ligament. A follow-up study. J Bone Joint Surg Am. 62：696-705, 1980
11) Shino K, et al：Anatomically oriented anterior cruciate ligament reconstruction with a bone-patellar tendon-bone graft via rectangular socket and tunnel：A snug-fit and impingement-free grafting technique. Arthroscopy. 21：1402. e1-5, 2005
12) Muneta T, et al：A prospective randomized study of 4-strand semitendinosus tendon anterior cruciate ligament reconstruction comparing single-bundle and double-bundle techniques. Arthroscopy. 23：618-628, 2007
13) Woo SL, et al：Tensile properties of the human femur-anterior cruciate ligament-tibia complex. The effects of specimen age and orientation. Am J Sports Med. 19：217-225, 1991
14) Cooper DE, et al：The strength of the central third

patellar tendon graft. A biomechanical study. Am J Sports Med. 21：818-823, discussion 823-824, 1993

15) Hamner DL, et al：Hamstring tendon grafts for reconstruction of the anterior cruciate ligament ： biomechanical evaluation of the use of multiple strands and tensioning techniques. J Bone Joint Surg Am. 81：549-557, 1999

16) Asano H, et al：Evaluation of clinical factors affecting knee pain after anterior cruciate ligament reconstruction．J Knee Surg. 15：23-28, 2002

17) DeAndrade JR, et al：Joint distension and reflex muscle inhibition in the knee．J Bone Joint Surg Am．47：313-322, 1992

18) Myer HO, et al：Arthrofibrosis following ACL reconstruction-reasons and outcome. Arch Orthop Trauma Surg. 124：518-522, 2004

19) Eitzen I, et al：Preoperative quadriceps strength is a significant predictor of knee function two years after anterior cruciate ligament reconstruction. Br J Sports Med. 43：371-376, 2009

20) Amiel D, et al：The phenomenon of "ligamentization" ： anterior cruciate ligament reconstruction with autogenous patellar tendon. J Orthop Res. 4：162-172, 1986

21) Alm A , et al：Transposed medial third of patellar ligament in reconstruction of the anterior cruciate ligament：a surgical and morphologic study in dogs. Acta Chir Scand. 445：37-49, 1974

22) Butler L, et al：Mechanical properties of promate vascularized vs nonvascularized patellar tendon grafts；changes over time. J Orthop Res. 7：68-79, 1989

23) Chiroff RT, et al：Experimental replacement of the anterior cruciate ligament：A histological and microradio-graphic study. J Bone Joint Surg Am. 57：1124-1127, 1975

24) Petersen W, et al：Insertion of autologous tendon grafts to the bone：a histlogical and immunohistochemical study of hamstring and patellar tendon grafts. Knee Surg Sports Traumatol Arthrosc. 8：26-31, 2000

25) Park MJ , et al：A comparative study of the healing of tendon autograft and tendon-bone-tendon autograft using patellar tendon in rabbits．Int Orthop. 25：35-39, 2001

26) Pinczwski LA．et al：Integration of hamstring tendon graft with bone in reconstruction of the anterior cruciate ligament．Arthroscopy. 13：641-643, 1997

27) Goradia VK , et al：Natural history of a hamstring tendon autograft used for anterior cruciate ligament reconstruction in a sheep model．Am J Sports Med. 28：40-46, 2000

28) Weiler A, et al：Tendon healing in a bone tunnel. Part：biomechanical results after biodegradable interference fit fixation in a model of anterior cruciate ligament reconstruction in sheep. Arthroscopy. 18：113-123, 2002

29) Fauno P, et al：Tunnel widening after hamstring anterior cruciate ligament reconstruction is influenced by the type of graft fixation used：a prospective randomized study. Arthroscopy. 21：1337-1341, 2005

30) Brucker PU, et al：Aperture fixation in arthroscopic anterior cruciate ligament double-bundle reconstruction．Arthroscopy. 22：1250．e1-6, 2006

31) Höher J, et al：Bone tunnel enlargement after anterior cruciate ligament reconstruction：fact or fiction? Knee Surg Sports Traumatol Arthrosc. 6：231-240, 1998

32) L'Insalata JC, et al：Tunnel expansion following anterior cruciate ligament reconstruction：a comparison of hamstring and patellar tendon autografts．Knee Surg Sports Traumatol Arthrosc. 5：234-238, 1997

33) Brown CH Jr, et al：Graft-bone motion and tensile properties of hamstring and patellar tendon anterior cruciate ligament femoral graft fixation under cyclic loading. Arthroscopy. 20：922-935, 2004

34) Fleming BC, et al：The strain behavior of the anterior cruciate ligament during bicycling．An in vivo study. Am J Sports Med. 26：109-118,1998

35) Yasuda K, et al：Exercise after anterior cruciate ligament reconstruction. The force exerted on the tibia by the separate isometric contraction of the quadriceps or hamstrings. Clin Orthop. 215：275-283．1987.

36) Yasuda K, et al：Muscle exercise after anterior cruciate ligament reconstruction. Biomechanics of simultaneous isometric contraction method of the quadriceps and hamstrings. Clin Orthop. 215：266-274, 1987

37) Ohkoshi Y, et al: Biomechanical analysis of rehabilitation in the standing position. Am J Sports Med. 19：605-611 , 1991

38) Shelbourne KD, et al：Accelerated rehabilitation after anterior cruciate ligament reconstruction．Am J sports Med.18：292-299 , 1990

39) 今屋健：膝前十字靱帯損傷の術後リハビリテーション，運動と医学の出版社，116-193 , 2010

40) Steadman JR, et al：Arthroscopic release for symptomatic scarring of the anterior interval of the knee．Am J Sports Med. 36：1763 1769, 2008

41) 加賀谷善教：関節運動における筋の臨床的評価について，理学療法学．24：169-173, 1997

42) 浦辺幸夫：電気刺激による大腿四頭筋強化．理・作・療法．18：877-883, 1984

43) Tashiro T, et al：Influence of medial hamstring tendon harvest on knee flexor strength after anterior cruciate ligament reconstruction. Adetailed evaluation with comparison of single- and double-tendon harvest．Am J Sports Med. 31：522-9, 2003

44) Howell SM, et al：Comparison of endoscopic and two incision techniques for reconstruction a torn anterior cruciate ligament using hamstring tendons. Arthroscopy. 15：594-606, 1999

45) Knoll Z, et al：Gait patterns before and after anterior cruciate ligament reconstruction．Knee Surg Sports Traumatol Arthrosc. 12：7-14, 2004

46) Heijne A , et al：Early versus late start of open kinetic chain quadriceps exercises after ACL reconstruction with patellar tendon or hamstring grafts：a prospective randomized outcome study. Knee Surg Sports Traumatol Arthrosc. 15：402-414, 2007

47) 川野哲英：ファンクショナル・エクササイズ．ブックハウスHD , 2004

48) 八木茂典 他：最先端ACLリハの実際．Sportsmed. 123：4-20, 2010

49) Henning CE, et al：An in vivo strain gage study of elongation of the anterior cruciate ligament. Am J Sports Med. 13：22-26, 1985

50) Wilk KE, et al：The relationship between subjective knee scores, isokinetic testing , and functional testing in the ACL-reconstructed knee．J Orthop Sport Phys Ther．20：60-73, 1994

51) 黄川昭雄 他：アスレティックリハビリテーションにおける下肢の機能評価および筋力評価．臨床スポーツ医学．5：213-215, 1988

52) 村永信吾：立ち上がり動作を用いた下肢筋力評価とその臨床応用．昭和医学会誌 613：362-367,2001
53) Self BP, et al：Ankle biomechanics during four landing techniques. Med Sci Sports Exerc. 33：1338-44, 2001
54) 吉田昌平 他：膝前十字靭帯再建術後のアスレティックリハビリテーション－自転車エルゴメーターにおける負荷別のパワー発揮能力の評価とトレーニングの応用－．関節鏡．33：10, 2008
55) 川野哲英：ファンクショナル・テーピング．ブックハウス HD，68-73，1988
56) Gobbi A, et al：Factors affecting return to sports after anterior cruciate ligament reconstruction with patellar tendon and hamstring graft：a prospective clinical investigation. Knee Surg Sports Traumatol Arthrosc. 14：1021-1028, 2006
57) Shaieb MD, et al：A prospective randomized comparison of patellar tendon versus semitendinosus and gracilis tendon autografts for anterior cruciate ligament reconstruction. Am J Sports Med. 30：214-220, 2002
58) 浅野浩司 他：前十字靭帯再建術後のスポーツ活動時における怖さの検討．臨整外．39：297-301, 2004
59) Salmon L, et al：Incidence and risk factors for graft rupture and contralateral rupture after anterior cruciate ligament reconstruction. Arthroscopy. 21：948-957, 2005
60) Gilchrist J, et al：A randomized controlled tried to prevent noncontact anterior cruciate ligament injury in female collegiate soccer players．Am J Sports Med. 36：1476-1483, 2008
61) Olsen OE, et al：Exercises to prevent lower limb injuries in youth sports：cluster randmised controlled trial．BMJ．330：449, 2005
62) Omi Y, et al：Effect of hip-focused injury prevention training for anterior cruciate ligament injury reduction in female basketball players： A 12-year prospective intervention study． Am J Sports Med. 46：852-861, 2018

2－3．半月板損傷の症状と動作

1) 亀井 豪器，出家 正隆 他：半月板の構造と機能．MB Orthop 26（13）：1-8，2013
2) Nisell R，Ericson MO，Nemeth G，et al：Tibiofemoral joint forces duing isokinetic knee extension．Am J Sports Med 17：49-54,1989
3) Seedhom，b．b．，Hargreaves，D.J.：Transmission of the load in the knee joint with special reference to the role in the menisci：part Ⅱ．Experimental results,discussion and conclusion．Eng Med．8：220-228，1979
4) 工藤 慎太郎：運動器疾患の「なぜ？」がわかる臨床解剖学，第1版6刷：139-148，医学書院，2013
5) 木村 雅史：膝半月板損傷．NEW MOOK 整形外科 No.7：14-28, 金原出版，1999
6) 米谷 泰一，岩﨑 武彦 他：半月板の動態．MB Orthop 26（13）：17-22，2013
7) Vedi，V．，Williams，A．，et al：Meniscal movement．An in-vivo study using dynamic MRI．J bone Surg 81（1）：37-41,1999
8) 樋口 貴広，森岡 周：身体運動学 知覚・認知からのメッセージ，第1版第1刷：93-108，三輪書店，2008
9) Martin Englund,Ali Guermazi，et al:Incidental Meniscal Findings on knee MRI in Middle-Aged and Elderly Parsons．N ENGL J MED 359（11）：1108-1115，2008
10) Mink JH，Reicher MA，et al：MRI of the Knee．2nd ed，Raven Press，99-105，1992
11) 松野 丈夫，中村 利孝：標準整形外科学，第12版第1刷：674-677,医学書院，2014
12) 吉矢 晋一：半月板損傷の診断（1）：臨床症状と徒手検査．MB Orthop 26（13）：23-28，2013
13) 土屋明弘：ゼロからマスター 膝の鏡視下手術，第1版第1刷：44-52，メジカルビュー，2009
14) 土屋 明弘：半月板縫合術．MB Orthop 26（13）：69-72，2013
15) 坂井建雄：標準解剖学，第1版第1刷：347-355,医学書院,2017
16) 峰久京子 et al.：膝伸展不全と理学療法．理学療法ジャーナル.29（5）：530-535，1995
17) 中山彰一：変形性膝関節症における筋機能の問題点．理学療法学.21（2）120-123，1994
18) Stokes M,Young A：The contribution of reflex Inhibition to arthrogeneous muscle weakness．Clin Sci 67：7-14，1984
19) 昇 寛 他：膝関節固有感覚と膝関節トルクの関係についての一考察．理学療法学．20（1）：43-48，2005
20) 松渕貴之 他：人工膝関節置換術後の extension lag に対する筋電図学的検討．理学療法学．31suppl-2．2，470，2004
21) Lieb，FJ，et al．：Quadiceps function．JBJS．53-A：1535-1548.2001
22) 岩崎富子 他：大腿四頭筋の機能．臨床理学療法.8：8-16，1981
23) 榮崎彰秀：膝関節の理学療法～機能解剖学的観点からの治療戦略～．奈良理学療法学．3．8-11，2011
24) Iles JF et al.：Reflex actions of knee joint afferents during contraction of the human quadriceps. Clinphysiol．10：489-500，1990
25) DeAndrade JR et al．：Joint distension and reflex muscle inhibition in the knee.JBJS．47-A：313-322,1965
26) Spencer JD et al．：Knee effusion and quadriceps reflex inhibition in man.Arch Phys Med Rehabil．65：171-177,1984
27) Kennedy JC，et al．：Nerve supply of the human knee and its functional importance．Am J Sports Med 10：329-335，1982
28) Geborek P et al．：Joint capsular stiffness in knee arthritis；Relationship to intra-articular volume, hydrostatic pressures, and extensor muscle function. J Rheumatol 16：1351-1358，1989
29) 高柳清美：膝伸筋・屈筋の遠心性筋収縮特性．理学療法学.17：3-10，1990
30) 榮崎 彰秀・他：膝蓋骨骨折術後症例の Extension Lag と内側膝蓋支帯の関係．奈良理学療法．5，31-32，2013
31) Jones DW，et al．：Chronic Knee effusion and aspiration；The effect on quadriceps Inhibition.Br J Rheumatol 26:370-374，1987
32) 横山 貴：関節液．臨床検査．Vol.60 No.5：490-496，2016
33) 小林龍生：膝蓋骨脱臼のバイオメカニクス．関節外科．Vol.31 No.3 10-16，2012
34) 吉田善紀：膝蓋骨の回旋運動について．整形外科バイオメカニクス，Vol.7：1-6，1985
35) 白石善孝 他：CT 画像に基づく X 線動画像シュミレーションを用いた健常膝蓋骨の動態解析．臨床バイオメカニクス.Vol.33：185-192，2012
36) 市橋則明 他：臥床が膝屈・伸筋力に与える影響と筋力増強訓練の効果．理学療法学.18：347-403，1991
37) 古松毅之：半月板細胞の機能－inner 細胞・outer 細胞の特徴とメカニカルストレスに対する細胞反応－．MB Orthop 26（13）：9-16，2013
38) 宮原拓也，平林弦大 他：フォワードランジにおける下肢伸展筋活動－Neutral 時と Knee in 時の比較－．理学療法 13：44-47，2006
39) Musahl，V．，Cltak，m．，et al：The effect of medial versus lateral meniscectomy on the stability of the

anaterior cruciate ligament-dificient knee. Am J sports Med 38：1591-1597，2010
40) 堀部秀二：半月板損傷の治療選択；保存治療，切除術，縫合術．MB Orthop 26（13）：39-45，2013
41) 福元哲也，野村一俊 他：Hypermobile Meniscas の検討．整形外科と災害外科 43（2）：593-596，1994
42) 野村一俊，平野真子 他：Hypermobile Meniscas の治療．整形外科と災害外科 37（1）：80-83，1988
43) 山嵜 勉：整形外科理学療法の理論と技術，第1版第5刷：84-96，メジカルビュー，2006
44) 酒井誠，山崎震一：半月板損傷以外で膝関節の locking を呈した症例の検討．東北整災紀要 36（2）：372-375，1994

第3章

3-1．足関節背屈＆底屈制限のリハビリ

1) 岡部とし子，渡辺英夫，天野敏夫：年代における男女の健康 人の関節可動域について─性別による変化─．総合リハ．8：45-56，1980
2) 福屋靖子：成人中枢神経障害者の在宅における生活動作と関節拘縮の関係について．理学療法学 21（2），90-93，1994
3) 奈良 勲，浜村明徳：拘縮の予防と治療（第2版）．9，医学書院，東京，2008
4) 足関節背屈制限が立ち上がり動作に及ぼす影響と動作遂行に必要な背屈可動域の検討 ―床反力，股関節屈曲角度に着目して―
5) 佐藤祐樹：足関節可動域制限が着座動作時の姿勢と臀部への衝撃力に与える影響
6) 川崎修平，松原正明，鈴木康司 他：日常生活に必要な股関節可動域について．Hip Joint，27：238-241，2001
7) 吉元洋一：下肢の ROM と ADL．理学療法学，15：247-250，1988
8) 山崎裕司 他：足関節背屈可動域としゃがみ込み動作の関係．理学療法科学 25（2）：209-212，2010
9) 眞野行生，中馬孝容，菅田忠夫 他：痙縮とリハビリテーション．神経治療学，16（6）：721-724，1999
10) M.Albrachta, A.Arampatzisa, V.Baltzopoulosb. Assessment of muscle volume and physiological cross-sectional area of the human triceps surae muscle in vivo. J Biomechanics 41: 2211-2218, 2008
11) 江玉，睦明，大西秀明，久保雅義，熊木克治，影山幾男，渡辺博史，梨本智生・長母趾屈筋による足趾屈曲作用の解剖学的検討 Vol.41 Suppl. No.2（第49回日本理学療法学術大会 抄録集）
12) 太田憲一郎，中宿伸哉，野村奈史，宮ノ脇 翔・ピンチ操作による Kager's fat pad の移動量と足関節最大背屈角度の関係について 第28回東海北陸理学療法学術大会
13) Brosky T, Nyland J, Nitz A, Caborn DNM: The ankle ligaments: considerations of syndesmotic injury and implications for rehabilitation. J Orthop Sports Phys Ther；21: 197-205, 1995
14) Close JR: Some applications of the functional anatomy of the ankle joint. J Bone Joint Surg Am; 38: 761-781, 1956
15) Katznelson A, Lin E, Militiano J: Ruptures of the ligaments about the tibio-fibular syndesmosis. Injury; 15: 170-172, 1983
16) Stiehl JB：Complex ankle fracture dislocations with syndesmotic diastasis. Orthop Rev；19:499-507, 1990
17) Taylor DC, Englehardt DL, Bassett FII III：Syndesmosis sprains of the ankle：the influence of heterotopic ossification. Am J Sports Med；20：146-150, 1992
18) Taylor DC, Bassett FH：Syndesmosis ankle sprains: diagnosing the injury and aiding recovery. Physician Sportsmed；21（12）：39-46, 1993
19) 岡田裕隆 他 超音波画像を用いた足関節底背屈時における遠位脛腓結合の可動性解析 理学療法科学 24（3）：337-341，2009

3-2．距骨下関節に関する症状と動作

1) 山嵜 勉：整形外科理学療法の理論と技術．MEDICAL VIEW，1996
2) 入谷誠訳：Foot Function．ダイナゲイト，1996
3) 筋骨格系のキネシオロジー．監訳者 嶋田智明，平田総一郎．医歯薬出版 2005
4) I.A.Kapandji 著 荻島秀男 監訳 嶋田智明 訳：カパンディ 関節の生理学Ⅱ 下肢 原著第5版．医歯薬出版，1986

3-3．扁平足とアーチの症状と動作

1) 武田さおり，長谷川至，尾田 敦：長時間立位による足部アライメンの変化に関する検討─アーチ高率と足底圧から─．東北理学療法学 11：36-41，1999
2) 桜庭景植：扁平足障害．臨床スポーツ医学，18（臨増）：353-359，2001
3) Götz-Neumann K 著，月城慶一，山本澄子，江原義弘 他（訳）：観察による歩行分析：55-60 医学書院，東京，2005
4) 藤田 仁，小関泰一，鴨下亮太 他：後足部外反角度変化が歩行立脚初期の足圧中心座標，速度に及ぼす影響 Vol.42 Suppl. No.2（第50回日本理学療法学術大会 抄録集）
5) 三秋泰一，加藤逸平：アーチ高率の違いによる内外側方向における足圧中心位置の検討 理学療法科学 22（3）：409-412，2007
6) 川上健作 他：足関節中立位および背屈位における足アーチ部の3次元運動解析 日本機械学会 68巻：2002-4
7) 矢部裕一郎：足底挿板の臨床応用とその限界．理学療法，17（5）：455-461，2000
8) 蒲田和芳：スポーツ外傷の症候群としての捉え方 扁平足症候群．Sportsmedicine Quarterly，12（2）：117-127，2000
9) 三秋泰一，加藤逸平：アーチ高率の違いによる内外側方向における足圧中心位置の検討 理学療法科学 22（3）：409-412，2007
10) Kapanji，I，A．：The physiology of the Joints. Vol. 1, 2nd ed., Churchill Livingstone, Edinburgh：197-219，1970
11) Basmajian JV, Stecko G：The role of muscles in arch support of the foot. J Bone Joint Surg Am，45：1184-1190，1963
12) 梅木義臣：足内側アーチの静力学的研究．日本整形外科学会 雑誌，65（10）：891-901，1991
13) Kitaoka HB, Luo ZP, An KN：Effect of the posterior tibial tendon on the arch of the foot during simulated weightbearing：biomechanical analysis. Foot Ankle Int，18（1）：43-46，1997
14) Thordarson DB, Schmotzer H, Chon J, et al.: Dynamic support of the human longitudinal arch. A biomechanical evaluation. Clin Orthop Relat Res，(316)：165-172，1995
15) Sherman KP：The foot in sport. Br J Sports Med，33（1）：6-13，1999
16) Fiolkowski P, Brunt D, Bishop M, et al.: Intrinsic pedal musculature support of the medial longitudinal arch：an electromyography study. J Foot Ankle Surg，42（6）：327-333，2003,
17) Headlee DL, Leonard JL, Hart JM, et al.: Fatigue of the plantar intrinsic foot muscles increases navicular drop. J Electromyogr Kinesiol，18（3）：420-425,

2008
18) Jam B：Evaluation and retraining of the intrinsic foot muscles for pain syndromes related to abnormal control of pronation advanceed physical therapy education institute，2006
19) 清水新悟，長井力，元田英一 他：正常アーチ足と低アーチ足の足底圧力と足圧中心軌跡の比較 スポーツ産業学研究，Vol.23，No.2，77-182，2013
20) 清水新悟，長井力，元田英一 他：開張足の開張率と開張角の診断基準値と障害予防の検討，スポーツ＆ヒューマンダイナミックス抄録集：60-66，2011
21) 黒沢尚，星川吉光，高尾良英 他（編）：スポーツ外傷学Ⅳ 下肢．医歯薬出版，東京：360-400，2002
22) Kaufman KR, Brodine SK, Shaffer RA, et al.: The effect of foot structure and range of motion on musculoskeletal overuse injuries. Am J Sports Med，27: 585-593 ,1999
23) Lafortune MA, Cavanagh PR，Sommer III HJ, et al.: Foot inver- sion-eversion and knee kinematics during walking. J Orthop Res ,12: 412-420 ,1994
24) 冨田恭輔，工藤慎太郎 他：母趾圧迫力と内側縦アーチの関係性について Vol.41 Suppl．No.2（第49回日本理学療法学術大会 抄録集）
25) 城下貴司，福林徹：足趾エクササイズが足内側縦アーチに及ぼす影響について 理学療法科学 27（4）：397-400，2012
26) 高田雄一，神谷智昭 他：足内側縦アーチに対する後脛骨筋の効果—生体力学的検討— Vol.39 Suppl.No.2（第47回日本理学療法学術大会 抄録集）
27) 橋本貴幸，櫻庭景植 他：足部内在屈筋筋力トレーニングによるアーチ形成効果について—トレーニング前後における縦アーチ長と横アーチ長の比較— Vol.39 Suppl.No.2
28) 糟谷明彦1,福元喜啓,浅井 剛 他：加齢による足内在筋の筋厚の変化 Vol.42 Suppl．No.2（第50回日本理学療法学術大会 抄録集）
29) 水野 修平 他：足趾運動機能に関連する因子の抽出 日本理学療法学術大会 2008（0），C3P1476-C3P1476，2009

3－4．浮腫に対するアプローチ

1) 坂井建雄・橋本尚詞：ぜんぶわかる人体解剖図：共同印刷，2010
2) 廣田彰男：看護師・理学療法士のためのリンパ浮腫の手技とケア：学研メディカル秀潤社，2012
3) 『ナース専科マガジン』2014年11月号，メディバンクス．
4) 小野部純「浮腫の基礎」，『理学療法の歩み』21巻1号：32-40, 日本理学療法士協会，2010
5) 細川賀乃子・近藤和泉・岩田 学「リンパ浮腫に対するリハビリテーション・アプローチ」,『リハビリテーション医学』三輪書店，2006年 no.1 vol.43：51-62，

3－5．下肢の痺れの症状と動作

1) 山口光圀 春木 豊：セラピストの動きの基本：148
2) 堀田 饒：第4章疼痛疾患 糖尿病性神経障害 神経障害性疼痛神経ガイドブック 小川節郎編 南山堂：124，2010
3) 日本整形外科学会 HP
4) 日本整形外科学会 HP
5) 中村隆一：基礎運動学 第6版
6) 服部恒明：ヒトのかたちと運動
7) Donald A．neumann：筋骨格系のキネシオロジー
8) 奈良 勲：標準理学療法・作業療法学 専門基礎分野 病理学 第2版
9) 奈良 勲：標準理学療法・作業療法学 専門基礎分野 内科学 第2版
10) 林 典雄：運動療法のための機能解剖学的触診技術 下肢・体幹
11) 三木貴広：慢性腰痛の新たな治療戦略
12) 佐藤一美：脳卒中患者の痺れ感と血流状態との関係—しびれ感改善への提言—
13) 大平 雅美：エビデンスに基づく理学療法—理学療法ガイドラインを読み解く—

3－6．外反母趾の症状と動作

1) S．Nix, et al：Prevalence of hallux valgus in the general population：a systematic review and meta-analysis．J．Foot Ankle Research 27：21-29，201
2) C．Klein, et al：Increasd hallux angle in children and its association with insufficient length of footwear: a community based cross-sectional study. BMC Musculoskelet Disorders 10：159-165，2009
3) 日本整形外科学会診療ガイドライン委員会（編），外反母趾診療ガイドライン 改訂第2版：南江堂，2014
4) 奥田龍三 他：外反母趾の解剖と病態．MB Orthopaedics 29（4）：7-15，2016
5) 石井清一，平澤泰介・監：標準整形外科学，第8版．580，医学書院，2003
6) 佐本憲宏：外反母趾の病態と保存療法．MB Medical rehabilitation No.128：33-40，2011
7) 嶋 洋明，他：Ⅱ．成人母趾障害 外反母趾．関節外科 32（1）：36-44，2013
8) 奥 壽郎 他：外反母趾患者に対する日常生活の実態調査．J．T．H．S Vol．3：159-162，2000
9) 加藤 正：LS Practice シリーズⅡ 外反母趾 第3版：ライフ・サイエンス，21-55，1999
10) 桑野隆史 他：外反母趾における種子骨回旋角度の検討．整形外科と災害外科 51（1）：179-182，2002
11) 金承革：高齢者外反母趾足の足部表面形状特性の分析と足型分類．バイオメカニズム学会誌 34（2）：149-156，2010
12) 前角滋彦，4．脊柱障害（1）腰椎分離すべり症 運動連鎖～リンクする身体 第1班第2刷：文光堂，137-145，2011
13) 生駒和也 他：外反母趾の診察・画像診断．MB Orhopaedics 29（4）：17-23，2016
14) S．Kudo, et al：Reliability of the transverse arch of the forefoot as an indicator of foot conditions．J．Phys Ther Sci 24：335-337，2012
15) S．Kudo, et al：Flexibility of the transverse arch of the forefoot．J．Orthopaedic Surgery 22（1）：46-51，2014
16) 濱島一樹 他：動作時における足部内側縦アーチの形態の変化を捉える測定方法の再現性について．理学療法科学 27（2）：177-180，2012
17) K．Canseco, et al：Motion of the Multisegmental Foot in Hallux Valgus．Foot & Ankle International 31（2）：146-152，2010
18) K．Göz-Neumann：観察による歩行分析，第1版9刷：126-127，医学書院，2010
19) A．M．Galica, et al：Hallux valgus and plantar pressure loading：Framingham foot study．J.Foot And Ankle Research 42（6），2013
20) S.E.Hurn, et al：Functional impairments characterizing mild, moderate, and severe hallux valgus．Arthritis Care & Research 67（1）：80-88, 2015
21) A．Dietze, et al：First ray instability in hallux valgus deforrmity：A radiokinematic and pedobarographic analysis．Foot&Ankle Society 34（1）：124-130，2013
22) C．C．Lobo, et al：Ultrasound evaluation of intrinsic plantar muscles and fascia in hallux valgus．Medicine 95（45）：e5243，2016
23) Neuman・著：筋骨格系のキネシオロジー 第1版第7刷，医歯薬出版，522，2008

24) Khamis S, et al：Effet of feet hyperpronation on pelvic alignment in a standing position. Gait & Posture. 2007 25：127-34
25) 加賀谷善教：スポーツ外傷・障害の理学療法における足底挿板の活用．2011，28：475-83
26) S．Stewart, et al：Ultrasonic evaluation of the abductor halluces muscle in hallux valgus：a cross-sectional observational study. BMC Musculoskeletal Disorders 14：45：1471-2474, 2013
27) 工藤慎太郎・編：運動器疾患の「なぜ?」がわかる臨床解剖学，第1版第1刷：188-199，医学書院，2012
28) 竹井和人 他：足把持力トレーニングの効果．理学療法科学 26（1）：79-81，2011
29) 金子 諒 他：足把持筋力トレーニングが最大速度歩行時の床反力に及ぼす影響．理学療法科学 24（3）：411-416，2009
30) 村田佳太 他：外反母趾類似群の歩行特性と2種類の運動介入の可能性―母趾通過回数による比較―．理学療法―臨床・研究・教育 15：42-46，2008
31) 山本晴康：外反母趾のリハビリテーション．Journal of Clinical Rehabilitation 7（4）：388-392, 1998

3-7．足関節捻挫の症状と動作

1) 山﨑 敦：足部の構造と機能―バイオメカニクスの観点から―理学療法 Vol.24 No.5：667-676，2007
2) 坂本雅昭，阿部洋太：足関節捻挫の理学療法に必要な機能解剖とバイオメカニクス．Sportsmedicine29：2-5，2017
3) 川野哲英：足関節捻挫の発生機転と機能障害への対応．Sportsmedicine29：5-9，2017
4) 大関 覚：足関節周囲靭帯の機能解剖．臨床スポーツ医学 30：593-598，2013
5) 篠原靖司，熊井 司：解剖からみた足関節靭帯損傷の発症メカニズム．臨床スポーツ医学 30：599-604，2013
6) 笹原 潤：足関節捻挫．臨床スポーツ医学 33：466-470，2016
7) 林 典雄，青木隆明：運動療法のための機能解剖学的触診技術 下肢・体幹，第2版：54-67,118-127, 2012
8) Eiff MP，Smith AT，Smith GE．Early：mobilization versus immobilization in the treatment of lateral ankle sprains．Am J Sports Med．1994；9：83-8
9) 園部俊晴：足関節靭帯損傷に対するリハ＆リコの実際，下肢スポーツ外傷のリハビリテーションとリコンディション：173-187，文光堂，2011
10) 林 典雄：運動療法のための機能解剖学的触診技術―下肢・体幹，第1版：100-105，メジカルビュー，2008
11) 工藤慎太郎：運動器疾患の「なぜ?」がわかる臨床解剖学：168-178，医学書院，2013
12) 黒川幸雄：理学療法 MOOK 9 スポーツ障害の理学療法，第2版．園部俊晴：足関節捻挫に対する理学療法：189-198，三輪書店，2009
13) 加賀谷善：アライメントからみた足部・足関節のスポーツ傷害と理学療法．理学療法 32巻：437-446，2015
14) 藤井康成 他：下肢アライメントの評価における動的Heel-Floor Angle の有用性．臨スポーツ医 21（6）：687-692，2004
15) 入谷 誠：入谷式足底版―基礎編：30，運動と医学の出版社，2015
16) Hertel J．Functional instability following lateral ankle sprain．Sports Med．2000;29:361-71.
17) Michelson JD, Hutchins C. Mechanoreceptors in human ankle ligaments．J Bone Joint surg Br. 1995；77：219-24
18) Takebayashi T, Yamashita T, Minaki Y, Ishii S, Mechanosensitive afferent units in the lateral ligament of the ankle J Bone Joint surg Br．1997；79：490-3
19) Harrington KD. Degenerative arthritis of the ankle secondary to long-standing lateral ligament instability. J Bone Joint Surg Am．1979；61：354-61
20) 内田淳正：外側後足部障害．中村利孝，松野竹夫，井樋栄二 他（編）：標準整形外科学，第11版：671，医学書院，2011
21) Wolin I, Glassman F, Sideman S. Internal derangement of the talofibular component of the ankle．Surg Gynecol Obstet．1950；91：193-200 2 2．Ferkel RD, Karzel RP, Del Pizzo W, Friedman MJ, Fiscer SP. Arthroscopic treatment of anterolateral impingement of the ankle．Am J Sports Med．1991；19：440-6
22) Konradsen，L．, and Voiggt, M.: Inversion injury biomechanics in functional ankle instability: a cadaver study of simulated gait. Scand J Med Sci Sports, 12（6）：329-36，2002
23) Wright, I, C.；Neptune, R. R.；van den Bogert, A. J.；and Nigg, B. M.: The effects of ankle compliance and flexibility on ankle sprains. Med Sci Sports Exerc, 32（2）：260-5, 2000
24) Donald A．Chu，Gregory D．Myer：プライオメトリック・トレーニング,111-125，ナップ，2016

【編者紹介】

Body Pioneer 株式会社

2011年11月創業。本社：東京都江東区深川。

創業とともに「Total-Approach研究会」を発足させ、理学療法士や作業療法士などの
リハビリテーション専門職を対象にスキルアップセミナーを提供。

年間100セミナー開催（延べ人数5000人）の実績をほこる、日本の理学療法・作業療法の
パイオニア。

2012年よりリハビリテーション特化型のデイサービスを開業し、現在6店舗を運営。

2016年より訪問看護ステーションを開業。

理学療法士、作業療法士の専門性の高い施術・治療を多くの方々に提供している。

理学療法スキルアップ Physical Therapy for Beginners
臨床現場でよくみる運動器疾患へのアプローチポイント
姿勢・動作・症状の解釈と治療戦略
下肢編 ─ 股関節・膝関節・足関節

2019年1月31日　初版発行

編　者　Body Pioneer 株式会社
発行人　小島直人
発行所　株式会社 学芸みらい社
　　　　〒162-0833 東京都新宿区箪笥町31番 箪笥町SKビル3F
　　　　　　　　電話番号：03-5227-1266
　　　　　　　　H　　P：http://www.gakugeimirai.jp/
　　　　　　　　E-mail：info@gakugeimirai.jp
組　版　インプリメント株式会社
印刷・製本　シナノ印刷株式会社
装　丁　エディプレッション（吉久隆志・古川美佐）
編集協力　有限会社 マイン出版

落丁・乱丁本は弊社宛にお送りください。送料弊社負担でお取り替えいたします。
ⓒ Body Pioneer Co., Ltd. 2018 Printed in Japan
ISBN978-4-908637-93-3 C3047